T0135410

KULTUR ANAMNESEN

Schriften zur Geschichte und Philosophie der Medizin und der Naturwissenschaften

Herausgegeben von
HEINER FANGERAU, RENATE BREUNINGER und IGOR POLIANSKI

Band 11

Michael Martin / Heiner Fangerau

EVIDENZEN DER BILDER

Visualisierungsstrategien in der medizinischen
Diagnostik um 1900

Franz Steiner Verlag

Umschlagabbildung: Blasengeschwülste, Fig. 44–46: Ansichten eines Papilloms, Fig. 47–48:
Ansichten eines Tumors (Kneise 1908: Tafel IX)

Bibliografische Information der Deutschen Nationalbibliothek:
Die Deutsche Nationalbibliothek verzeichnet diese Publikation in der Deutschen
Nationalbibliografie; detaillierte bibliografische Daten sind im Internet über
<http://dnb.d-nb.de> abrufbar.

© Franz Steiner Verlag, Stuttgart 2021
Satz, Layout und Herstellung durch den Verlag
Druck: Beltz Grafische Betriebe, Bad Langensalza
Gedruckt auf säurefreiem, alterungsbeständigem Papier.
Printed in Germany.
ISBN 978-3-515-10829-4 (Print)
ISBN 978-3-515-12818-6 (E-Book)
https://doi.org/10.25162/9783515128186

Für Irmgard Müller

Vorwort

Das vorliegende Buch ist das Ergebnis mehrerer gemeinsamer Arbeiten der Autoren. Wesentliche Teile dieser Arbeiten wurden von der Deutschen Forschungsgemeinschaft gefördert, wofür wir herzlich danken. Eingeflossen sind in das Buch verschiedene schon in Aufsätzen publizierte Gesichtspunkte. Wir haben hier den Versuch unternommen, diese neu zu betrachten und in den Gesamtkontext der Geschichte einer Evidenzproduktion zu integrieren (Fangerau/Martin 2015; Martin 2012; Martin/Fangerau 2007, 2009, 2011a, 2011b, 2012a, 2012b, 2019). An den entsprechenden Stellen wird auf die ursprüngliche Fassung hingewiesen.

Danken möchten wir Ulrich Koppitz und Yvonne Gavallér aus dem Institut für Geschichte, Theorie und Ethik der Medizin der Heinrich-Heine-Universität Düsseldorf, die uns bei den Korrekturen des Buches unterstützt haben. Etwaige Fehler gehen selbstredend allein zu unseren Lasten.

Wir widmen das Buch unserer langjährigen Mentorin Prof. Dr. Irmgard Müller. Sie hat uns und unsere Arbeit immer gefördert. Selbst war sie als Kooperationspartnerin an zweien der hier in die Publikation eingeflossenen DFG-Projekte beteiligt. Ihre Ideen haben aber nicht nur aus diesem Kontext heraus, sondern weit darüber hinaus Eingang in dieses Buch und unser gesamtes medizinhistorisches Denken sowie unsere Arbeit gefunden. Wir danken ihr ganz herzlich für ihre Unterstützung!

Michael Martin und Heiner Fangerau im Mai 2020

Inhalt

Einleitung

Die Diagnose ist also ein Ausdruck für die Summe der Erkenntnis,
die den Arzt zu seinem Handeln und Verhalten veranlasst.
Richard Koch (1920: 70)

Die Handlungsorientierung der Medizin stellt Ärztinnen und Ärzte vor die Aufgabe, ihre diagnostischen und therapeutischen Verfahren immer wieder zu begründen, denn medizinische Handlungen verursachen Kosten und Folgen für Patient/-innen und die Allgemeinheit. Die medizinische Praxis unterliegt so einem permanenten Rechtfertigungsbedürfnis (Wieland 1975: 83–99; Rothschuh 1978). Da die Medizin aber auf der Basis unsicheren Wissens Problemlösungsstrategien und Handlungsoptionen anbieten muss (Parsons 1958), ist sie in ihren Begründungen besonders gefordert. Wie soll sie Handlungen und Aussagen mit unsicherem Ausgang und nicht immer sicherer Begründung als notwendig oder gar zwingend ausweisen?

Vor allem in der Therapie hat sich seit der Etablierung des Programms der „Evidence Based Medicine" (EBM) der Begriff der „Evidenz" als akzeptierte Legitimationsstrategie durchgesetzt. Entwickelt und formuliert wurde das seit 1992 popularisierte Programm der EBM um 1972 vom Epidemiologen Archibald Cochrane (1909–1988).[1] Hinter dem Programm verbirgt sich die Idee, dass Ärztinnen und Ärzte sich nicht allein auf das Wissen verlassen sollten, das sie während des mehr oder weniger weit zurückliegenden Studiums erworben haben, sondern medizinische Entscheidungen jeweils auf der Basis der besten zur Zeit verfügbaren externen Forschungsergebnisse („evidence") in Kombination mit der eigenen klinischen Erfahrung fällen sollten. Die Bewertung der „besten zurzeit verfügbaren externen Forschungsergebnisse" folgt fünf Stufen: Die höchste Evidenz wird angenommen, wenn wenigstens eine systematische Übersichtsarbeit auf der Basis methodisch hochwertiger randomisierter kontrollierter Studien vorliegt (Stufe 1). Ist das nicht der Fall, soll bei medizinischen Entscheidungen wenigstens auf eine ausreichend große, methodisch hochwertige randomisierte kontrollierte Studie zurückgegriffen werden können (Stufe 2) oder eine methodisch hochwertige Studie ohne Randomisierung (Stufe 3) als Referenz dienen. Im Notfall muss mehr als eine methodisch hochwertige nichtexperimentelle Studie ausreichen

---

1 Für eine kurze Geschichte des Programms und eine Problematisierung seiner Entwicklung siehe Raspe (2018) und Bolt/Huisman (2018).

(Stufe 4). Erst am Ende stehen das Heranziehen von Meinungen respektierter Autoritäten (mit klinischer Erfahrung), von Expertenkommissionen gesammeltes Wissen oder die Ergebnisse von beschreibenden Studien (Stufe 5).[2]

Danach ist diese Evidenz nicht absolut, sondern graduell. Die randomisierte kontrollierte Studie wurde zum „Goldstandard" der Forschung, indes kam auch schon früh Kritik an dem Programm auf.[3] Mediziner/-innen und Vertreter/-innen medizintheoretischer Fächer wiesen auf Grenzen, Widersprüche und Verzerrungen – wie bspw. Publikations- und Selektionsbias – dieses Ansatzes hin. Außerhalb der medizinischen Fachwelt wird im Rahmen der Kritik an Mängeln und Grenzen aktueller diagnostischer und therapeutischer Angebote auch die wissenschaftliche Evidenz hinterfragt. Beispielsweise appellieren Betroffene und Betreiber/-innen digitaler Patiennetzwerke an die Notwendigkeit, jenseits einer Evidenz in kontrollierten Studien eine „real-world evidence" in der Medizin zu etablieren (Gadebusch-Bondio/ Lehmann et al. 2019: 64 f.). Es bestehen also in der Medizin insgesamt, wie selbst im konkreten Kontext der EBM, unterschiedliche Auffassungen von dem, was eigentlich unter Evidenz zu verstehen ist.

Ist dieser fachinterne Diskurs schon komplex, so wird die Frage nach der Evidenz in der deutschsprachigen Medizin noch dadurch verkompliziert, dass im klassischen deutschen Sprachgebrauch „Evidenz" für etwas Anderes als das englische „evidence" steht. Während der englische Begriff „evidence" in der Tat die Abschätzung vorliegender Beweise erlaubt – bedeutet er doch so viel wie „available body of facts or information indicating whether a belief or proposition is true or valid"[4] – so meint der deutschsprachige Begriff fast das Gegenteil. Evidenz ist hier „die unmittelbar einleuchtende Selbstbezeugung wahrer Erkenntnis" (Halbfass/Held 1972: 829). Sie wird um 1900 auch gleichgesetzt mit „Augenscheinlichkeit, Einsicht, intuitiv fundierte Gewissheit, unmittelbare(r) Gewissheit des anschaulich Eingesehenen oder des notwendig zu Denkenden" (Eisler 1904). In ähnlichem Sinne, aber vielleicht noch etwas schärfer, hatte schon der französische Naturforscher Georges-Louis Leclerc de Buffon (1707–1788) den Evidenzbegriff (l'évidence) genutzt. In seinem 1777 publizierten „Essai d'Arithmetique Morale", in dem er verschiedene Grade der Sicherheit und Wahrscheinlichkeit in der Physik, im Spiel und in der Moral diskutiert, unterscheidet er eine sinnliche von einer intellektuellen Evidenz. Unter der sinnlichen Evidenz versteht er die „klare Wahrnehmung von Gegenständen oder Bildern", die intellektuelle Evidenz entsteht für ihn aus „der unmittelbaren Anschauung" der Identität von Ideen. Evidenz ist für ihn nicht messbar, denn sie besitze nur eine unbedingte Eigenschaft, nämlich die „deutliche Verneinung oder Bejahung des Gegenstands, den sie beweist" (Buffon

---

2 Vgl. die Stellungnahme der Evidence-Based Medicine Working Group von 1992.
3 Vgl. dazu ausführlich: Gadebusch-Bondio/Lehmann et al. 2019.
4 Oxford   Dictionaries   Online: http://www.oxforddictionaries.com/definition/evidence?view=uk, 20.05.2020.

1840: 442, Original Buffon 1777:47 f.). Es geht der Evidenz also im klassischen Wortsinn um das, was aus sich heraus ohne weitere Beweisführung zu überzeugen vermag, wofür im englischen wiederum die Kombination „self-evidence" genutzt werden kann (Schaffer 1992).

Eine spezielle Form stellt hier die Bild-Evidenz dar, die durch unterschiedliche Visualisierungsstrategien erzeugt werden soll. Genau um diese Bild-Evidenzen und die hinter ihr liegenden Strategien soll es in diesem Buch gehen. Es geht nicht um Bilder, die zur Illustration von bereits Bekanntem dienen, sondern um solche Bildformate, die Neues schaffen – vor allem neue Sehweisen, neues Wissen und neue Vorstellungen. Im Zentrum stehen Visualisierungsformen, die Sachverhalte anschaulich machen, etwa durch die grafische Aufbereitung und Zuordnung von Fakten. Insbesondere beziehen wir uns aber auf Bilder, die mittels technischer Vorgänge das sichtbar machen, was ohne sie nicht sichtbar wäre. Wir haben den Begriff der „Visualisierung" gewählt, da er nicht bloßes Abbilden repräsentiert, sondern darüber hinaus den Prozess des Sichtbarmachens und dessen Konstruiertheit betont.

Wir möchten weniger danach fragen, was warum als evident begriffen wurde und wird, sondern anhand historischer Beispiele der Frage nachgehen, wie Bilder-Evidenzen in der Medizin und hier speziell in der medizinischen Diagnostik erzeugt wurden. Wir wenden uns dabei dem späten 19. und frühen 20. Jahrhundert zu, da die Medizin sich hier in einer Phase der beschleunigten medizintechnischen Innovation und der Selbstfindung als naturwissenschaftlich orientierte Lebenswissenschaft befand, in der sie sich aber am Ende doch nicht allein auf physikalische und chemische Erklärungen von Krankheits- und Genesungsprozessen verließ. Zahllose neue Technologien wurden im medizinischen Kontext dieser Epoche erprobt, verworfen oder modifiziert, um sie als neue Mittel der Evidenzerzeugung einzusetzen. Entwicklungslinien in dieser Übergangszeit, die geprägt war von einer Verwissenschaftlichung der Medizin sowie der Adaption zahlreicher neuer technischer Verfahren und Instrumente, sollen nachgezeichnet werden. Wir führen dabei den im Evidenzbegriff transportierten Sinn des Sehens mit und fokussieren auf den Sehsinn in der Diagnostik und den Status verschiedener Bildformate für diagnostische Evidenz.

Diagnostik, Evidenz und Bilder

Wir wollen uns im Folgenden auf Bilder (in) der medizinischen Diagnostik konzentrieren. Mit Diagnostik meinen wir das Vorgehen, das im Laufe des 19. Jahrhunderts die bisher in der Medizin dominierende „Zeichenlehre" (Semiotik) in der Erkennung und Benennung von Krankheiten ablöste [*Vgl. Kap. 1.1 Diagnostik*]. Mit der Ablösung ging auch eine Verschiebung der „Evidenz-erzeugenden" Institutionen einher, z. B. in Form der „Entwertung" des Erfahrungswissens der Experten (Van Eikels 2006). In der Medizin wurde die „ärztliche Kunst" der „Autoritäten" zunehmend durch technische

Verfahren „bedroht" (Martin 2007), die jetzt – in Ergänzung bzw. Substitution der menschlichen Sinne – zur Generierung von Evidenz eingesetzt wurden (Martin/Fangerau 2007; Martin/Fangerau 2009). Die „neue" Diagnostik, wie sie in den Kliniken an der Wende zum 19. Jahrhundert auf der Grundlage der pathologischen Anatomie entwickelt wurde, fragte nicht mehr allein nach Symptomen, sondern sie versuchte, den Ursprung von pathologischen Erscheinungen im Organismus zu lokalisieren. Hierzu bedurfte es bestimmter Techniken zur Sichtbarmachung, die in den folgenden Jahrzehnten entwickelt wurden:[5] Zum einen wurden zahlreiche endoskopische Instrumente erdacht, die zwar das „Hineinsehen" in den Körper ermöglichten, aber erst über weitere Schritte (Zeichnung, Verbindung von Endoskop und Kamera) „Bilder erzeugten". Zum anderen entstand die nicht-invasive Röntgentechnik, die direkt den Körper durchleuchtete und „Photogramme" produzierte (Reiser 1978; Reiser 1993).

Im Mittelpunkt des Buches stehen für uns die Fragen, welche (bildlichen) Darstellungsformen diagnostischer Verfahren und Vorgehensweisen in der Medizin im 19. und frühen 20. Jahrhundert Evidenz erzeugen sollten und welche Evidenzstrategien für die sich etablierende (technische) Diagnostik von Zeitgenossen für hinreichend befunden wurden. Dabei ist vor allem die oben skizzierte Vielschichtigkeit des Evidenzbegriffs zu berücksichtigen, die es notwendig macht, alle Facetten dessen, was in medizinischen Texten des Untersuchungszeitraums als evident erachtet wird, herauszuarbeiten und im Zusammenhang mit ihren unterschiedlichen visuellen Darstellungsformaten zu analysieren.

Neben dem besonderen Status medizinisch-diagnostischen Wissens als zwischen Wissenschaft und Praxis verorteter Erkenntnis, wies die Evidenzerzeugung und -argumentation in der Medizin in zwei Richtungen: auf der einen Seite richtete sie sich an Kollegen, die durch Evidenz von z. B. diagnostischen Verfahren und Ergebnissen zu überzeugen waren, auf der anderen Seite richtete sie sich an Patient/-innen, die ohne Hintergrundwissen allein durch „Evidenz" für Untersuchungsverfahren und eventuell folgende therapeutische Praktiken einzunehmen waren. Das oben erwähnte schon von Rothschuh konstatierte Rechtfertigungsbedürfnis der Medizin (Rothschuh 1978: 4 ff.) war auf Strategien der Evidenzerzeugung in dieser zweifachen Hinsicht angewiesen. Gleichzeitig aber existierte eine „echte" Evidenz, im Sinne von „voraussetzungsloser Einsicht" bzw. „anschaulicher Gewißheit" (Mittelstraß 2004) nicht einmal mehr im Sehen, obwohl das Sehen doch in der Begrifflichkeit der „Evidenz" oder des „Augenscheins" gespiegelt wird. Diesem Widerspruch möchten wir auf den Grund gehen, indem wir die Paradoxie genauer in den Blick nehmen, die sich ergab, wenn Strategien erdacht wurden, Evidenz zu erzeugen und zu vermitteln, wo doch gleichzeitig die Einsicht in die Überzeugungskraft des Dargestellten voraussetzungslos sein sollte.

---

5 Zum Sonderfall von Techniken, die auf das Auditive abzielen, siehe Lachmund 1997; Martin/Fangerau 2011b.

Um beide Richtungen der Überzeugungsversuche – ärztliche Kollegen auf der einen und Patient/-innen auf der anderen Seite – zu erfassen, haben wir uns in der Analyse vor allem auf Lehr- und Handbuchliteratur gestützt, als ein Textformat, das darauf abzielt, scheinbar gesichertes Wissen einem breiteren Publikum als nur einer kleinen Expertengruppe zugänglich und überzeugend eingängig zu machen (s. u. zum „Untersuchungsgegenstand"). Mit Blick auf die Frage der Evidenzkraft der hier verbreiteten neuen Bilderwelten leiten in den folgenden Kapiteln drei miteinander verschränkte Fragekomplexe unseren Blick auf die Darstellung von Diagnostik in diesen Werken:

1) *Begründung von Evidenz*

   Im Zentrum steht hier das Problem der Begründung diagnostischer Evidenz. Warum wählt ein Autor ein bestimmtes Darstellungsformat (Sprache, Zahl, Graphem, Tabelle, Diagramm, Bild etc.) und welche direkten und indirekten Begründungen führt er für dessen Beweiskraft an? Welche Bedeutung kommt hierbei der „Anschaulichkeit" zu? Gibt es (paradox zum eigentlichen Evidenzkonzept) Abstufungen in Bewertung der „Evidenzstärke" (z. B. von Fotografien oder Zeichnungen) und wie verändern sich diese im diachronen Vergleich?[6]

2) *Fragilität und Stabilisierung von Evidenz*

   Neben einer Rekonstruktion dessen, was überhaupt in Quellen zu diagnostischen Verfahren im 19. Jahrhundert als evident angeführt wird, sollen auch Unschärfen und Widersprüche in den Aussagen der Autoren zu ihren Begründungen von Evidenz analysiert werden. Es ist zu klären, in welcher Weise „trügerische Evidenzen" (Zittel 2005) in der medizinischen Diagnostik entstanden. Darüber hinaus drängt sich die Frage auf, inwieweit Evidenz in Darstellungsformen überhaupt festgelegt beziehungsweise kanonisiert wurde. Wurden Darstellungsstile sanktioniert? Durften, um evident zu sein, Grapheme, Diagramme, Tabellen und Texte nur in einem bestimmten Begründungszusammenhang abgebildet werden? Worin lagen übergeordnete Vorgaben, wie zum Beispiel standardisierte Formeln der Naturwissenschaft (Klein 2005; Meinel 2008) oder kulturell sanktionierte Evidenzerscheinungen wie Objektivität oder Naturtreue?

3) *Strategien der Evidenzerzeugung*

   Zu dem Problem der direkten oder indirekten Begründung von diagnostischer Evidenz gesellt sich die Frage nach den Strategien der Evidenzerzeugung. Zum einen ist das Verhältnis von Evidenz und Sprache zu analysieren. Hier ist zu fragen, ob und wie Evidenz zum Beispiel durch Analogien und Metaphern erzeugt werden soll. Kam es zu einer „Verdrängung" der sprachlichen Darstellung durch Bilder oder wurden vielmehr „Hybridformen" entwickelt, die sich

---

6 Gerade die letzte Frage zielt auf die Analyse des Widerspruchs zwischen Stellungnahmen, die Evidenz entweder „nur als Absolutheit" begreifen (Heßler/Mersch 2009b: 29) oder Stufen und Klassen von Evidenz zulassen.

einer Kombination beider kognitiver Ebenen bedienten? Zum anderen ist das Verhältnis von Evidenz und Technik ein zentraler Gegenstand. Welche Techniken, Instrumente und Apparaturen wurden eingesetzt, um Evidenz zu erzeugen? Welche Visualisierungsformate wurden mit ihnen generiert? Welche Begründungszusammenhänge wurden im Zusammenspiel von „technisch erzeugter Objektivität" und der Herstellung von Evidenzen angeführt?

Zum Forschungsstand

In der kultur- wie der wissenschaftshistorischen Forschung der letzten Jahre wurden die Diskurse um Evidenz fast ausschließlich im Kontext von „Visualisierung" geführt (Peters/Schäfer 2006: 9–21; Wimböck/Leonhard et al. 2007). Dabei wurde herausgestellt, dass die Begründung von Evidenz stark kontextsensitiv und von zahlreichen Parametern abhängig ist, die historischen Veränderungen unterworfen sind. Eine besondere Rolle kommt hier dem überschneidenden, aber nicht identischen Problem der wissenschaftlichen Objektivität zu, dem sich allen voran Daston und Galison zugewandt haben (Daston/Galison 2007). Anhand von bebilderten Atlanten zeichnen sie den Weg dieses Konzeptes nach, das argumentiert, dass etwas eben nicht nur individuell, sondern von einer wissenschaftlichen Gemeinschaft wahrgenommen und erfasst werden könne. Ihre Wegpunkte bilden die Ideen der Naturtreue, der mechanischen Objektivität und der geschulten Urteilsbildung, an denen auch wir uns hier immer wieder orientieren werden. Mit Blick auf den Evidenzbegriff sind diese wissenschaftlichen Haltungen oder Werte, wie wir zeigen werden, als Strategien der Evidenzproduktion aufzufassen und nicht als Synonyme für Evidenz.

Diese und andere Forschungen erfolgten vor dem Hintergrund der Grundannahme, dass „Bilder an der Formierung von Wissen maßgeblich beteiligt sind, dass sie Sachverhalte nicht einfach reproduzieren, sondern diese verändern, organisieren oder sogar zuallererst hervorbringen" (Geimer 2002: 7). Seit dem ‚Iconic' bzw. ‚Pictorial Turn' vor gut 25 Jahren ist eine umfangreiche Forschungsliteratur zum Status der bildlichen Darstellung in den Wissenschaften und ihrer Entwicklung entstanden, wie allein schon die wichtigsten bibliografischen Übersichten zeigen (Hentschel 2011: 413–424; Borck 2009: 317–327; Bluma/Nikolow 2009: 45–78; Heßler 2005: 266–292; Dommann 2004: 77–89). Zahllose, insbesondere interdisziplinär angelegte Sammelbände widmeten sich theoretischen Reflexionen und Fallbeispielen (Heintz/Huber 2001a; Gugerli/Orland 2002a; Hinterwaldner/Buschhaus 2006; Heßler 2006; Stahnisch/Bauer 2007a; Hüppauf/Weingart 2008; Heßler/Mersch 2009a; Maasen/Mayerhauser et al. 2006). In diesem Kontext ist zudem die zunehmende Formierung eines eigenen Forschungszweiges zur „Diagrammatik" (Bogen/Thürlemann 2003; Bredekamp/Bruhn et al. 2005; Bucher 2008; Bauer/Ernst 2010; Beck/Wöpking 2014, Bonhoff 1993; Gormanns 2000; Lüthy/Smets 2009) zu beobachten, der insbesondere auf die Konzeption des Diagramms als „schriftbildliche Hybridform zwischen Bild und Text" (Krämer 2006; Krämer 2009) fokussiert.

Für die historische Debatte um Evidenz stand aber keineswegs immer nur das Visuelle im Mittelpunkt. Peters und Schäfer (2006) nehmen beispielsweise Bezug auf den von Immanuel Kant geprägten Begriff der „intellektuellen Anschauung", der um 1800 „als Figur eines rein geistigen Denkens im Mittelpunkt zahlreicher Debatten" einen Platz hatte. Ausgehend von diesem Begriff stellte sich in den folgenden Jahren ihrer Analyse zufolge „die Frage nach der sinnlichen Anschaulichkeit von Erkenntnis". Im „Begriff der Evidenz" sei, so Peters und Schäfer,

> „das, was man gemeinhin für den Kern epistemischer Verfahren hält, und das, was oft als sekundäres Moment der Darstellung und der Präsentation erachtet wird, von vornherein verschränkt. *Evidentia* wurzelt zwar konzeptionell in der Rhetorik, bleibt aber nicht auf sprachliche Zusammenhänge beschränkt, sondern impliziert immer schon visuelle, mathematische, mediale, forensische Aspekte und Faktoren und befördert damit zugleich die Problematisierung ihrer Bezüge aufeinander."

Daher gelte es, die „Figurationen der Evidenz" zu untersuchen und die „Vielzahl epistemischer Techniken zur Erzeugung von Evidenz" in den Blick zu nehmen (Peters/ Schäfer 2006: 10).

Eine derartige Figuration wäre etwa in der philosophischen Debatte um die Bedeutung von Bildern im Erkenntnisprozess zu suchen. Während etwa in der Frühen Neuzeit Bilder als fester Bestandteil der Generierung wie Reflexion von Wissen gehandelt wurden, verschwanden sie aus späteren Editionen der Werke von Descartes, Hobbes oder Rousseau (vgl. Campe 2006). Seit dem 18. Jahrhundert, so Eder, Kühschelm und Linsboth

> „setzte sich in der Philosophie die Auffassung durch, dass die Polysemie der Bilder die begriffliche Erkenntnis gefährdete. Als Heros des Rationalismus musste Descartes daher vor den imaginativen Bildern, die er selbst in seinen Werken platziert hatte, retrospektiv in Sicherheit gebracht werden. Das Mehr an Information, das die Bilder im Architekturtraktat boten, galt in der Philosophie als Überschuss an Vorstellungen, die nur Verwirrung statt Eindeutigkeit bringen" (Eder/Kühschelm et al. 2014: 29).

Ähnlich stellt sich die Situation in der medizinischen „Zeichenlehre" dar, in der die Zeitgenossen (aus eben diesen Gründen) zunächst auf die exakte sprachliche Umschreibung von Symptomen und ihre Deutungen (zur Herstellung von Evidenz!) setzten. Die umfangreichen medizinischen Semiotiken des 18. Jahrhunderts kamen gänzlich ohne Abbildungen aus. Im 19. Jahrhundert erfolgte demgegenüber in der sich neuformierenden naturwissenschaftlich orientierten Diagnostik (Fangerau/Martin 2015) eine dezidierte Hinwendung zum Visuellen (Eckart 1996; Hess 1993). Vor allem ab der Mitte des Jahrhunderts wurden dann über neue Techniken wie Auskultation, Perkussion, Spirometrie, Thermometrie oder analytische Chemie der Körperflüssig-

keiten neue und andere Krankheitserkenntnisse als zuvor generiert, die jetzt zunehmend auch visuell (Tabellen, Graphiken, Kurvendarstellungen etc.) (re-)präsentiert
wurden. Bezüglich der Analyse der hier für die Medizin relevanten „Visualisierungsstrategien" ist vor allem auch auf die Literatur zur Entwicklung der „graphischen
Methode" zu verweisen (Brinton 1914; Hoff/Geddes 1962; Tilling 1975; Frank 1988;
Hankins 1995; Hankins 1999), wobei insbesondere die aus der Physiologie stammende
und zunehmend in der Medizin adaptierte „Methode der Kurven" im Mittelpunkt des
Interesses stand (Chardarevian 1993; Holmes/Olesko 1995; Brain 2007).

Zu medizinischen Anwendungsfeldern liegen zahlreiche Einzelstudien vor, die sich
mit Entwicklung und Bedeutung unterschiedlicher Visualisierungsformen auseinan-
dersetzen. Während Cornelius Borck die Darstellungsform der Kurve im Kontext der
Elektroenzephalographie (Borck 2005) untersucht hat, thematisierte Volker Hess den
„Sonderfall" der Fieberkurve (Hess 2000; Hess 2002), bei dem ein bekanntes Messverfahren „Anschluss an eine andere Repräsentationspraktik", der „physiologischen
Kurvenschreibung" (Hess 2002: 160) suchte. Auch der von Groß und Duncker (2006)
herausgegebene Sammelband „zur epistemischen Bedeutung von Farben in der Medizin" widmet sich visuellen Praktiken, thematisiert aber nicht explizit den Zusammenhang von Farbgebung und Evidenzerzeugung, obwohl insbesondere in den Beiträgen
zu den mikroskopischen Färbetechniken zahlreiche Hinweise diesbezüglich zu finden
sind (Fischer/Duncker et al. 2006). Vor allem aber die Röntgentechnik (Sandfort 2019;
Friedrich 2018; Dünkel 2016; Dünkel 2010; Dommann 2003; Holtzmann-Kevles 1997)
oder die an sie angelehnten oder ihr folgenden unterschiedlichen bildgebenden Verfahren (Cartwright 1995; Burri 2008b), die Mikrofotografie (Schlich 1995; Breidbach
2002; Stahnisch 2005) oder die Bildwelten der Neurowissenschaften (Borck 2006;
Stahnisch 2007; Hagner 2008; McCabe 2008) erfuhren eingehende Betrachtungen.

Eng auf das Problem der Evidenz bezieht sich ein von Gugerli und Orland (2002a)
herausgegebener Sammelband, der sich der „visuellen Herstellung von Selbstver-
ständlichkeiten" widmet. Im Mittelpunkt steht dabei der „Normalisierungsprozess"
visueller Strategien, die Produktion von „selbstverständlichen", „normalen" Bildern,
die über eine unhinterfragte Evidenz verfügen. Visualisierungstechniken müssen nach
Gugerli und Orland

> „nicht nur technisch normiert, sondern auch kommunikativ standardisiert werden. Da-
> mit ist ihre Anwendung grundsätzlich an kollektive Lernprozesse gebunden: Erst durch
> das Zusammenspiel von Technik und visuellem Diskurs können sie gruppenspezifische
> Evidenzen erzeugen und ihre Anwender in die Lage versetzen, sich mit relativer Selbstver-
> ständlichkeit über bedeutsame Verhältnisse zu verständigen."

Dass diese Lernprozesse von den technischen Möglichkeiten der verschiedenen Visualisierungsverfahren abhängen, liegt auf der Hand. Damit das sichtbar gemachte
Unsichtbare auch einen Evidenzstatus erhält, muss es sich in Gewohnheiten einschrei-
ben. Viele uns heute geläufige Wahrnehmungsformen mussten zunächst „normali-

siert, veralltäglicht, verselbstverständlicht" werden, bevor sie als eingeführte und nicht mehr hinterfragte Sehtradition zur Referenz für wiederum neue Bildtechniken werden konnten (Gugerli/Orland 2002b: 10 f.).

Nach der Entstehung derartiger Sehtraditionen in der Medizin ist schon gefragt worden. Stahnisch und Bauer (2007a) etwa wandten sich „explizit der Frage zu, wie Medienpraktiken das Wissen in Medizin und Humanwissenschaften formieren". Sie verstanden ihren Sammelband als „bildtheoretisches Unterfangen", „welches der wissenschaftlichen Ikonografie, Repräsentation und Visualisierung in einem medienpraktischen und semiologischen Analyserahmen nachgeht." Dabei sollten auch die „soziotechnischen Herstellungsbedingungen" von Bildern thematisiert werden, die „Ordnungen der Sichtbarkeit" sowie die „dahinter liegende Macht des Visuellen" (Stahnisch/Bauer 2007a). Die Herausgeber bezogen sich wiederum direkt auf David Gugerli, der bereits 1999 den Begriff der „soziotechnischen Evidenzen" geprägt hatte. Gugerli war hier von der Beobachtung ausgegangen, dass „in zahlreichen Kontexten gesellschaftlicher Kommunikation ganz unterschiedlichen Kategorien von Bildern technisch erzeugte Beweiskraft und kulturell sanktionierte Evidenz zugeschrieben wird." Insbesondere sollten dabei die Bilder „im Kontext ihrer technischen Herstellungsweisen und ihrer gesellschaftlichen Wahrnehmungsformen" betrachtet werden. Evidenz entstehe, so Gugerli, „erst im Zusammenspiel spezifischer Visualisierungstechniken mit konkreten Abbildungen und gesellschaftlichen Aufmerksamkeitsregeln" (Gugerli 1999: 132).

Schließlich sei auf einen kürzlich erschienenen Handbuch-Beitrag von uns selbst verwiesen, in dem wir unter dem Titel „Images and Self-Evidence" auch die hier angegebene Forschungsliteratur zum Thema referieren sowie anhand von drei Fallstudien (Kurvenschreiber, Radiografie und Neuroimaging) auf die „Generierung" von (Selbst-)Evidenz eingehen (Martin/Fangerau 2019).

Untersuchungsgegenstand und Aufbau

Unsere Überlegungen und Ausführungen gelten der medizinischen Diagnostik im 19. Jahrhundert, wobei ein Schwerpunkt auf der urologischen Diagnostik liegt. Zu einem Teil gehen sie auf ein von der Deutschen Forschungsgemeinschaft (DFG) gefördertes Projekt zurück, das die Evidenz in der urologischen Diagnostik zum Thema hatte. Die Urologie war schon früh technisiert, und sie brachte ein breites Spektrum von Instrumentarien und Techniken hervor, die auf die Sichtbarmachung des Körperinneren abzielten. Das liegt einerseits in der anatomischen Struktur des Urogenitaltraktes begründet, der zwar über die Harnröhre einen ohne Schnitt zugänglichen Eingang ins Körperinnere bereithielt, der aber – anders als Mund oder Anus – nur mittels besonderer Techniken genutzt werden konnte. Ferner bestand in diesem Feld mit der Steinchirurgie (Harnsteinentfernung) ein lange tradiertes Wissen auch über die chirurgischen Möglichkeiten, ins Innere des Körpers vorzudringen (Fangerau/ Müller 2012). Für die gesamte Medizin wegweisende und bedeutende Diagnosetechniken wurden hier maßgeblich (mit-)entwickelt, allen voran die Zystoskopie – zeitgenössisch „Kystoskopie" – als Wegbereiterin der Endoskopie.

Mit dem Verfahren der Kystoskopie, der „Blasenspiegelung" mit einem speziellen endoskopischen Instrument, kam es im 19. Jahrhundert zu einer grundlegenden „Neuorientierung" in der Diagnostik von Krankheiten der Harnorgane. Neben der Harnschau war seit der Antike die Palpation die wichtigste Diagnoseform gewesen; mit der Einführung des Stethoskops ab den 1820er Jahren kam das technisch verstärkte Hören hinzu. Angeregt durch die neuartigen Einsichten und Bilder der Kystoskopie, trat das Sehen nun in „Konkurrenz" zum traditionellen Tasten und Hören. Anhand des Beispiels der dieses Organsystem fokussierenden diagnostischen Techniken ergibt sich die Möglichkeit, die diagnostische Relevanz unterschiedlicher Sinnesebenen sowie die Bedingungen und Strategien zu analysieren, die charakteristisch sind für den „Aushandlungsprozess" bei der Anwendung unterschiedlicher diagnostischer Herangehensweisen und die Diskussion ihrer Evidenz. Mit der Mikroskopie, der Endoskopie und der Radiologie wurden in der Urologie im Untersuchungszeitraum wichtige Visualisierungstechniken nacheinander und parallel eingesetzt, die auch in zahlreichen anderen Bereichen, etwa der Inneren Medizin, adaptiert wurden. Dabei standen diese völlig unterschiedlichen Techniken in ständiger Konkurrenz, hatten ihre Konjunkturen, ihre Unterstützer wie Gegner. Neben den Verfahrensweisen stand dabei immer auch die „Verwertbarkeit" der neuartigen Bilder im Mittelpunkt.

Die zentralen Quellen unserer Analyse waren, neben der zeitgenössischen wissenschaftlichen Literatur, Hand- und Lehrbücher sowie Fachatlanten. Wir beziehen uns bei dieser Auswahl auf den Wissenschaftstheoretiker Ludwik Fleck, der in seiner einflussreichen Studie zur „Entstehung einer wissenschaftlichen Tatsache" aus dem Jahr 1935 Bedeutung und Funktion unterschiedlicher Formen wissenschaftlicher Literatur herausgearbeitet hat (Fleck 1994). Während Publikationen in wissenschaftlichen Periodika („Zeitschriftenwissenschaft") etwas Vorläufiges und Persönliches haben, repräsentiert die „Handbuchwissenschaft" kollektives wie zur jeweiligen Zeit allgemeingültiges Faktenwissen. In ersteren fanden die jeweils aktuellen Auseinandersetzungen zum Thema statt, die wir nachzeichnen wollen, indem wir sie in die Analyse einbeziehen. Letztere waren und sind die Referenzwerke, und zwar in doppelter Hinsicht: Für die zeitgenössischen Akteure, die mit ihrer Hilfe die neue Bildsemantik erlernten, bildeten sie die Grundvoraussetzung für die Entstehung von Evidenz; für die historische Forschung bilden sie eine Basis, indem sie den Stand der Dinge in den Disziplinen auf gesichertem wissenschaftlichen Niveau repräsentieren.

Der Untersuchungszeitraum unserer Darstellung deckt sich in etwa mit der politischen Periodisierung, die sich an den Eckdaten des Deutschen Kaiserreichs von seiner Gründung bis zum Beginn des Ersten Weltkriegs (1871–1914) orientiert. Damit soll zugleich auch die räumliche Begrenzung unserer Studie angegeben werden, die sich auf den deutschsprachigen Raum bezieht. In diesem Zeitraum entwickelten sich Mitteleuropa und vor allem auch Deutschland zu einer Industrie- und gleichzeitig zu einer der führenden Wissenschaftsregionen. Die deutsche Medizin hatte einen glänzenden Ruf. Zahllose Wissenschaftler, insbesondere Mediziner, aus der ganzen Welt kamen zur Ausbildung ins Land, brachten ihre Erfahrungen, ihr Wissen und ihr Können mit und trugen wiederum ihr hier erworbenes neues Wissen in ihre Heimatländer. Dazu gehörte ganz wesentlich auch der Umgang mit neuen Instrumenten, denn während des letzten Drittels des 19. Jahrhunderts entwickelte sich Deutschland auch zu einer der führenden Nationen im Bereich der Medizintechnik. Innerhalb weniger Jahre wurden hier aus kleinen Handwerksbetrieben für „Instrumentenbau" weltweit operierende Großunternehmen. So entstand hier schon früh eine Industrie für Medizintechnik, die geprägt war von Diversifikation und Spezifikation. Eines der Zentren (neben dem südwestdeutschen Raum) wurde schnell Berlin, wo sich insbesondere im Umfeld um die Charité zahlreiche Unternehmen ansiedelten. Denn zentral für die Entwicklung von Medizintechnik waren Interaktionen von Wissenschaftlern und Technikern. Das neben chirurgischen Instrumentarien wohl größte Segment im Bereich der Medizintechnik boten Apparaturen, die auf die Sichtbarmachung von Organen und Strukturen im Körperinneren abzielten und in erster Linie der Diagnostik dienten.

Ausgehend von diesen Vorannahmen gliedern wie unsere Untersuchung der bildlichen Evidenzen in der medizinischen Diagnostik um 1900 in vier Hauptteile:

Im **ersten Teil** werden theoretische Grundfragen unserer Darstellung im Kontext des Untersuchungszeitraums erläutert. Welches Konzept von Diagnostik entwickelte sich im Laufe des 19. Jahrhunderts und mit welchem Verständnis von Diagnostik arbeiteten die Zeitgenossen? Zudem wird der Evidenzbegriff der Epoche ebenso problematisiert wie seine heutige Vielschichtigkeit. Für die Gegenwart konzentrieren wir uns vor allem auf Arbeiten, die einen Bezug auf die Evidenz bildlicher, mit dem Sehsinn erfassbarer diagnostischer Zeichen(-reproduktionen) haben. Von grundlegender methodischer Bedeutung ist für uns das Werk des Wissenschaftstheoretikers Ludwik Fleck, dessen Überlegungen zur Bedeutung des Visuellen referiert werden, da sie ein Bindeglied zwischen den Evidenzideen des Untersuchungszeitraums und dem aktuellen Verständnis von bildlicher Evidenz darstellen. Unsere Analyse schließt immer wieder an seine Ideen vom Denkstil und Denkkollektiv an.

Hiervon ausgehend verfolgt der **zweite Teil** des Buches die Idee, dass neue diagnostische Techniken neue diagnostische Bilderwelten und Evidenzen hervorbringen. Aus der grafischen Form des Diagramms wurde die technisch erzeugte Kurve. Zahllose Vorrichtungen zur Aufzeichnung von Vitalfunktionen des menschlichen Körpers wurden konstruiert, die „Kurve" wurde zu *der* Darstellungsform in der wissenschaftlich fundierten Medizin. In den folgenden Kapiteln stellen wir die wichtigsten technischen Entwicklungen der Zeit vor, die auf die Sichtbarmachung von Organen und Strukturen im Körperinneren abzielten und in erster Linie der Diagnostik dienten: Die Mikroskopie, die indirekt (über Präparate) Betrachtungen ermöglicht, die Radiologie zur Durchleuchtung des Körpers sowie die Endoskopie, die den direkten Einblick in das Körperinnere ermöglicht.

Im **dritten Teil** werden Aspekte der Stabilisierung und/oder Destabilisierung von Evidenzen thematisiert. Zum einen geht es um die praktische Grundlage: Hier wird dargestellt, wie die Protagonisten neuer Techniken argumentierten und welche technischen Fragen besonders umstritten waren. Zum anderen soll die Meta-Ebene der intellektuellen Auseinandersetzungen um die Evidenzen der produzierten Visualisierungen angesprochen werden, festgemacht an den evidenzbegründenden Schlüsselbegriffen Objektivität, Naturtreue und Beweiskraft.

Abschließend werden in einem **vierten Teil** die Herstellungsweisen von Evidenz und damit verbundene Strategien der Evidenzerzeugung in Verbindung mit den vorher betrachteten Techniken genauer analysiert. Im Mittelpunkt steht dabei die Decodierung der neuartigen, technisch generierten Bilder. Diese Bilder dienten der wissenschaftlichen Praktik, sollten neue Erkenntnisse ermöglichen. Dabei war es ein langer Weg, auf dem die unterschiedlichsten Visualisierungsstrategien verfolgt wurden. Zahlreiche führten in Sackgassen, wurden verworfen, wiederaufgenommen, modifiziert usw.; Ziel unserer Darstellung kann es nicht sein, einem teleologischen Narrativ folgend, auf die eine Variante, die sich durchsetzte, hinzuschreiben. Vielmehr sollen zentrale Problematiken bei der Evidenzproduktion aufgezeigt werden, die in unterschiedlichen Varianten in allen Bereichen auftraten.

1 Diagnostik und Evidenz

1.1 Diagnostik

Der Diagnostik kommt in der Medizin eine Schlüsselrolle zu.[1] Im diagnostischen Prozess werden Krankheitserscheinungen, die sich in einem Individuum präsentieren, einer in ihrer Zeit gültigen Krankheitsklassifikation zu- und untergeordnet. Aus dieser Zuordnung wiederum ergeben sich im günstigsten Fall therapeutische Konsequenzen und im Sinne einer Prognose Wahrscheinlichkeitsaussagen über die gesundheitliche Zukunft eines Patienten / einer Patientin. Wie der Medizintheoretiker Richard Koch (1882–1949) es Anfang des 20. Jahrhundert formulierte, ist die Diagnose „ein Ausdruck für die Summe der Erkenntnis, die den Arzt zu seinem Handeln und Verhalten veranlasst" (Koch 1920: 70). Der diagnostische Prozess muss in dieser Lesart in doppelter Hinsicht überzeugen. Zum einen müssen die in seinem Zuge erhobenen Zeichen reproduzierbar als solche erkennbar sein, um für valide gehalten zu werden, zum anderen muss ihr Sinngehalt, die Begründung ihres Bezugs zu Krankheitstypen, intersubjektiv verlässlich nachvollziehbar erscheinen, um eine allgemeine Aussagekraft zu erlangen.

Das moderne, von Koch analysierte Diagnoseverständnis hat seinen Ursprung in der Medizin des 19. Jahrhunderts, im Laufe dessen nicht nur die medizinische Semiotik als ärztliche Tätigkeit nach und nach in die Diagnostik überging, sondern in dem auch die Zeichenerhebung zunehmend technisch gestaltet wurde. Vermittelt über Instrumente wurden mit den Sinnen wahrnehmbare Erscheinungen in vergleichbare Zahlenwerte und Kurven überführt, darüber hinaus aber auch Krankheitszeichen apparativ aufgezeichnet, die nicht den Sinnen zugänglich waren. Die bis dahin geübte Semiotik, die „Zeichenlehre", die prognostisch orientiert vornehmlich „gesund" und „krank" voneinander unterscheiden wollte, wurde abgelöst durch ein Denken in „Krankheitsbildern" und Krankheitsklassifikationen. Mit der Anerkennung dieser Klassifikationen ergab sich für den Arzt die Aufgabe, individuelle Krankheitszeichen eines Patienten mit einer generalisierten Ordnung der Zeichen in Einklang zu bringen.

---

1 Wesentliche Abschnitte dieses Kapitels finden sich auch in Fangerau/Martin 2015.

Die systematisch geordneten Zeichen wiederum mussten in eine jeweils gültige Nosologie eingefügt werden (Eich 1986; Wieland 1975).

Den Ausgangspunkt für diese Idee bildeten die Hinwendung zu systematischer
klinischer Beobachtung in großen Krankenhäusern an vielen Patienten und die Korrelation von diagnostischen Befunden mit postmortalen Untersuchungen (Foucault
1973; Risse 1987: 139). Äußere Symptome und Veränderungen an den Organen wurden
systematisch miteinander in Beziehung gesetzt. Im Rahmen der pathologischen Anatomie wurde diese Herangehensweise zum zentralen Bezugspunkt in der Diagnostik,
die im nächsten Schritt die an Toten gefundenen pathologischen Befunde in Symptomen, die lebende Patienten präsentierten, wiederfinden sollte.[2] Symptomen wurde
also pathologisch auf den Grund gegangen. Eine bestimmte Symptomkonstellation
sollte eindeutig und in der Begründung zwingend mit einem Krankheitsbild assozi-
iert werden. So wurde die bis dahin geübte Fokussierung auf eine Theorie der Krankheitszeichen, die Semiotik, zunehmend durch diagnostische Befundkonstellationen,
pathophysiologische Kausalketten und numerische Ansätze abgelöst (Hess 1993).

In der Praxis ging diese Ablösung mit einer drastischen Zunahme an neuen technischen Diagnoseverfahren einher, die als „physikalische Diagnostik" Furore machten
(Eckart 1996). Laennecs Stethoskop zur indirekten Auskultation, Piorries Plessimeter
zur indirekten Perkussion und später die Mikro- und Endoskope zur Erweiterung des
Sehraumes sollten zu paradigmatischen Ikonen dieser Entwicklung avancieren.

Nach der Einschätzung von Gerhard Rudolph hatten sich dieser grundsätzliche
Wandel von der Semiotik zur Diagnostik und die begleitende „methodische Erweiterung" schon im 18. Jahrhundert angedeutet, als in der Praxis der Symptomdeutung der
prognostische Wert von Zeichen in den Hintergrund rückte und Ärzte zunehmend
versuchten, Krankheiten rational objektiv zu benennen und zu erkennen (Rudolph
1978: 269 f.). Dennoch bot die Beziehung zwischen Semiotik und Diagnostik um 1800
noch ein unsicheres Terrain, das nach diskursiver Klärung verlangte. So wollte etwa
Kurt Sprengel (1766–1833) in seinem Handbuch der Semiotik von 1801 die Diagnostik
als Teil der Semiotik betrachten und sie als individuelle Einordnung und Deutung,
als Erkennen der „subjective(n) Modification" (Sprengel 1801: 16) eines Krankheits-
geschehens bei einem Patienten beschreiben. Mit dieser Definition grenzte er sich
dezidiert ab vom Gedanken seines Zeitgenossen Johann Wichmann (1740–1802), der
in seinen „Ideen zur Diagnostik" von 1794 die Diagnostik als „neue Wissenschaft" der
Semiotik gegenübergestellt hatte. Seiner Ansicht nach diente die Diagnostik dazu, „bekannte und ähnliche Krankheiten (…) von einander" zu unterscheiden, während die
Semiotik die Aufgabe habe, Krankheit allgemein zu erkennen (Wichmann 1794: 6).[3]

---

2 Günter B. Risse nennt diese Verlagerung „A Shift in Medical Epistemology" (Risse 1987).
3 Vgl. hierzu und zur Rezeption Wichmanns (Hess 1993: 87 ff.).

Einen dritten Weg der Einordnung, der sich indes an Wichmann orientierte, wähl-
ten Karl Friedrich Burdach (1776–1847) und Johann C. F. Leune (1757–1825) in ihrer
Realbibliothek der Heilkunde von 1803, einer umfassenden Literaturübersicht über die
medizinische Literatur ihrer Zeit. Sie hielten Sprengels Ansatz für „promiscue" und
grenzverwischend. Auch für sie stand die Diagnostik der Semiotik, die sie als die Kunst
vom Erkennen der Krankheitszeichen definierten, allenfalls nahe. Sie sei im Gegensatz
zur „allgemeinen Semiotik", die Krankheit im Grundsatz (ihren Grad, ihre Heftigkeit,
ihre Gefährlichkeit) erkennen sollte, eine „spezielle Semiotik", die als „Vergleichung
und Zusammenstellung verschiedener Symptome zu einem Ganzen" zum Zweck der
Erkennung „der Gattung und Art der vorhandenen Krankheit" (Burdach/Leune 1803:
93 f.) zu verstehen sei.

Dieses Verständnis scheint sich in den folgenden Jahren durchgesetzt zu haben. Jacob Friedrich Christian Sebastian (1771–1840) etwa definierte die Diagnose als die „Erkenntnis der gegenwärtigen Krankheit" und bezeichnete die Diagnostik als „die Kunst
(…) und Wissenschaft die gegenwärtige Krankheit zu erkennen" und ihre „Eigenheit
und Verschiedenheit" einzusehen (Sebastian 1819: 9). Carl Lutheritz (1779–1851) versah 1829 sein *Handbuch der medicinischen Diagnostik* gar entsprechend mit dem Untertitel „Eine Anleitung die Krankheiten des menschlichen Körpers richtig zu erkennen
und die ähnlichen von einander zu unterscheiden" (Lutheritz 1829). 50 Jahre später
stellt H. Frühauf als letztes Beispiel für diese Entwicklung in seiner Diagnostik der
Inneren Krankheiten nur noch relativ lapidar fest, dass die Diagnose die Feststellung
der (einen, definierten) Krankheit bei einem Patienten sei (Frühauf 1879: 48).

1.1.1   Symptom und Zeichen

Des unsicheren Grundes einer „fließenden", sich stetig verschiebenden Krankheitsklassifikation, der das Benennen einer definierten Krankheit erschwerte, waren sich
die Protagonisten dabei sehr wohl bewusst. Aus diesem Grund bemühten sie sich im
ersten Drittel des 19. Jahrhunderts darum, Symptome und Zeichen voneinander zu dif-
ferenzieren, um pathophysiologische Phänomene und Körpererscheinungen von deren Deutung im Sinne eines Krankheitszeichens zu unterscheiden (King 1982: 131 ff.).

Während nach Friedrich Ludwig Meissners (1796–1860) *Encyclopädie der medicinischen Wissenschaften* von 1833[4] unter Symptomen allgemeine Krankheitserscheinungen verstanden wurden, als „für die Sinne wahrnehmbare Veränderung, die in dem
physischen Zustande eines Organs oder seiner Thätigkeit stattfindet, und die an das
Vorhandensein einer Krankheit gebunden ist" (Meissner 1830–1834, Bd. 11: 435), so

---

4 Diese *Encyclopädie* war seinerseits an das französische *Dictionnaire de médecine* von Adelon et al. angelehnt (Adelon/Andral et al. 1821–1828).

ging das Zeichen über diese Erscheinung hinaus: Als Zeichen galt ein mit Bedeutung aufgeladenes Symptom. Das auf (pathologischen) Körperfunktionen oder -strukturen basierende Symptom war nach Meissners Encyclopädie eine „einfache Sensation, die nur durch eine besondere Operation des Geistes (…) zum Zeichen wird" (Meissner 1830–1834, Bd. 13: 199). Somit wurde das individuelle Symptom erst zum Zeichen, wenn es vom ärztlichen Betrachter im Hinblick auf seine Bedeutung für eine Krankheit und in Bezug auf seinen Wert für die Unterscheidung von Krankheiten beurteilt worden war. Seinen „Sinn" und seine Evidenz *für etwas* erhielt das Symptom erst durch seine Verbindung mit einer nosologisch vordefinierten Krankheit.[5]

1.1.2   Formen der Zeichenerhebung: Sinne und Instrumente

Die konzeptionelle Festlegung auf Zeichen bzw. zu deutende Symptome, die dem Vergleich und der Unterscheidung von Krankheiten dienen sollten, brachte es mit sich, dass der Frage der möglichst sicheren Zeichenerhebung im Laufe des 19. Jahrhunderts eine nicht unerhebliche Rolle zukam und damit indirekt auch die Frage nach der Evidenz klinischer Zeichen für eine bestimmte Diagnose im Raum stand. Zeichen sollten allein oder in Symptomkonstellationen möglichst eindeutig Auskunft über Art, Sitz und Prognose einer Krankheit geben können. Das Ideal bildeten hier so genannte „pathognomonische Zeichen", „die mit Nothwendigkeit und Sicherheit nur für eine Krankheit charakteristisch sind, auf welche sich also ein leichter Rückschluss machen lässt", wie es gegen Ende des hier betrachteten Zeitraums im eben zitierten Beitrag zu Albert Eulenburgs (1840–1917) Encyclopädie formuliert wurde (Eulenburg 1900: 625). Die Frage der Sicherheit der erhobenen Zeichen für eine Diagnose spielte entsprechend in der Literatur eine nicht unerhebliche Rolle. Zum einen wurden objektive und subjektive Zeichen unterschieden, zum anderen wurden die anschaulichen mit den Sinnen oder apparativ erfassten Zeichen den allein gedanklich durch Theorie hervorgebrachten Zeichen vorgezogen.

So formulierte Christian Gottfried Gruner (1744–1815) bereits 1794:

> „Alle Zeichen werden durch die Sinne, oder durch Nachdenken, oder durch Muthmaßung erlangt. Die erstern sind die gewöhnlichsten und zulässigsten, die andern die Schlussfolgen aus dem vorigen, die letztern zwar brauch- und anwendbar, aber nur in zweifelhaften Fällen erlaubt" (Gruner 1794: 9).

---

5 Diese schon um 1830 eingebürgerte Differenzierung scheint sich jedoch um 1900 wieder zu verwischt zu haben. In Eulenburgs *Realencyclopädie der gesammten Heilkunde* etwa werden Symptom und Krankheitszeichen synonym gebraucht. Gleichzeitig aber wird im Prozess der Diagnostik die Sinnzuschreibung als dem Symptombegriff inhärent betrachtet, wenn etwa der Autor des Lemmas „Symptom" notiert: „Die Diagnose ist also immer ein Schluss, beruhend auf Abwägung aller einzelnen Symptome" (Eulenburg 1900: 623).

Die Sinne waren in dieser Lesart die ultimative Quelle diagnostischer Evidenz. Gruners Hallenser Kollege Kurt Sprengel (1766–1833) räumte „natürlichen" Zeichen einen höheren Wert ein als „künstlichen" und schob damit ebenfalls unmittelbar sinnlich wahrnehmbare Symptome in den Vordergrund. Unter künstlichen Zeichen wurden solche verstanden, die eine technische oder chemische Intervention zu ihrer Produktion voraussetzten (Sprengel 1801: 7; siehe auch Sebastian 1819: 10). Sprengel unterschied dabei Zeichen, die von jedem wahrgenommen werden (z. B. „Das rothe aufgetriebene Ansehn des Kranken"), Zeichen, die „kunstmäßige" Untersuchungen voraussetzten (z. B. Urinuntersuchung mittels Chemikalien) und Zeichen, die „bloß der Kranke" wahrnehme (z. B. berichtete Gefühle). Diese standen für ihn am Ende der Wertigkeitsskala (Sprengel 1801: 4 ff., 19 ff.). Der Semiotiker Ferdinand Danz (1770–1793) vertrat gar die Meinung, daß der Arzt sich „nie auf die Erzählung des Kranken oder anderer Personen verlassen" solle, sondern auf die eigene Untersuchung mittels der „fünf Sinne, besonders aber, und in den meisten Fällen das Gefühl in den Fingerspitzen" (Danz 1793: 7). Die meisten anderen Autoren setzten aber vor allem auf den Sehsinn (s. u.).

1.1.3   Evidenz der Sinne sowie der Zeichen und ihrer Darstellung

Ärzte entwickelten auf dieser Basis eine ganze Reihe von Zeicheneinteilungen, wie eindrücklich ein mit „Eintheilung der Krankheitserscheinungen" übertiteltes Kapitel von Adolf Moser (1810-?) unterstreicht, der 1845 im Rahmen einer von ihm herausgegebenen *Encyklopädie der medicinischen Wissenschaften* einen umfassenden eigenen Band zur „medicinischen Diagnostik und Semiotik" vorlegte. Auch er führt explizit die fünf Sinne als Differenzkriterium für Krankheitserscheinungen an. Anders als noch für Sprengel waren für Moser aber Künstlichkeit und sinnlicher Authentizitäts- und Wahrheitsanspruch dabei kein Widerspruch. Im Gegenteil wurde die technische Zeichenerhebung auf der einen Seite als legitime Ausdehnung der Sinne und auf der anderen Seite als von sich aus evidente und objektive, vom Untersucher in Teilen abgelöste Zeichenproduktion verstanden (Moser 1845: 67–70; Piorry 1846: 58 ff.).

Wichmann hatte 50 Jahre vorher konkretisiert, dass seiner Ansicht nach der Sehsinn in der Diagnostik den anderen Sinnen überlegen sei (Wichmann 1794: 27). Die Strategien, die er zur argumentativen Stützung des Werts bestimmter Zeichen einsetzt, zielen auf Betonung ihrer Offensichtlichkeit[6]: Er lobte in Abgrenzung zur rein theoretischen Betrachtung in „nosologischen Tabellen" durch „philosophische" Ärzte (Wichmann 1794: 74) die Naturtreue des Ansehens bei der Leichenöffnung als Abkür-

---

6 In seinen Ausführungen lassen sich Elemente der von Cuntz et al. differenzierten „Listen der Evidenz" nachzeichnen (Cuntz/Nitsche et al. 2006), auch wenn er selbst nicht von Evidenz spricht. [*Vgl. Kap. 1.2 Evidenz*].

zung bei der Ursachenerforschung einer Krankheit (Wichmann 1794: 14). Insgesamt unterstrich er den Wert der Authentizität der Beobachtung für die diagnostische Beurteilung von Zeichen. So sei auf Schilderungen anderer wenig Verlass und mittelbare Anschauungen über Abbildungen könnten höchstens als Ersatz betrachtet werden, wobei er Kupferstichen zubilligt, „vielleicht die einzige und beste Art" der Versinnbildlichung zu sein (Wichmann 1794: 35, 37).

Mit dem Sehsinn, der Authentizität des Gesehenen, der Abkürzung komplexer theoretischer Vorgänge durch Anschauung und der Orientierung an der empirischen Beobachtung und Naturtreue hatten Gruner und Wichmann eine Grundlage geschaffen, von deren Basis aus viele der folgenden Autoren ausgingen, wenn sie bestimmte Zeichen als evident darstellen wollten. Als Zeichen dienten u. a. der Habitus des Kranken, seine Lebensverrichtungen, der Gebrauch seiner Sinne und seine Körperflüssigkeiten. Durch intellektuelle Verknüpfungen und logische Argumentation sollte, so Sprengel, die Zuverlässigkeit eines Zeichens wachsen, wenn etwa der Grund für die Bedeutung eines Zeichens angegeben werden könne oder aus Erfahrung geschlossen würde (Sprengel 1801: 7 f.). Zuletzt vergaß Sprengel nicht, darauf hinzuweisen, dass es wiederum von Bedeutung sei, wer ein Zeichen beobachtet und in der Folge einen semiotischen Schluss gezogen hatte:

> „Ist es ein Anhänger dieser oder jener Schule, die sich durch spitzfindige Theorien und philosophische Thesen auszeichnete, so verdient er weit weniger Glauben, als wenn er sich zu gar keiner Schule bekannte, sondern (…) die Natur selbst, uneingenommen von Hypothesen, beobachtete" (Sprengel 1801: 10).

Jacob Friedrich Sebastian warnte fast 20 Jahre später erneut vor trügerischen willkürlichen Zeichen, die nicht immer notwendigerweise mit der zur diagnostizierenden Erkrankung in Verbindung stünden (Sebastian 1819: 7).[7] In seinem Grundriss der allgemeinen pathologischen Zeichenlehre von 1819 (dem Jahr der Publikation von Laennecs *Traité de l'auscultation médiate*) kam den künstlichen „mittelbar sinnlichen" Zeichen allerdings eine größere Bedeutung zu als noch in den Übersichten von Wichmann und Sprengel. So stellte er neben die auch schon bei Sprengel diskutierte chemische Untersuchung des Harns als Beispiel für nützliche künstliche Zeichen auch solche, deren Erhebung die Grenzen der natürlichen Sinne überschritten. Hierzu zählt er „geschickte Handgriffe" und mit Hilfe von Instrumenten wie Sonden, Kathetern oder Spiegeln erhobene Zeichen, wobei er auch Bozzinis 1807 vorgestellten Lichtleiter, einen Vorläufer des Endoskops, nicht zu erwähnen vergaß (Sebastian 1819: 11 f.). Die wiederholte Replizierbarkeit eines Zeichens, dessen Hervorbringung bzw. Wahrnehmung durch „mehrere Sinne, bald nahe, bald in der Ferne betrachtet" und der

---

7 In vielen folgenden Werken ist die Simulation, d. h. die vom Patienten vorgetäuschte Evidenz und ihre Erkennung ein stetig wiederkehrendes Thema (Schmalz 1825: XIV).

Vergleich sowie die Erfahrenheit des Arztes erhöhten zuletzt seiner Meinung nach die Aussagekraft diagnostischer Merkmale (Sebastian 1819: 21).

Die Multimodalität gewann in der Folge an Gewicht. Schon kurz nach ihrer Initiierung und Inszenierung hatten die Perkussion und Auskultation als künstliche Zeichen in umfänglicher Form Eingang in die Darstellung der Diagnostik gefunden und sich hier als wichtige Evidenzproduzenten bis ins 20. Jahrhundert behauptet (Martin/Fangerau 2011b). Obwohl sie zu den künstlich erzeugten Zeichen gezählt wurden, sprachen beide Methoden die Sinne der Ärzte an, die auch jenseits der mehr oder weniger technischen Verfahren nie an Bedeutung verloren. Unter den Sinnen scheinen neben dem Sehen gegen Ende des Jahrhunderts Tasten und Hören den diagnostischen Standard vorzugeben, während Schmecken und Riechen nur eine untergeordnete Rolle spielen (Wesener 1892: 4). Die „beim ersten Erblicken des Kranken (…) auffällig entgegentretenden Symptome", die bei der „Construirung der Diagnose etc. vielleicht den Ausschlag geben können", so Frühauf 1879, seien „diejenigen Wahrnehmungen, die uns ohne weiteres in die Augen fallen, die wir hören und fühlen können, die sogen (sic!) auffälligen Symptome" (Frühauf 1879: 2).

In der Bewertung der Sinne waren sich die Autoren in der zweiten Hälfte des 19. Jahrhunderts dabei zunehmend einig. Während Ende des 18. und Anfang des 19. Jahrhunderts noch der Tastsinn als wichtigste Sinneswahrnehmung für die Diagnostik genannt wurde (Danz 1793: 7; Reiser 1978: 100), rückte im 19. Jahrhundert der Sehsinn an erste Stelle. Dem Tastsinn wurde vor allem noch in Chirurgie und Geburtshilfe große Bedeutung eingeräumt, dabei allerdings einschränkend bemerkt, dass er zu wenig geübt werde und deshalb schwierig zu nutzen sei (Baas 1877: 74 f.). Den Sehsinn wiederum bezeichnete zum Beispiel der u. a. durch seine medizinhistorischen Schriften bekannt gewordene Arzt Johann Hermann Baas (1838–1909) als für die Diagnostik „am zweckmäßigsten" (Baas 1877: 7), ein anderer Autor sah den Sehsinn als so grundlegend an wie „das Addiren (sic!) in der Mathematik" (Fröhlich 1872: 352).

Den ins Auge fallenden ersten Wahrnehmungen in der Diagnostik wollte ein vielbeachtetes Lehrbuch mit Atlas des Freiburger Professors für Nosologie Karl-Heinrich Baumgärtner (1798–1886) aus dem Jahr 1839 Rechnung tragen, in dem er versuchte, eine „Krankenphysiognomik" zu etablieren (Baumgärtner 1839). Damit meinte er die Fähigkeit, an der „äußeren Körperbeschaffenheit" von Kranken, insbesondere ihres Gesichts, ihre „inneren krankhaften Zustände" erkennen zu können (Baumgärtner 1929: 13). Dem Text beigelegt waren 72 handkolorierte Lithographien, mit denen Baumgärtner das Typische im Krankheitsausdruck ins Bild setzen wollte. Ausgehend vom Gedanken, dass in der Diagnostik zuerst das Aussehen von Kranken betrachtet und erst dann verschiedene weitere Untersuchungsmethoden in Anschlag gebracht werden sollten, zielte er darauf ab, Studenten Bilder und Beschreibungen an die Hand zu geben, mit denen sie sich Krankheitsbilder einprägen sollten. In seinem Vorwort bemüht er den Vergleich mit Blumenfarben, um zu verdeutlichen, dass nach einer rein mündlichen Beschreibung Farbe und Pflanze vertauscht werden könnten, während ein nur einmaliges Ansehen genüge, um für immer „ihr wahres, schönes Bild" in Erinnerung zu behalten. Den Bildern von Kranken war jeweils ein die abgebildete Krankheit und ihre Ursachen beschreibender Text vorangestellt, dem eine genaue Bildbeschreibung folgte. 1842 erschien eine zweite Auflage, nun mit 80 Bildern, in deren Vorwort Baumgärtner offensichtlich auf Kritiker antwortete und noch einmal seinen Ansatz erklärte. So erläuterte er, dass seine Abbildungen nicht „fixe Normalbilder" darstellten oder als Normen gesehen werden dürften, nach denen sich die Natur zu richten habe (Baumgärtner 1929). Dafür seien Krankheitserscheinungen zu variabel. Er sah seine Abbildungen vielmehr als stellvertretende Beispiele. Den Wert seines physiognomischen Ansatzes unterstrich er mit dem Verweis darauf, dass andere Untersuchungsverfahren wie die Auskultation erst in Zusammenschau mit der äußeren Erscheinung zur Diagnose führten (**Abbildung 1**).

Die Vorlage für fast alle Lithographien hatte der Illustrator Carl Sandhaas (1801–1859) als aquarellierte Bleistiftzeichnungen angefertigt (Kist/Ruch 2001). Nach Aussage Baumgärtners hatte er die meisten Krankenbilder „nach der Natur", d.h. am Krankenbett in Baumgärtners Klinik selbst und bei Kollegen gezeichnet, bei denen

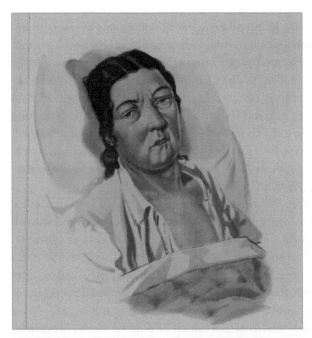

Abbildung 1 Frau mit „Emphysema pulmonum mit chronischer Bronchitis". „In dem vorliegenden Bilde ist das Vorwiegen der violetten Gesichtsfarbe das am meisten in die Augen fallende, namentlich die Farbe der Lippen und der Mitte der Wangen. Zugleich bemerken wir, daß das Gesicht etwas aufgedunsen ist, vorzüglich die Augenlider. [...] Die Kranke, Elisabeth B., eine Frau von 50 Jahren, war schon seit mehreren Jahren engbrüstig und hatte einen reichlichen, dickflüssigen, halb schleim-, halb eiterartigen Auswurf." (Baumgärtner 1929 [1838]: 96 und Abbildung 15); Repro: Wellcome Collection. Attribution 4.0 International (CC BY 4.0).

sich Baumgärtner im Vorwort namentlich für ihre Mitwirkung bedankt. Die einzelnen Bildbeschreibungen schildern jeweils die individuelle Krankengeschichte und manche nennen auch den Vornamen, eine Nachnameninitiale und das Alter der vermeintlich abgebildeten Person. Gerade diese Beschreibungsform unterstreicht das Exemplarische der Bilder und erzeugt doch gleichzeitig Evidenz. Anders als objektive Darstellungen oder Normabbildungen, die erst durch die Verschleierung einer Identität der abgebildeten Person und des Künstlers als objektiv akzeptiert werden, versucht Baumgärtner gerade über die Offenlegung des Herstellungsprozesses und der Identitäten der Beteiligten zusammen mit dem Verweis auf die Naturtreue einen Evidenzeffekt zu erzielen. Seine Details zur Autorität und Authentizität der am Bildherstellungsprozess Beteiligten sollen den Betrachtern beweisen, dass die dargestellte Krankheit sich eben genau in der dargestellten Form repräsentiert habe. Da es sich nun um typische Darstellungen handelte, sollte der Leser nun folgern, dass sich die jeweiligen hervorstechenden Merkmale der Krankenphysiognomik in anderen Patientinnen und Patienten ähnlich zeigen würden.

Baumgärtners Ansatz blieb ohne große Nachahmer, seine dezidierte „Krankenphysiognomik" setzte sich nicht wirklich durch, allerdings wurden zahlreiche Werke publiziert, die in ähnlicher Form äussere Zeichen von Erkrankungen dokumentieren sollten. Eindrucksvoll illustriert Richard Barnetts Sammlung medizinischer Abbildungen vornehmlich aus dem 19. Jahrhundert Stil und Genre künstlerischer Repräsentationen von Symptomen und Krankheiten, die sich bemühten, das Typische einer Erkrankung in Wasserfarben, Gouache, Kupferstich, Lithographie etc. festzuhalten (Barnett 2014). Auch die „Moulagen", die zur gleichen Zeit in den Wissenschaften (insbesondere in der Lehre) populär wurden, zielten in diese Richtung. Moulagen sind dreidimensionale, kolorierte Wachsmodelle von Gesichtern und Körperteilen, die als „naturgetreue Objekte" Krankheitszeichen auf der Oberfläche des menschlichen Körpers repräsentieren sollten. Sie waren, in den Worten des Medizinhistorikers Thomas Schnalke, „Diseases in Wax" (Schnalke 1995).

Doch all diese Formen der Visualisierung zwischen Wissenschaftlichkeit und Ästhetik blieben an der Oberfläche des menschlichen Körpers, zeigten prototypische Fälle, und verloren daher schnell an Bedeutung. Denn seit der Mitte des Jahrhunderts ermöglichten neue technische Verfahren Einblicke in das Körperinnere, das nun in den Fokus des wissenschaftlichen Interesses rückte. Gerade diese technischen Untersuchungsverfahren, die den Blick in den Körper erlaubten, erfuhren eine umfängliche Ausweitung und Neubewertung ihrer Aussagekraft. Objektivität wurde dabei ein wissenschaftlicher Wert, wenn eben nicht nur das Typische, sondern eben regelhafte pathologische Zeichen einer Krankheit vom Untersucher unabhängig erhoben werden sollten. Technische Künstlichkeit wurde so als legitime Ausdehnung der Sinne und als von sich aus objektive, vom Untersucher in Teilen abgelöste Zeichenproduktion verstanden. Adolf Moser urteilte hierzu:

„Während die Resultate der neuern Forschungen an Bestimmtheit, Sicherheit und Genauigkeit gewonnen haben (…) waren die Alten in den einfachen sinnlichen Wahrnehmungen erfahrener, und verstanden es, die feinern, gleichsam lebendigen Nuancierungen in
den Beobachtungen mittelst der Sinnesorgane für die praktische Medizin zu benutzen.
(…) Die neuere Medizin will diese Wahrnehmungen erst objectiv hinstellen, dann sie
durch den Gedanken nach theoretischen Gesetzen beleben, um so zu einer sichern Basis
für das Handeln zu gelangen" (Moser 1845: V).

Im Wechsel von den Sinneswahrnehmungen der Ärzte zu technischen Untersuchungsverfahren deutete sich hier in der Mitte des 19. Jahrhunderts eine nicht unwe-
sentliche Verschiebung an: Die Authentizität des Selbstsehens als Merkmal des Of-
fensichtlichen, das für Autoren wie Pierre Adolphe Piorry (1794–1879)[8] und bedingt
auch noch Moser als Evidenzzeichen außer Frage stand, begann sich zumindest unter
den Theoretikern zu einer Akzeptanz der Authentizität des objektiven, apparativen,
replizierbaren Wahrnehmens zu wandeln. Die Erfahrung der „Alten" wurde ersetzt
durch für objektiv gehaltene technische Erfassungsinstrumente.[9] So lobte Moser den
Einsatz neuer Hilfsmittel zur technischen Vermehrung des Wahrnehmbaren (Moser
1845: 34) und präsentierte einen drei Seiten langen Katalog an Gerätschaften vom
Stethoskop und Thermometer bis hin zur Waage und zu Chemikalien, die seiner Meinung nach zum diagnostischen Inventar beispielsweise eines Krankenhauses gehören
sollten.[10]
   Er rechnete allerdings in letzter Konsequenz immer noch dem erfahrenen Arzt
selbst die objektive Wahrnehmung zu und sah ihn als Produzenten objektiver Zeichen im Gegensatz zu den subjektiven Zeichen des Kranken (Moser 1845: 5), wenn
er denn „durch Uebung, durch gehörige Ausbildung" seine Sinne geschärft hatte
(Moser 1845: 10). So sei es auch am Arzt, um den Wert verschiedener Zeichen zu
wissen, die Moser in „wahre, hinreichende, gewisse, und falsche, nicht zureichende,
ungewisse, trügliche Zeichen" unterteilte (Moser 1845: 9). Selbst die in Mosers Augen sichereren und bestimmteren, weil objektivierbarer erfassbaren physikalischen
Zeichen konnten dabei trügerisch sein, weshalb auch sie kritisch betrachtet und vom
Geübten kontextbezogen interpretiert werden müssten (Moser 1845: 12 f.). Carl Ernst
Bock (1809–1874) stellte hierzu etwas später in seinem Lehrbuch der Diagnostik von
1853 relativ apodiktisch fest:

---

8 Piorry etwa postulierte: „Nur wenn man mit eignen Augen gesehen hat, darf man in der Medicin schrei-
ben. Was man mit den Augen eines Andern gesehen hat, trägt stets das Gepräge eines Systems, des Enthu-
siasmus oder des Vorurtheils. Besser ist es, ein unvollkommnes, aber Originalgebilde zu schaffen, als die
schönste Copie zu liefern" (Piorry 1846: Bd. 1, S. XI).
9 Praktiker sahen die technische Objektivität sehr wohl kritisch.
10 Siehe auch: Piorry 1846.

„Nur die objectiven, hauptsächlich durch die sogenannte physicalische Diagnostik, durch Besichtigen (Inspection), Befühlen (Palpation), Messen (Mensuration), Beklopfen (Percussion) und Behorchen (Auscultation), durch chemische und microscopische Untersuchungen wahrzunehmenden Symptome haben für den Arzt einen diagnostischen Werth" (Bock 1853: 6).

In den folgenden Jahren wurden Bocks Anschauung entsprechend neben der Inspektion in die Diagnostik zunehmend quantitative Messverfahren eingeführt, die dem Anspruch genügen sollten, indirekte, aber sichere Zeichen zu bieten. Die sich etablierende „Klinische Chemie" verfügte hier über ein besonderes Arsenal zahlreicher Apparaturen und Methoden (Polarimeter, Gär-und Nachweisproben etc.), mit denen insbesondere die einzelnen Bestandteile von Blut und Urin mit diagnostischer Zielsetzung quantifiziert wurden, um sie in numerische Zeichen zu konvertieren (Martin/Fangerau 2009). Diese Quantifizierungen waren aber keineswegs aus sich heraus diagnostisch evident. Es bedurfte des Umweges über die Festlegung von „Normalwerten", wenn diagnostische Evidenz geschaffen werden sollte (Büttner 1997). Grundlegende Voraussetzung war die Ablösung der traditionellen Dichotomie von Krankheit und Gesundheit. Krankheit durfte nicht mehr als Zustand oder Entität aufgefasst, sondern musste als ein sich unablässig verändernder von einer Norm abweichender Prozess begriffen werden. Diese Prozesshaftigkeit bewegte sich zwischen den Polen des Normalen und des Pathologischen, woraus sich wiederum die doppelte Problematik ergab, dass zum einen eine Kontinuität zwischen diesen beiden Zuständen überhaupt erst einmal akzeptiert werden musste und es zum anderen festgelegter Normwerte bedurfte, um überhaupt sinnvoll Messwerte einordnen zu können (vgl. Canguilhem 1977; Link 1997).[11] Ähnliches galt auch für die mittels des Sehsinns erhobenen Zeichen: Das nicht direkt in Zahlen messende, aber doch Strukturen und Formen wahr- und maßnehmende Sehen wurde gleichermaßen technisch verstärkt, der Sehraum wurde erweitert und der diagnostische Evidenzgehalt des Gesehenen im Gegenlicht der Norm verhandelt.

1.1.4   Diagnostische Erkenntnis und Philosophie des „Als-Ob"

Die Norm blieb aber in der Medizin eine nützliche Fiktion, wie der Medizinhistoriker Richard Koch unter Rückgriff auf Hans Vaihingers (1852–1933) Philosophie des Als-Ob in den 1920er Jahren festgehalten hatte. Gegen Ende unseres hier behandelten Untersuchungszeitraums hatte Koch sich eingehend mit dem Begriff der Diagnose und der Idee des „Als Ob" auseinandergesetzt.[12] Gerade seine Reflexionen zu diesem Kon-

---

11 Schon 1836 hatte Piorry festgestellt, dass Krankheit „eine Abstraction" darstelle, welche sich aus „organischen, primären oder secundären Zuständen" zusammensetze (Piorry 1846: 43).
12 Zu Richard Koch siehe u. a. Preiser 1988.

zept erscheinen hilfreich zu sein, um das Diagnoseverständnis und die Idee der Evidenzproduktion in diagnostischen Verfahren der Zeit begreifbar machen zu können.

Koch abstrahiert in seinem Buch über die „Ärztliche Diagnose", das er mit dem Untertitel „Beitrag zur Kenntnis des ärztlichen Denkens" versah, die zur Diagnose führenden Prozesse und versucht, den diagnostischen Erkenntnisprozess zu ergründen. Auch für ihn ist das zentrale Moment der Diagnose, dass sie zum einen Handeln ermöglicht und zum anderen eben individuell auf den Patienten bezogen wird, während die Krankheit bzw. der Krankheitsbegriff auf das Allgemeine zielt. Die Diagnose ist so zwar eine Krankheitsbezeichnung, aber eben eine auf die individuelle Situation eines Patienten gemünzte. Der Patient ist auch Ausgangspunkt der Diagnostik bzw. Diagnosestellung. „Das diagnostische Denken", so Koch,

> „geht immer von Wahrnehmungen aus, die an einer bestimmten Person gemacht sind. Aus den Wahrnehmungen werden durch Aufnehmen in das Bewusstsein und die dadurch eintretende Verknüpfung mit dessen Inhalt Vorstellungen, die je nach Erfahrungen und Kenntnissen des Diagnostikers primitiv oder kompliziert sind" (Koch 1920: 72 f.).

Am Ende haben diese Vorstellungen vor allem ärztliches Handeln anzuleiten und somit nützlich zu sein. Anders als eine Naturwissenschaft, die „unendliche Kenntnis" suche, brauche die Medizin dabei nur „endliche Kenntnis", um handeln zu können.

Koch berief sich im Vorwort zur 2. Auflage seiner „Diagnose" explizit auf den Philosophen Hans Vaihinger und seine in den 1920er Jahren überaus populäre Philosophie des „Als-Ob".[13] Vaihinger hatte seine *Philosophie des Als Ob* in den Jahren 1876–1878 verfasst, sie aber erst im Jahr 1911 das erste Mal publiziert (Vaihinger 1911). Bis 1927 erlebte sie 10 Auflagen und erschien 1923 und 1924 auch in einer Volksausgabe (Vaihinger 1924). Vaihinger ging davon aus, dass Wissensproduktionen bewusst und gezielt zu Fiktionen führten, die sich dadurch auszeichneten, dass sie entweder für die weitere Entwicklung von Wissen über einen Gegenstand notwendig oder auf praktischer Ebene für das Handeln nützlich seien (Müller/Fangerau 2012). Mediziner griffen diese Gedanken in den 1920er Jahren begeistert auf. Sie diskutierten Vaihingers Idee der „nützlichen Fiktion" und ihren Wert für medizinisches Handeln, für theoretische Grundannahmen (Krankheit und Diagnose als Fiktion) und als „Ordnungssystem" (Kulenkampff 1925; Rietti 1924: 386 f.).

Fernando Rietti (1890–1954) etwa machte verschiedene für die Diagnostik wichtige Fiktionen in der Medizin aus. Darstellungsformate in der Diagnostik rechnete er den nützlichen Fiktionen zu: Schemata etwa bezeichnete er als Fiktionen, „die zwar das Wesentliche der Wirklichkeit enthalten, aber in einer viel einfacheren und reineren Form" (Rietti 1924: 398). Ferner benannte er symbolische und analogische Fiktio-

---

13 Richard Koch bietet in seiner Betrachtung über die Philosophie des Als Ob in der Medizin eine Literaturübersicht über die medizinische Rezeption (Koch 1924). Siehe auch Büttner 1997: 28.

nen etwa bei der Beschreibung von Symptomen oder illustrative Fiktionen. Zu den Darstellungen Paul Ehrlichs (1854–1915) zu Immunitätsvorgängen etwa hielt er zur Nützlichkeit der Abbildungen fest, dass „die bizarren Bilder, wie wir sie in unseren Lehrbüchern haben (…) völlig phantastisch" seien, dass sie „aber vortrefflich dazu [dienen], eine ganze Reihe interessantester Phänomene begreiflich zu machen" (Rietti 1924: 399). Die Diagnose selbst wiederum sei eine „summatorische Fiktion", indem sie einen Allgemeinbegriff über viele einzelne diagnostische Phänomene bilde. „Die Krankheitsbilder, deren Namen die Kapitelüberschriften unserer Lehrbücher bilden" zuletzt waren für ihn

> „praktisch nützliche und notwendige Denkgebilde ohne reale Grundlage (…). Der Un-
> terleibstyphus, die Lungenentzündung usw. sind fiktive Bestände, sind die Verallgemeine-
> rung – und auch die Abstraktion – von den in den Beobachtungskreis der Ärzte gelangten
> Fällen; aber in der Wirklichkeit existieren nur kranke Menschen, d. h. Menschen, an denen
> die Lebensvorgänge sich in einer von der Norm abweichenden Weise abspielen. Daher
> gestattet uns die Bildung jener fiktiven Wesen, unsere Kenntnisse zu ordnen und unser
> Benehmen bei der Krankenbehandlung zu regulieren: wie alle anderen Fiktionen haben
> sie keinen Anspruch auf Realität, wohl aber auf Nützlichkeit" (Rietti 1924: 402 f.).

Der Chirurg Diedrich Kulenkampff (1880–1967) wiederum betonte die Bedeutung heuristischer, „pfadfinderischer" Fiktionen bei der Ausrichtung des auf Diagnostik folgenden Handelns. Für die Medizin mit am wichtigsten erachtete er aus dem ganzen Arsenal an Fiktionen, das Vaihinger vorschlägt (Vaihinger 1922: 100–102; Kulenkampff 1925: 337) die „kunstreiche[n], ingeniöse[n] Verfahren[s]", künstliche Methoden, Schemata, Hilfsmethoden, Hilfshypothesen, provisorische Annahmen und Mittel zur Orientierung. Damit schlug auch er den Bogen zur Diagnostik und zur Untersuchung. Wichtig war hier für ihn, dass die „Fiktion" nicht etwa ein einfacher unbewusster Irrtum ist, sondern ein bewusster „Durchgangspunkt[e] des Denkens" (Vaihinger 1922: 338). Er neigte dazu, gerade in Bezug auf Darstellungen z. B. in der Diagnostik auch von „Semifiktionen" zu sprechen:

> „Die Semifiktionen widersprechen der Wirklichkeit oder weichen von ihr ab, sind aber
> nicht in sich selbst widerspruchsvoll, z. B. das Schema, die künstliche Einteilung. Es ist
> leicht ersichtlich, daß wir es in der Medizin meist mit den Semifiktionen zu tun haben, mit
> willkürlichen Abweichungen von der Wirklichkeit, nicht mit dem ‚Selbstwiderspruch', wie
> er für die echte Fiktion charakteristisch ist" (Vaihinger 1922: 337).

In Bezug auf die Untersuchung machte er überdies deutlich, wie sinnliche Untersuchung und Befund letztendlich nur im Sinne einer Fiktion zur diagnostischen Zeichendeutung zusammengefügt werden könnten. Explizit hielt er fest:

> „Wir dürfen nicht so tun, Als-Ob die Bauchpalpation im wesentlichen ein mechanisches
> Problem sei, sondern müssen uns bewußt bleiben, daß wir nur Spannungs- und Dichtig-

keitsunterschiede fühlen, daß wir mit dem Kopf fühlen und wenn sonst alles dazu stimmt, mit dem Kopf dem palpierenden Finger Recht geben können. Mit anderen Worten: der mechanische Begriff: Bauchpalpation ist ein fiktionaler, was man bei der unmittelbaren Sinnlichkeit des Geschehens vergessen zu haben schien" (Kulenkampff 1925: 335).

Richard Koch schließlich beschrieb in seiner Abhandlung über „Das Als-Ob im ärztlichen Denken", dass es in der medizinischen Diagnostik darauf ankomme, Fiktionen der Erkennbarkeit und der Sicherheit aufrecht zu erhalten. Mit Blick auf die Diagnostik gestand er, dass er lange im Zwiespalt gewesen sei, ob die Diagnose etwas erkenne, was es „streng genommen" nicht gebe, nämlich die Krankheit, wobei ihm gleichzeitig klar gewesen sei, dass Krankheit „häufig aber nicht immer Abstraktion eines Seienden" sei. Gerade aus diesem Zwiespalt heraus habe ihm Vaihingers Idee geholfen. Am Beispiel eines differentialdiagnostischen Komplexes, in dem über die Diagnose Unklarheit herrscht, verdeutlichte Koch seinen Gedanken, dass der Arzt sich so verhalten müsse,

> „als ob eine dieser Möglichkeiten Wirklichkeit wäre. (...) Wir machen eine Aufstellung über das, was alles vorliegen könnte, und richten unsere Maßnahmen so ein, daß sie allen Möglichkeiten gerecht werden. Wir verhalten uns, als ob der nur mögliche Zustand A, B oder C wirklich vorläge."

Diese Fiktionen nennt er Existenzfiktionen, die zur Begründung von Handeln notwendig seien (Koch 1924: 40 f.). Mit der Diagnose gehe ferner eine Erkennbarkeitsfiktion einher, denn sie sei eine Momentbeschreibung eines längeren Verlaufs, der eine Krankheit keineswegs erst im Zeitpunkt der Untersuchung entstehen oder werden lasse (Koch 1924: 37 ff.). Zuletzt – und da kommt auch er wieder zurück auf die Mittel der Diagnostik und die Frage nach dem Normalen, gebe es in der Medizin eine Normfiktion, die uns auch in den folgenden Kapiteln noch begleiten wird. Gesund und krank seien, so Koch,

> „auch abhängig von dem Zustand der diagnostischen Hilfsmittel. Vor der Einführung der Wassermannschen Reaktion und der Röntgendiagnostik waren viele Menschen gesund, die heute als krank gelten. Mancher wird für den Arzt, der ohne diagnostische Hilfsmittel arbeitet, gesund sein, während er nach einer fachärztlichen Untersuchung, nach dem Aufenthalt in einer Klinik krank gesehen wird" (Koch 1924: 57).

Diagnostische Erkenntnis über Gesundheit und Krankheit erlangt die Medizin nach Koch nun über verschiedene Arten und Mittel der Diagnose.

Als Erkenntnismittel dient ihm als erstes die (nicht allein auf das Optische begrenzte) Anschauung. Wichtig erscheint ihm dabei, dass Erkennen und Wissen in unmittelbarem Zusammenhang stehen, wenn er sagt:

„Das Gesamtbild desselben Gegenstandes kann bei verschiedenen Anschauenden sehr verschieden sein. Es kann ein ganz vager Eindruck, über dessen Linien und Farben sich der Schauende kaum Rechenschaft geben kann, und es kann ein an scharf gezeichneten Einzelheiten reiches Bild sein. Das Bild ist also abhängig von der Anschauungsschärfe und dem Gedächtnis für Erschautes. Es ist weiter abhängig vom geistigen Bestand des Schauenden. Je mehr er gesehen hat, je mehr er weiß, umso mehr kann er sehen."

Darüber hinaus muss auch der Wille zum Sehen und Erkennen gegeben sein, denn „Man sieht, was man sehen will, was man sucht" (Koch 1920: 97) – ein Diktum, das uns in diesem Buch noch weiter begleiten wird [*vgl. Kap. 1.3 Denkstil und Bildstil*].

Das zweite von ihm benannte Erkenntnismittel ist die Untersuchung. Zentral für den Erkenntnisakt ist dabei die Synthese verschiedenster Untersuchungsergebnisse. Auch hier betont er Vorwissen und Erfahrung als elementare Bestandteile des Erkennens:

„An die Untersuchung geht der Arzt mit denselben Voraussetzungen heran, mit denen er an die Anschauung herangeht. Hierzu kommen noch die Kenntnisse, Erfahrungen, Fähigkeiten, die es ihm erst ermöglichen, die Untersuchung anzustellen und die Untersuchung zu verwerten" (Koch 1920: 101).

Nicht zuletzt erwähnt er auch die Notwendigkeit des Einsatzes und des Geübtseins bzw. des Beherrschens bestimmter Untersuchungsmethoden, die auch technischer Natur sein können, wenn er schreibt:

„Manche wichtigen krankhaften Veränderungen sind überhaupt nur mit ganz bestimmten Methoden auffindbar. Auch der virtuoseste Untersucher wird durch einen viel weniger geübten durch sorgfältige Untersuchungstechnik in nicht allzu seltenen Fällen übertroffen werden können" (Koch 1920: 106).

Das dritte Erkenntnismittel bilden zuletzt Intuition und gedankliche Vorgänge. In diesem letzten Mittel verknüpft Koch die Idee des Als-Ob mit der Frage der Überzeugungskraft einer Diagnose. Hier argumentiert er mit der Intuition, die er als unterschwellige Erkenntnis durch Übung zu charakterisieren versucht.[14] Zurückkehrend zum Mittel der Anschauung notiert Koch, dass Anschauung über das Denken und Fühlen Erkenntnis vermittle. Für „die vollkommene Intuition" hingegen gebe es keine Erkenntnis mehr, „sondern nur ein vom Irrtum befreites Sein" (Koch 1920: 122). Beim erfahrenen Arzt stelle sich dabei ein Sicherheitsgefühl ein, das Koch mit dem Begriff der „Evidenz" gleichsetzt, weil so auf Basis des Sicherheitsgefühls getroffene

---

14 Wolfgang Wieland hat dies 60 Jahre später etwas klarer gefasst, wenn er schreibt, dass die Aussage einer Diagnose auf Basis einer unmittelbaren Beobachtung nur ge- und erschlossen werden müsse und dabei selbst die diagnostische Intuition, auf die sich der Erfahrene berufe, in Wirklichkeit durch Begründungsketten gekennzeichnet sei, die eben aufgrund von Erfahrungen nur noch „unterschwellig" abliefen (Wieland 1983: 22).

Urteile eben einleuchtend seien. Erfahrung, Denken und Glauben führten zu diesem Sicherheitsgefühl, das eben auch täuschen und trügerisch sein könne. Daher sei das Gefühl am Ende wieder dem Verstand zu unterwerfen.

Koch bleibt letztendlich unentschieden, ob Evidenz- und Sicherheitsgefühle in der Diagnostik störend oder nützlich sind, es wird aber deutlich, dass die Idee von nützlichen Fiktionen ihm hilfreich erschien, Krankheit, Gesundheit, Diagnose und Untersuchung in ihrer schwierigen Verortung zwischen allgemeiner Theorie und individueller Ausprägung zu beschreiben. Die Wege zur Diagnose führten über die Sinne und über die Technik.

Wir behandeln hier in den späteren Abschnitten unserer Darstellung vornehmlich Diagnosen, die Koch als „anatomische Diagnosen" (Koch 1920: 83 f.) bezeichnet hätte, nämlich in der Untersuchung erkannte morphologische Veränderungen eines „fiktiven" Normalzustands, die oft in ihrer Zeitlichkeit und ihrem Verlauf unterschätzt werden. Im Folgenden beschreiben wir aber zunächst, was andere Autoren unter Evidenz verstanden und welche Strategien entwickelt wurden, diagnostische Zeichen über Evidenzproduktion so erscheinen zu lassen, „als ob" sie als diagnostisch sichere Zeichen genutzt werden könnten.

1.2   Evidenz

Evidenz ist ein vielschichtiger und uneindeutiger Begriff, der sich stetig verändert, in zeitlicher Perspektive ebenso wie in den unterschiedlichen Anwendungsfeldern. Populäre Vorstellungen von Evidenz sind anders gelagert als philosophische, in den einzelnen Wissenschaftsdisziplinen variieren sie, unter rhetorischer Evidenz versteht man etwas anderes als unter der Evidenz in der Kunst u. v. m., kurz, der Begriff der Evidenz ist alles andere als evident. „Evidenz", so hat es Peter Geimer formuliert, unterliegt dem „Regime der Anführungsstriche", steht, ähnlich etwa demjenigen der „Natur" in Texten in An- und Abführung, selbst bei Vorträgen werden Anführungsstriche in der Luft imaginiert (Geimer 2015: 181). Und der Kulturwissenschaftler Helmut Lethen spricht von der Vagheit des Begriffs, wodurch das Nachdenken über Evidenz mit „großer ontologischer wie epistemologischer Fallhöhe" verbunden sei, schwankend zwischen „flüchtiger Gewißheit und anhaltender Skepsis." (Lethen 2015: 9–10).

Es kann im Folgenden nicht darum gehen, möglichst viele Facetten der Evidenz zu reflektieren, sondern es sollen zwei für unsere Darstellung wichtige Zusammenhänge erläutert werden. Zum einen der Evidenzbegriff im Untersuchungszeitraum, zum anderen moderne Vorstellungen von visueller Evidenz, wie wir sie analytisch anwenden.[15]

---

15 Vgl. dazu: Martin/Fangerau 2019; Fangerau/Martin 2015.

1.2.1   Der Evidenzbegriff im 19. Jahrhundert

Auch Richard Kochs Evidenzbegriff bleibt ebenso eigentümlich wie andere Versuche um 1900 zu beschreiben, was denn Evidenz nun eigentlich sei. Franz Brentano (1838–1917) und auch Edmund Husserl (1859–1938) etwa wandten sich gegen die bei Koch durchscheinende Idee, dass Evidenz ein Gefühl sein könne, führten Evidenz aber gleichzeitig auf ein Erleben zurück (Kraus 1930b: XIXff.). Einig sind sich die Autoren nur darin, dass mit dem Begriff die sinnliche Erfahrung des Sehens mittransportiert wird und dass der Begriff an die Idee der Wahrheit oder zumindest die eines Wahrheitsanspruchs anschließt. Warum aber etwas einleuchtet, bleibt unerklärt bis widersprüchlich.

Für Brentano gibt es dabei Wahrheiten, die ohne Beweis einleuchten, Irrtum ist ausgeschlossen, wobei eigentümlicher Weise die Besonderheit der Evidenz den Ausschluss von Irrtum begründet (Kraus 1930a: 140, 144). Für ihn ist – wie für Koch – die Evidenz an eine innere Wahrnehmung gebunden (Kraus 1930a: 148 f.). Wilhelm Wundt (1832–1920) wiederum orientierte sich demgegenüber an einem (später unter anderem von Husserl kritisierten)[16] logischen Evidenzbegriff. Wundt geht davon aus, „dass nie den einzelnen Bestandtheilen des Denkens, den Begriffen, für sich Evidenz zukommt, sondern dass die letztere immer erst aus der Verknüpfung der Begriffe hervorgehen kann" (Wundt 1880: 74). Hier unterscheidet er zwei Formen der Evidenz. Neben die unmittelbare, sofort einleuchtende Gewissheit stellt er die mittelbare, „die auf andere vorausgegangene Denkacte gegründet ist" (Wundt 1880: 74). Im ersteren Fall sei die einem Gedanken innewohnende selbstständige Wahrheit material, im zweiten formal, da erst jeder Denkakt selbst für wahr befunden werden müsste, damit die hypothetische Wahrheit zur materialen werden könne. Die unmittelbare Evidenz fuße nun in der Anschauung (im weitesten Sinne unter Einschluss aller Sinne), wobei diese nicht an der Grenze der anschaulichen Gewissheit haltmache, sondern auch Symbolisiertes, Abstraktes, Vorstellbares und Versinnbildlichtes, Erlerntes mit einschließe. Nicht immer werde bei der Verknüpfung der Gegenstand selbst in der Vorstellung mitgeführt oder bildhaft gedacht, vielmehr würden Worte zu Stellvertretern zahlreicher Gedankenverbindungen. Dies sei etwa der Fall, wenn der Begriff „Hund" dem des „Tiers" untergeordnet werde. (Hier zeigt sich zumindest eine Nähe zu Vaihingers oben genannter „summatorischer Fiktion"). Letztendlich fuße die Evidenz im verknüpfenden und vergleichenden Denken, wenn etwa Vorstellungen nur in Bezug auf eine Eigenschaft identisch seien, die aber durch Anschauung belegt sein müssten. Die mittelbare Evidenz zeichne sich nun dadurch aus, dass Schlüsse aus der Kombination verschiedener Anschauungen gezogen würden, wie dies etwa bei der logischen

---

16 Siehe u. a.: Fröhlich 2000: 49 ff.

Folge „wenn A=B und B=C, dann A=C" der Fall sei. Allgemeingültigkeit wiederum erlange das, was für jeden evident sei (Wundt 1880: 72–78).

Ohne dass der studierte Mediziner Wilhelm Wundt die Praxis der medizinischen Diagnostik mit einem Wort erwähnt, scheint seine Sichtweise auf die Evidenz doch u. a. auch dem Endpunkt einer Entwicklung in der medizinischen Theorie zu entsprechen, in der unhinterfragte semiotische Zeichenkonstellationen abgelöst worden waren durch Krankheitsbilder, die vom Arzt im diagnostischen Prozess synthetisiert werden mussten (Eich 1986). Während dieses Prozesses wurde auch eine voraussetzungslose Einsicht in Krankheitszeichen ersetzt durch die Erkenntnis, dass Symptome nicht für sich als Zeichen gedeutet werden können, sondern einer Interpretation bedürfen, einer Interpretation, die, wie im Folgenden gezeigt wird, ihrerseits durch eine schließende Evidenz (im Wundt'schen Sinn) überzeugen sollte. Die Hinwendung zu einer neuen Form der Diagnostik bildete dabei die Grundlage für ein neues Evidenzverständnis der zu erhebenden Krankheitszeichen. Evidenz entstand erst durch die Zusammenschau mehrerer für sich selbst wieder durch Wahrnehmung oder Schlussfolgern gewonnener evidenter Zeichen.

Nicht zuletzt der Philosoph Caspar Isenkrahe (1844–1921) versuchte etwas Klarheit in die Evidenzdiskussion einzubringen, indem er vom Begriff ausgehend beklagte, dass *evidens* (zur Etymologie siehe unten) zwar ein aktives Partizip sei, das im Begriff der Evidenz, aber doch eher passivisch, also vom Objekt herkommend genutzt werde. So wollte er Evidenz auftrennen in ein Fürwahrhalten, das vom Subjekt ausgehe, und eine Überzeugungskraft, die das Objekt mit sich bringe. Beide führten letztendlich in eine Zweifelsfreiheit, die einen Zustand, ein Phänomen oder einen Denkprozess evident erscheinen lasse (Isenkrahe 1917: 19–24). Er sah Evidenz als „Kriterium der Wahrheit": Evidenz falle zusammen mit der Idee, dass eine Aussage wahr sei, ohne dass der Glaube an die Evidenz alleine eine notwendige Bedingung für Wahrheit darstelle (Isenkrahe 1917: 114 f.).

1.2.2   Der Evidenzbegriff heute

Seit einigen Jahren findet eine Evidenz-Diskussion jenseits der in der Einleitung angedeuteten Frage des Missverständnisses zwischen dem englischen „evidence" und dem lateinischen, eingedeutschten Begriff der „Evidenz" nicht in der Medizin, sondern in den Kulturwissenschaften und in der wissenschaftshistorischen Forschung zu Fragen der Visualisierung statt (Peters/Schäfer 2006: 9–21; Wimböck/Leonhard et al. 2007). Sie basiert weitestgehend auf der Annahme, dass „Bilder an der Formierung von Wissen maßgeblich beteiligt sind, dass sie Sachverhalte nicht einfach reproduzieren, sondern diese verändern, organisieren oder sogar zuallererst hervorbringen" (Geimer

2002: 7).[17] In der Fülle der stetig anwachsenden Literatur um Bildpraktiken, „Ordnungen der Sichtbarkeit" sowie die „dahinter liegende Macht des Visuellen" (Stahnisch/Bauer 2007b: 8) wird der Begriff der „Evidenz" jedoch facettenreich gebraucht. Er umfasst eine „Vielzahl von Spielarten und Formen" (Cuntz/Nitsche et al. 2006: 9). Gerade hier liegt ein zentraler Ansatzpunkt auch unserer Überlegungen, wenn wir nach den Strategien der Evidenz fragen.

Zu diesen Strategien können, wie Cuntz et al. festhalten, etwa die Berufung auf Authentizität, die Eindeutigkeit erzeugende gedankliche Abkürzung komplizierter Sachverhalte, die Abgrenzung eines Gegenstandes (Cuntz/Nitsche et al. 2006) oder auch die (sprachliche) Verbildlichung zur Erzeugung „sinnliche(r)" Konkretheit gehören (Wels 2006: 149). Die Frage nach der Erzeugung von Evidenz zielt dabei in der Medizin nicht auf die bewusste oder unbewusste Täuschung, sondern in unserer Untersuchung vielmehr auf die Versuche und Methoden, ein krankhaftes Geschehen und seine Benennung möglichst intersubjektiv nachvollziehbar nah aneinander zu koppeln.

Darstellungen in der Medizin haben rückblickend, wenn sie sich durchgesetzt haben, oft einen ikonographischen Charakter. Sie reichen weit in die Kulturproduktionen einer Gesellschaft hinein und setzen dabei im zweifachen Sinne auf Evidenz.[18] Sie sollen zum einen evident einen medizinischen Kontext repräsentieren, zum anderen evidente medizinische Wissensinhalte transportieren oder zumindest abbilden. Die sich an diese These anschließende Frage „nach den Strukturen und Verfahren bildlicher Evidenzerzeugung" ist dabei eine schon oft gestellte (http://bildevidenz.de/; 20.1.16). Sie erlebt aber seit einigen Jahren eine kräftige Konjunktur. Eine kaum mehr überschaubare Forschungsliteratur hat sich in jüngerer Zeit an dem Phänomen der Evidenz abgearbeitet, wobei die Problematik auch hier – wie oben für den Anfang des Jahrhunderts angedeutet – schon damit beginnt, zu definieren, was denn eigentlich unter „Evidenz" zu verstehen sei.

Etymologisch lässt sich Evidenz als das fassen, „was ‚offenkundig' ist (*evidentia*) bzw. was ‚klar' und ‚deutlich' vor Augen steht (*enargeia*)" (Kamecke 2009: 11). Diese Bedeutungsbestimmung beruht – wie schon Isenkrahe betonte (s. o.) – im Kern auf Visualität, denn „was evident ist, kann man „sehen" (*videre*). Damit liefert die Etymologie des Evidenzbegriffs ein Modell für die Gewissheit des Denkens: man weiß etwas, weil man es gesehen hat" (Kamecke 2009: 11). Der Sehsinn ist aber wie die anderen Sinne auch trügerisch. Er kann getäuscht werden oder täuscht sich oft selbst. Damit ist bereits jede Theorie der Evidenz, die das Sehen als Endpunkt der aus sich heraus entstandenen Wahrheit nimmt, in den Worten Nohrs: „per se geprägt von einem Moment des Paradoxons" (Nohr 2014: 280).

---

17 Vgl. auch das Sonderheft der Zeitschrift für Kulturwissenschaften 1/2009, das verschiedene Perspektiven vereint (Harrasser/Lethen et al. 2009).
18 Für das folgende siehe: Martin/Fangerau 2019.

Nach Ludwig Jäger lässt sich Evidenz „grundsätzlich nur als ein Resultat medialer Verfahren der Sinngenerierung" verstehen (Jäger 2012: 119). Um das „Offenkundige" bzw. „Unmittelbare" – also das „Wesen" der Evidenz – zu erzeugen, müssen die Instanzen des „Gemachtseins" indes getilgt werden. „Vermittlung und Verbergen der Vermittlung – das wäre die Zauberformel der Evidenz", schlussfolgert Geimer, bevor er mit Blick auf Jäger betont: „Evidenz setzt mediale Verfahren der Sinngenerierung voraus, diese Verfahren dürfen aber nicht als solche in Erscheinung treten, wenn der Eindruck von Evidenz nicht gestört werden soll" (Geimer 2015: 183). Ähnlich wie Nohr fragt er sich: „Demnach wäre Evidenz gar nicht evident? Denn wie kann nun etwas offenkundig, in seiner Offenkundigkeit aber zugleich auf elaborierte Verfahren der Sinngebung angewiesen sein?" Und er kommt zu dem Schluss: „Tatsächlich kommt nichts weniger evident zustande als Evidenz: Evidenz muss begründet werden, sie kommt und geht, ihr temporäres Erscheinen bedarf der Vorbereitung und der Vermittlung" (Geimer 2015: 182).

Auf das hier angedeutete aporetische Phänomen der inevidenten Evidenz hat Wolfgang Stegmüller (1923–1991) bereits 1969 ausdrücklich verwiesen. Er betrachtete „das Evidenzproblem" als „absolut unlösbar (…). Denn alle Argumente für die Evidenz stellen einen *circulus vitiosus* dar und alle Argumente gegen sie einen Selbstwiderspruch" (Stegmüller 1969: 168). „Die Philosophie macht aus der Evidenz", so fasst Kamecke zusammen, „das Dilemma ihrer eigenen Konsistenz". Aber „dennoch gibt es Evidenz! Dies ist mit Sicherheit richtig. Die Existenz der Evidenz ist evident" (Kamecke 2009: 15).

Doch abgesehen davon, dass sie existiert, erscheint die Idee der „Evidenz" auch heute noch höchst problembehaftet und facettenreich. Es ist eben nicht so, wie Nohr konstatiert, dass das „Sprechen über Evidenz (…) auch eine Art der Evidenzerzeugung" sei (Nohr 2004: 11). Im Gegenteil: die ausufernden Diskussionen über Evidenz stiften Verwirrung, und je mehr über sie gesprochen wird, umso klarer wird, dass es vielfältige Formen und Arten von Evidenz und ihrer Erzeugung zu geben scheint. Cuntz et. al. deklinieren verschiedene „Listen der Evidenz" durch und geben dazu einleitend zu bedenken:

> „Was Evidenz für sich beansprucht, bleibt unhinterfragt, ist beweiskräftig, steht klar vor Augen, leuchtet unmittelbar und auf direktem Wege ein. Evidenz spricht für sich selbst oder bürgt für anderes. Sprachliche wie bildliche Ordnungen stützen sich auf interne Evidenzen, die selbst nicht zur Disposition stehen und nicht in den Fokus der Aufmerksamkeit rücken. Gleichzeitig verweisen diese Ordnungen auf Evidenzen und Beweise, die außerhalb und unabhängig von ihnen gegeben zu sein scheinen. Doch in welchem Verhältnis stehen das Offenkundige und das Selbstverständliche, das Grundlegende und das Augenfällige, Autonomie und Verweis zueinander? Jede der soeben aufgezählten Charakterisierungen von Evidenz mag zutreffend sein – aber sind sie auch alle miteinander vereinbar? Gibt es eine Evidenz, die gleichzeitig all dies auf sich vereint? Viel eher verweist diese he-

terogene Aufzählung auf eine Vielzahl von Spielarten und Formen der Evidenz. Und diese Liste der Evidenzen birgt Widersprüche und Probleme, die noch deutlicher werden, wenn man nach ihrer Historizität, der raumzeitlichen Beschränktheit ihrer Geltungsbereiche fragt. Evidenzen sind nicht so zeitlos, festgefügt und unbegrenzt haltbar, wie es zunächst den Anschein hat." (Cuntz/Nitsche et al. 2006: 9).

Auch in der Fülle der stetig anwachsenden aktuellen Literatur wird der Begriff der „Evidenz" also höchst facettenreich gebraucht. Er umfasst eine „Vielzahl von Spielarten und Formen" (Cuntz/Nitsche et al. 2006: 9).

Eine Strategie zur „Herstellung" visueller Evidenz ist der Einsatz besonders „populärer" Bilder (vgl. Hüppauf/Weingart 2008). Ein herausragendes Beispiel für diese populären, doppelt evidenten Bilder bietet die Darstellung der menschlichen DNA als schraubenförmige Doppelhelix. Martina Heßler hat sie pointiert als „kulturelle Ikone" des 20. Jahrhunderts und als „Mona Lisa der Wissenschaften" bezeichnet (Heßler 2007). Es bedarf wenig Vorbildung, um die ikonografische Bedeutung der Abbildung zu decodieren. In diesem Sinne funktionieren Bilder wie die der Doppelhelix fast wie Piktogramme: Sie signalisieren etwas, hier etwa „DNA", weitere Details sind erstmal zweitrangig. Stephen J. Gouldt hat hierfür den Begriff „Canonical Icon" geprägt (Pörksen 1997). Aktuell scheinen bunte, dreidimensionale Bilder des Coronavirus als Ball mit aufgesetzten Noppen der DNA als Canonical Icon den Rang abzulaufen.

Kanonische Bilder haben die Eigenschaft, einen wissenschaftlichen Sachverhalt in einer bestimmten Darstellungsform in Kurzform festzuhalten. Die jeweilige Darstellungsform wird, in minimalen Varianten, immer wieder (auch unhinterfragt) reproduziert (Heßler 2007: 291–315). Sie ist festgelegt auf einen bestimmten Blickwinkel und steuert die Interpretation durch Festlegung der Konvention (Vögtli/Ernst 2007: 76–92). Die Aufmerksamkeit richtete sich damit auch auf die kulturelle Bedingtheit des Sehens selbst (Jordanova 1990; vgl. auch Crary 1996). Denn es bedarf auch bei kanonischen Bildern gewisser Voraussetzungen, wie etwa basaler Informationen, um sie mit Evidenz „aufzuladen".

Claus Zittel hat zur Ergründung dieser Voraussetzungen einen Fragenkatalog entwickelt, um Bildfunktionen genauer zu beschreiben, zu dem auch die Frage gehört, ob die gelungene Darstellung im Bild bei einer wissenschaftlichen Entdeckung Evidenz stiftet (Zittel 2005: 6). Kernpunkt seiner Untersuchung ist die Folgerung, dass auch wissenschaftliche Bilder „keineswegs evident, sondern vieldeutig, polyfunktional und kulturell codiert" sind (Zittel 2005: 32). Grundvoraussetzung dafür, dass sie überhaupt Evidenz vermitteln können, ist ihre Einpassung in ein bestimmtes Wissenssystem, wie im Folgenden dargestellt wird.

1.3   Denkstil und Bildstil

Der polnische Mikrobiologe und Wissenschaftstheoretiker Ludwik Fleck (1896–1961) hat bereits 1947 jene „Bedingtheit" des Sehens ausführlich dargestellt, die bei ihm allerdings in erster Linie eine soziologisch erklärbare Bedingtheit ist. In seiner 1935 erschienenen Schrift zur „Entstehung und Entwicklung einer wissenschaftlichen Tatsache" hat Fleck für die Form eines sich historisch wandelnden kollektiven Denkens den Begriff des *Denkstils* eingeführt (Fleck 1994 [1935]). Die Träger des Denkstils, die Forschergemeinschaften, die durch eine spezifische geistige Verarbeitung des Wahrgenommenen miteinander verbunden sind, bezeichnete er als Denkkollektive. Der jeweilige Denkstil wird durch gemeinsame Fragestellungen und Lösungen, die eine Gruppe von Wissenschaftlern als evident betrachtet, geformt. Transportiert wird der Denkstil über eine je eigene wissenschaftliche Literatur, die für einen bestimmten Zeitraum das Denken des Kollektivs determiniert (Brorson/Andersen 2001). Nicht zuletzt entsprechen auch die eingesetzten (wissenschaftlichen, technischen etc.) Methoden dem Denkstil, den eine Gruppe von Forschern als Erkenntnismittel anwendet.[19]

Verbunden mit dem Denkstil (bzw. als Teil davon), setzt sich in jedem Denkkollektiv auch ein je spezifischer Bildstil durch, der etwa in Handbüchern und Atlanten manifestiert wird, und der in dem jeweiligen Bereich den Rahmen für die Generierung von Evidenz bildet. D. h., die Evidenz eines Bildes ist gekoppelt an dessen Nähe zu einem bestimmten Denk- bzw. Bildstil. Der Denk- und Bildstil wird nach Ludwik Fleck „bereits bei der Einführung in eine Wissenschaft" angelegt und ist schließlich charakterisiert durch ein „Bereitsein für solches und nichts anderes Sehen und Handeln". Das „richtige Sehen" wird geschult am „Stil", wird vorgegeben, über das Kollektiv entwickelt und sanktioniert, über ihre medialen Kanäle weitergeleitet. Aus einem Nebeneinander von Stilen entsteht so sukzessive eine „Bereitschaft für gerichtetes Wahrnehmen", an dessen Ende das „entwickelte, reproduzierbare, stilgemäße Gestaltsehen" steht (Fleck 1994 [1935]: 85 f.). Dieses wiederum weist immer gleichzeitig in die Vergangenheit und in die Zukunft. Es muss an Bekanntes anschließen und gleichzeitig wissenschaftliche Innovation transportieren. Sehkonventionen, so Irmgard Müller, richten das Beobachtete zu und steuern „das jeweilige Wissen durch bildliche Präsentation" mit (Müller 2020: 45).

Gerade viele medizinische Bilder sind durch eine prinzipielle „Deutungsoffenheit" gekennzeichnet. Auch ein diagnostisches Bild spricht nicht für sich, es muss nicht notwendigerweise richtig interpretiert werden. In Verbindung seines Ansatzes vom „Denkstil" mit dem „Gestaltsehen" hatte Ludwik Fleck 1947 die Vorstellung einer dem Bild immanenten Anschaulichkeit hinterfragt: „um zu sehen, muss man zuerst wissen. Sonst schauen wir, aber wir sehen nicht" (Fleck 1983 [1947]). Fleck postuliert

---

19   Vgl. aus der umfangreichen Literatur zu Fleck: Fleck 2011; Zittel 2011; Werner/Kleeberg 2014; Ginev 2015.

zwei Arten von Beobachtung, das „unklare, anfängliche Schauen", das „explorativ und fragmentarisch" ist und „nichts erkennt" sowie das „unmittelbare Gestaltsehen", das „gerichtet" ist, eine „geschlossene Einheit" hat und „Erfahrenheit in einem bestimmten Wissensgebiet" voraussetzt (Fleck 1994 [1935]: 121). Der Übergang vom „anfänglichen Schauen" zum „entwickelten Gestaltsehen" gelingt erst dann, wenn ein mit dem Untersuchungsgegenstand im Zusammenhang stehender Denkstil den Blick ordnet, somit also „Sinn-Sehen" entsteht (vgl. Löwy 2008). So heißt es bei Fleck:

> „Das unmittelbare Gestaltsehen verlangt ein Erfahrensein in dem bestimmten Denkgebiete: erst nach vielen Erlebnissen, eventuell nach einer Vorbildung erwirbt man die Fähigkeit, Sinn, Gestalt, geschlossene Einheit unmittelbar wahrzunehmen. Freilich verliert man zugleich die Fähigkeit, der Gestalt Widersprechendes zu sehen. Solche Bereitschaft für gerichtetes Wahrnehmen macht aber den Hauptteil des Denkstils aus. Hiermit ist Gestaltsehen ausgesprochene Denkstilangelegenheit" (Fleck 1994 [1935: 121).

Ein Denkstil ist nach Fleck ein soziales Erzeugnis, das sich innerhalb eines Kollektivs durch Wirkung sozialer Kräfte ausbildet. Aber der Denkstil ist auch diachron veränderlich, unterliegt Denkstilerweiterungen oder -ergänzungen und historischen Transformationen (Fleck 1994 [1935]: 165 ff.). Denkstile sind ständig „in Aktion", sie beschreiben dabei keine Epochen (etwa in Analogie zum Stilbegriff in der Kunstgeschichte), sondern Vorgänge: Zirkulationen von Ideen und sozialen Praktiken und die aus ihnen resultierende unbewusste stilgemäße Konditionierung von Wahrnehmung, Denken und Handeln der Forscher (Zittel 2011).

Nicht zu vernachlässigen ist (wie dies häufig geschieht) die Bedeutung der Technik bei der Herausbildung eines Denkstils.[20] Claus Zittel hat mit folgenden Worten auf die „Stilisierung durch Apparate" hingewiesen: „(…) it is not language alone that determines the appropriateness of an observation to style. Instruments and apparatuses also play a role in this interplay and, together with language-based descriptions, force the observer to adopt a particular style of seeing" (Zittel 2012: 67). An anderer Stelle erläutert Zittel weiter, die Apparaturen „stilisieren nicht nur die Beobachtung mit, sondern im Instrument selbst haben sich kulturelle und wissenschaftliche Hintergrundüberzeugungen sedimentiert", wie etwa „das Fernrohr" (und hier zitiert er Fleck), das es „unmöglich mache, in den Wolken noch phantastische Geschöpfe zu sehen."[21]

Doch die Apparaturen sind keine „Objektivierungsmaschinen", die Eindeutigkeit oder gar Evidenz erzeugen. Ganz so einfach ist es nicht. Wie weiter unten gezeigt werden wird [*vgl. Kap. 4.1 Bild und Sprache*], arbeiteten die Autoren der hier untersuchten Referenzwerke u. a. immer wieder mit Analogien. Tumore etwa werden nicht als das, was sie sind, beschrieben, sondern wie „Korallen", „Pilze" etc.; an vielen Stellen hat

---

20 Zur Bedeutung von Flecks Denkstil im Kontext der Science and Technology Studies (STS): Peine 2011; Peine 2006; zur Visualisierung: Perrotta 2012.
21 Zittel 2014: 21; das Zitat stammt aus: Fleck 2011 [1936]: 298.

auch Fleck sein rigoroses Zitat vom Sehen und Schauen ergänzt. Man kann durchaus „Phantasiegeschöpfe" und Analogien sehen, aber nur im Sinne des Denkstils. Am Ende steht dann die „korrekte" Einordnung. Gestaltwahrnehmung und Begriffsbildung spielen stets ineinander, Gestaltsehen ist „kollektive Interpretationsarbeit" (Zittel 2014: 19 f.).

Denkkollektive in der Medizin präferieren (soweit sie welche benötigen) unterschiedliche Instrumente, die sie unter Umständen in abweichenden Formen oder Gebieten (als andere Forscher) einsetzen, über die sie spezielle Erkenntnisse gewinnen; gleichzeitig wirkt der Einsatz der Technik wieder auf das Kollektiv zurück und verändert so dessen Denkstil. Über den praktischen Austausch und die wissenschaftliche Literatur zum Beispiel zum Umgang mit Technik wird u. a. zum einen ein entsprechend „geschulter Blick" entwickelt und zum anderen eine bestimmte ärztliche Vorgehensweise hinsichtlich Diagnose oder Therapie etabliert. Das wesentliche Verfahren, um eine Diagnose zu stellen, „ist der Vergleich, und der Bezugspunkt ist das Wissen um das ‚Normale'. Was gesehen wird, wird in Bezug gesetzt zu Musterbeispielen, Normalverteilungen, Referenzbildern" (Heintz/Huber 2001b: 24). Die Referenzwerke hierfür sind, neben den Hand- und Lehrbüchern, insbesondere einschlägige Atlanten. Dabei ist es bezeichnend, dass in beiden literarischen Gattungen nicht die diagnostische Relevanz der jeweiligen Techniken im Vordergrund stand, sondern zunächst und in erster Linie den Rezipienten die „Bildsprache" der jeweiligen Techniken nähergebracht werden sollte. Denn wesentlich für die Durchsetzung einer neuen Visualisierungsform war und ist deren „Anschlußfähigkeit" an bisherige Sehgewohnheiten. Und die war etwa bei Verfahren wie der Mikroskopie, Endoskopie oder der Radiologie bei ihrer Einführung so nicht gegeben, die Bilder waren für die Betrachter bei ihrer Einführung in keiner Weise evident / selbst-evident, sondern mussten erklärt werden [*Vgl. Kap. 2.4 Endoskopie; Kap. 2.5 Radiologie*].

Der Verweis etwa darauf, dass diese Bilder objektiv seien, verlieh ihnen bei ihrer Einführung noch keine handlungspraktische Relevanz, Objektivität war zwar spätestens seit dem 19. Jahrhundert ein nahezu ubiquitäres wissenschaftliches Handlungs- und Forschungsideal, dem hinsichtlich der unterschiedlichen Visualisierungsstrategien besondere Bedeutung zukommt. Der Begriff der Objektivität aber war und ist selbst schillernd und in gewisser Weise historisch variabel.[22] Hinzu kommt, dass „bestimmte wissenschaftliche Praktiken und Ideale zugleich kognitive und kulturelle sein können" (Daston 2001: 155). Im Unterschied zu den Begriffen „Denkstil" oder „Denkkollektiv" sind die Ausführungen Ludwik Flecks zur „Objektivität" in der Forschungsliteratur bisher weniger dezidiert untersucht. Dabei ist, wie Melinda Fagan herausgearbeitet hat, die Idee der Objektivität nicht nur für Flecks Konzept von moderner Wissenschaft von zentraler Bedeutung, sondern auch für das Verständnis seiner sozialen Er-

---

22 Vgl. dazu ausführlich: Daston/Galison 2007.

kenntnistheorie („this ideal of objectivity [is] not only central to Fleck's conception of modern science, but crucial for understanding and assessing his social epistemology") (Fagan 2009: 272). Anja Zimmermann verweist in diesem Zusammenhang auf den von Ludwik Fleck bereits 1935 in die Wissenschaftsgeschichte eingeführten Begriff des „Stils" und skizziert eine „Stilgeschichte" der Objektivität als Zugang zum Thema (Zimmermann 2009; Bredekamp/Schneider et al. 2008).

Fleck hat den „Stil" zu einem zentralen erkenntnistheoretischen Begriff gemacht. Gleichzeitig lenkt er den Blick auf die herausragende Rolle, die Bildern bei der Manifestation bestimmter Denkstile zukommt. Daraus ergibt sich die zentrale Frage nach einer Stilgeschichte von Visualisierungsstrategien. In der Tat ist der ‚Stil' einer Darstellung entscheidend für deren epistemischen Gehalt sowie für die Frage der Bildlogik, weil sie auf die Gestaltungsprinzipien abhebt, wie mit ästhetischen Mitteln Sinn produziert wird. Die maßgebliche Frage ist dann die nach der Beziehung eines spezifischen Darstellungsmodus zum Bilderwissen. Stil wirkt, wie Lambert Wiesing ergänzt,

> „indem er die abgebildete Sache strukturell transformiert, wie ein Filter, durch den man etwas in einer bestimmten Weise sieht. (…) Durch den Stil wird die Sache, die abgebildet wird, in einer Weise abgebildet, das heißt, in ihrem Aussehen transformiert und interpretiert" (Wiesing 2000: 56).

Da Visualisierungstechniken eine kommunikative Funktion wahrnehmen, ist der Frage nachzugehen, wie ihre Methodik/Semiotik, ihr Bildstil in die jeweilige „Kommunikationskultur" integriert werden konnten. Visualisierungstechniken müssen „nicht nur technisch normiert, sondern auch kommunikativ standardisiert werden. Damit ist ihre Anwendung grundsätzlich an kollektive Lernprozesse gebunden: Erst durch das Zusammenspiel von Technik und visuellem Diskurs können sie", so Gugerli und Orland,

> „gruppenspezifische Evidenzen erzeugen und ihre Anwender in die Lage versetzen, sich mit relativer Selbstverständlichkeit über bedeutsame Verhältnisse zu verständigen. Dass diese Lernprozesse von den technischen Möglichkeiten der verschiedenen Visualisierungsverfahren abhängen, liegt auf der Hand. Damit das sichtbar gemachte Unsichtbare auch einen Evidenzstatus erhält, muss es sich in Gewohnheiten einschreiben. Viele uns heute geläufige Wahrnehmungsformen, zum Beispiel der röntgenologisch geführte Blick in das Körperinnere, mussten zunächst normalisiert, veralltäglicht, verselbstverständlicht werden, bevor sie als eingeführte und nicht mehr hinterfragte Sehtradition zur Referenz für wiederum neue Bildtechniken werden konnten" (Gugerli/Orland 2002b: 11).

Zweifellos spielen der Begriff der Gestalt und das Thema der Gestaltwahrnehmung bei Fleck eine zentrale Rolle. Die konkreten Bezugnahmen auf die Gestaltpsychologie sind jedoch selten und trotz entsprechender Bildbeispiele sehr allgemein gehalten (Zittel 2014). Es finden sich aber starke grundlegende Parallelen. In der Gestalpsychologie wird das Sehen als ein „theoriebefrachteter Vorgang" verstanden (Toccafondi

2003). In „Patterns of Discovery" hat N. R. Hanson 1958 diesbezüglich den Terminus „theory-laden" eingeführt und konstatiert: „People, not their eyes, see. Cameras, and eye-balls, are blind (…) there is more to seeing than meets the eyeball" (zitiert nach Toccafondi 2003: 140). Sehen ist etwas Anderes als bloßes „Abbilden", wie es etwa fototechnische Verfahren vermeintlich tun. Oder wie Ludwik Fleck es in dem bereits oben zitierten Satz faßt: „Um zu sehen, muss man zuerst wissen." Auch die Gestalt-theorie spricht von Bedingungen, die das Verhältnis der Gestalten zueinander klären und sie somit erkennbar machen. „Die Pointe bei Fleck liegt darin", so der Wissen-schaftshistoriker Michael Hagner,

> „dass er jene Bedingungen sozial wendet. Ausbildung, Gewohnheit und Zugehörigkeit zu einem bestimmten Denkkollektiv machen es unmöglich, das Gesehene als eine Gestalt zu erkennen, die nicht mit dem entsprechenden Denkstil kompatibel ist" (Hagner 2010: 583).

Denn auch diesen Aspekt formuliert Fleck in souveräner Klarheit: „Wir schauen mit den eigenen Augen, wir sehen mit den Augen des Kollektivs" (Fleck 1983 [1947]: 157).

Der zentrale Punkt ist der Einfluss der Persönlichkeit, von sozialen Erfahrungen, Ansichten, theoretischen Vorkenntnissen, etc. auf die Bildproduktion. Während man diesen Zusammenhang bezüglich der Zeichnung hervorhob, wurde argumentiert, dass die technische Apparatur all diese Effekte „ausschalte" und somit Objektivität produziere. Eine Auffassung, die bis heute weit verbreitet ist. „Photographs", so Me-skin und Cohen, „seem to have a distinctive epistemic status compared to other sorts of pictures. (…) we are inclined to trust them in a way that we are not inclined to trust even the most accurate of drawings and paintings" (Meskin/Cohen 2008: 70).

Mittels der Fotografie sollte der Wissenschaftler wieder zum Beobachter werden, der nicht in den Prozess der Visualisierung eingreift. Sehen/Erkennen ist indes ein komplexer Vorgang, „highly mediated by instrumentation and interpretation" (Curtis 2012: 69). Das technische Instrumentarium diente als Waffe gegen die Subjektivität: „Instruments such as photography are used to insure this state of pure receptivity. They help the scientists arm themselves against the error of the ‚preconceived idea', which might color the true picture of nature with the taint of human bias" (Curtis 2012: 68). Die fotografische Apparatur sollte einen Visualisierungsprozess ermöglichen, der frei war von vorgefassten Meinungen, dem Einfluss von Theorien oder biographischer Er-fahrungen (Mößner 2013).

So hatte es auch schon Robert Koch (1843–1910) gesehen (Gradmann 2005: 79, Schlich 1995): „Der mikroskopische Gegenstand zeichnet sich [mittels Fotografie] selbst; dabei ist es auch nicht im Geringsten möglich, einen verbessernden Einfluss auf die einzelnen Theile des Bildes auszuüben" (Koch 1881: 9 ff.). Laut Koch, der bei der Etablierung seiner Bakteriologie als neuer Leitwissenschaft der Medizin ganz auf die Fototechnik gesetzt hat, sind „Zeichnungen mikroskopischer Gegenstände (…) fast niemals naturgetreu, sie sind immer schöner als das Original". Das unretuschierte „photographische Bild" sei hingegen „nicht allein eine Illustration, sondern in erster

Linie ein Beweisstück", an „dessen Glaubwürdigkeit auch nicht der geringste Zweifel haften darf" (Koch 1881: 14). Im Gegensatz zur Zeichnung sei die Fotografie, und damit benennt Koch einen zentralen Punkt, „von jeder Voreingenommenheit" frei (Koch 1881: 9). Dies war eine gehörige Fehleinschätzung. Bereits in den Anfängen war die Fotografie höchst artifiziell und manipulativ, weit entfernt von einer „Objektivierungsmaschine". Dies gilt umso mehr, wenn man das Konzept der Objektivität selbst versucht zu historisieren bzw. in seiner historischen Wandelbarkeit im kollektiven Denken begreift [*Vgl. Kap. 4.3 Bild oder Bild*].

Spätestens beim Betrachten und Interpretieren der Bilder sind die Auswirkungen des „human bias" nicht auszuschalten. Ludwik Fleck gab 1935 zur Rezeption des Visuellen ostentativ zu Protokoll: „Es gibt keine Wahrnehmung ohne Vorbildung, ohne verwickelte geistige Arbeit, aus der erst eine selbständige beobachtbare Gestalt entsteht." Und er folgert daraus:

> „Diese Feststellung bildet aber nicht den Schluss, sondern den Anfang einer rationellen Erkenntnistheorie: die besondere Fähigkeit, ganz gleich, ob sie Vorbildung, Fachkenntnisse, Beobachtungsgabe, Fertigkeit oder wie sie immer genannt wird, kann und muss untersucht werden. Man darf sie nicht (wie es leider geschieht) als ein metaphysisches Agens, als ein Sakrament betrachten, das absolut, durch ihr Dasein wirkt. Sie folgt besonderen Gesetzen, sie bildet als spezifische Bereitschaft für ein gerichtetes Wahrnehmen das Hauptelement eines Denkstiles."[23]

Nach Fleck war selbst die Photographie ein Produkt des Denkkollektivs (Mößner 2016: 317). In seinem im selben Jahr publizierten Hauptwerk legte er schließlich fest: „Wir können also *Denkstil als gerichtetes Wahrnehmen, mit entsprechendem gedanklichen und sachlichen Verarbeiten des Wahrgenommenen, definieren.*"[24]

So verstanden, hat der Denkstil überragende Bedeutung für den Bildstil und damit für die Erzeugung visueller Evidenz, denn die Bereitschaft zum gerichteten Wahrnehmen wäre in dieser Lesart die Begründung dafür, etwas überhaupt als evident zu begreifen.

---

23 Fleck 1935: 1259; vgl. dazu: Bauer 2014.
24 Fleck 1994: 130 [Hervorhebung im Original].

2. Visuelle Strategien und diagnostische Techniken

Die „visuellen Strategien" in den Naturwissenschaften, einschließlich der naturwissenschaftlich orientierten Medizin, lassen sich heuristisch, so Dieter Mersch, – ohne scharfe Abgrenzung – in zwei Klassen einteilen: Erstens Darstellungsweisen, deren „wesentliche Funktion die Zeugenschaft" ist, die das „Visuelle als Beleg" verwenden und referentiell verfahren, einen „Existenzbeweis" liefern. Hierzu gehören, neben den modernen „bildgebenden Verfahren", etwa Mikrofotografien, Röntgenbilder und endoskopische Bilder. Zweitens solche, die Daten auf der Basis einer Synthese zusammenstellen und so Wissen „auf abstrakten Tableaus" anordnen oder es „in Bezug auf eine zugrundeliegende Datenmenge in berechenbare Figuren verwandeln" und „diagrammatisch oder graphematisch argumentieren (Tabellen, Kurven etc.)" (Mersch 2006: 97).

Die folgende Darstellung orientiert sich an dieser Heuristik, wobei wir mit abstrakten Tableaus beginnen. „Ordnungen des Wissens" haben eine lange Tradition, sind Voraussetzung für die Weitergabe von Wissen, vom *ordo rerum* über Klassifikationen oder Taxonomien bis zu Enzyklopädien. Dabei spielten auch immer Visualisierungsformate eine zentrale Rolle, man denke etwa an das über Jahrhunderte gängige Bild vom „Baum des Wissens", der, befreit vom ikonografischen Blatt- bzw. Beiwerk, eigentlich ein Diagramm ist. Danach wenden wir uns Kurvendiagrammen auf der Basis von Messwerten (etwa Temperatur oder Blutdruck) zu. Bei diesen handelt es sich ebenfalls um grafische Anordnungen. Bei den Kurvenschreibern beginnt allerdings schon der Übergang zum Beleg [*vgl. Kap. 3.3 Objektivität, Naturtreue und Beweiskraft*]: Der Kurvenschreiber zeichnet ja Vitalparameter aus dem menschlichen Körper direkt auf, wenn auch über dem Umweg des technischen Aufbaus und der Repräsentation als abstrakte Kurve. Daran anschließend werden die wichtigsten Techniken der um 1900 geübten medizinischen Diagnostik vorgestellt, die in unterschiedlichen Formen Zeugnisse aus dem Körperinnern lieferten: indirekt über Präparate, als physikalische „Schattenbilder" oder invasiv über das Einbringen technischer Vorrichtungen in den Körper.

2.1   Diagramm

Im „Diagramm wird", so konstatiert es Horst Bredekamp, „ein Maximum an Daten und Begriffen mit einem Minimum von Materie und Form repräsentiert" (Bredekamp 2014: VII). Das Diagramm ist zugleich prädestiniert für die Darstellung einer Verbindung von Raum und Zeit (Wöpking 2016).

> „Das Vermögen des Diagramms, Zahlenkolonnen, Informationsbündel und Ideen mithilfe von Punkt und Linie auf einen Schlag überschaubar werden zu lassen, gehört zu den Grundbedingungen der Ausbildung des menschlichen Geistes. (…) Die Möglichkeit, Gedanken in flächigen Zeichen zu entwickeln und begreiflich zu machen, wurde in der Philosophiegeschichte spätestens seit Platon kontinuierlich eingesetzt und gepflegt" (Bredekamp 2014: VIIf.).

„Leonardo", so Bredekamp weiter, „verband mit der Visualisierung selbst hochkomplexer Inhalte die Möglichkeit, in der Kürze eines Augenblicks, im nunc und subito des saugenden Blickes, das gesamte erfassen zu können" (Bredekamp 2014: VIII).

Nach der Enzyklopädie (1751–1765) von Denis Diderot (1713–1784) und d'Alembert (1717–1783) ist das Diagramm „eine Darstellung oder Konstruktion von Linien, die bezweckt, eine Behauptung zu erläutern oder zu veranschaulichen" (Bender/Marrinan 2014: 10). Ab „Mitte des 19. Jahrhunderts", so das Oxford English Dictionary, wurde das „diagram" genutzt, um „symbolisch den Verlauf oder das Resultat einer beliebigen Handlung oder eines beliebigen Vorgangs darzustellen oder Abweichungen, die für die Handlung oder den Vorgang charakteristisch sind", zitieren Bender und Marrinan, und stellen in das Zentrum ihrer Darstellung die Fähigkeit des Diagramms, „Prozesse zu konkretisieren" (Bender/Marrinan 2014: 10).

Im historischen Rückblick waren unter den diagrammatischen Visualisierungsformen lange Zeit zwei Varianten vorherrschend: die Tabelle und die Baumdarstellung. Tabellen (re)-präsentieren „Daten" in einer spezifischen Form. Etymologisch auf „tabula" = „Brett" fußend, haben wir es mit einer Fläche zu tun, die den Rahmen vorgibt für die Anordnung der Daten (in der Regel Zahlen), sowie für etwaige weitere Operationen. Tabellen sind in diesem Sinne „Basisformulare" (Brendecke 2015: 43; siehe auch Siegel 2009; Hilgers/Khaled 2004). Unter dem visuellen Aspekt lassen sich hier „nichtfigurale" von „figuralen" Varianten unterscheiden. Erstere, nicht-figurale, sind solche, die allein aus Zahlen, Wörtern oder typografischen Zeichen (z. B. Klammern) bestehen. Der figurale Typ hingegen will mittels graphisch gestalteter Schemata informieren, die sich an sinntragenden Ordnungen bzw. merkfähigen Figurationen anlehnen.

Besondere Bedeutung erlangte hier seit der Frühen Neuzeit über lange Zeit die Darstellungsform des Baumes (Verboon 2008; Siegel 2004). Mark A. Ragan hat dessen Nutzung und seine Nähe und Unterschiede zu Netzwerkdarstellungen, die ebenfalls Wissensordnungen in diagrammatischer Form repräsentieren für den Bereich der Biologie dezidiert nachgezeichnet, indem er Darwins berühmte Baumdarstellung in den historischen Kontext eingeordnet und alternative Repräsentationen von biologischer Verwandtschaft vorgestellt hat. Dabei kann er zeigen, wie nachhaltig Baum- und Netz-diagramme den Sehstil in der Biologie geprägt haben (Ragan 2009).

Im 19. Jahrhundert setzte sich ferner in anderen Wissenschaften zunehmend das „Kurvendiagramm" durch, was, so lässt sich vermuten, nicht zuletzt mit der Konjunktur der aus den physiologischen Laboren stammenden „Kurvenschreiber" zur Aufzeichnung von Vitalfunktionen zu tun haben dürfte. Heßler und Mersch führen zur Verwandtschaft der Kurve mit anderen Diagrammen und dem Überschneidungsfeld mit dem Begriff des Graphen in ihrer „Logik des Bildlichen" aus:

> „Entstammt der Ausdruck ‚Diagramm' historisch der geometrischen Figur, von der der ‚Graph' als Linie oder Kurve mit allen Attributen der Skriptur und Einschreibung abgegrenzt wurde, werden seit Mitte des 19. Jahrhunderts unter Graphen wiederum ‚Kurvendiagramme' verstanden. Dann wieder werden sämtliche logischen oder mathematischen Notationen unter den Ausdruck der ‚diagrammatischen Form' rubriziert, bis schließlich Netzpläne – wie in der Informatik – generell unter den Begriff des ‚Graphen' fallen. Offenbar lassen sich keine klaren Demarkationen ziehen, bestenfalls Funktionen aufweisen, die in verschiedenen visuellen Wissensproduktionen unterschiedliche pragmatische Zwecke erfüllen. Tatsächlich existiert keine generelle Theorie des Diagrammatischen, doch lassen sich Graphen und Diagramme gleichermaßen als visuell-graphische Schemata charakterisieren, die Argumentationen im Medium des Visuellen gestalten und womit geschlossen, bewiesen, widerlegt und behauptet werden kann" (Heßler/Mersch 2009b: 32).

Technisch erzeugte Kurven und synthetisch generierte Diagramme haben einen disparaten Ursprung, sind sich in ihrer visuellen Erscheinung indes ähnlich:

> „Diagrammatische und graphematische Strukturräume fußen (…) auf ‚spatialen Logiken'; sie basieren auf einer Streuung von Punkten und ihren Relationen zueinander, auf Anordnungen, Häufungen, Richtungen oder metrischen Verhältnissen und dergleichen, die ihre Zusammenfassung zu Mustern und anderen räumlichen Aktionen erlauben, um auf diesem Wege neue Ordnungen sichtbar zu machen" (Heßler/Mersch 2009b: 33).

Medientheoretisch sind derartige Diagramme „visuelle Komprimierungsversuche eines Wissens, das sprachlich nur mit erheblichem Mehraufwand zu vermitteln wäre" (Gormans 2000: 52). Sprache ist oft umständlich und/oder unscharf, etwa hinsichtlich der Beschreibung von Krankheitserscheinungen. Ein Bild dagegen informiert im besten Fall „auf einen Blick", ist unmittelbar einleuchtend und damit evident [*vgl. Kap. 4.1 Bild und Sprache*]. Insbesondere die Philosophin Sybille Krämer hat immer wieder auf die „schriftbildliche" Hybridform zwischen Bild und Text hingewiesen (Krämer 2014; Krämer 2012; Krämer 2006). Krämer plädiert dabei für einen erweiterten Schrift-Begriff: Schrift ist ihrer Ansicht nach mehr als Sprache (Kommunikationsmedium). Sie ist ein Wahrnehmungsmedium, das auch alle möglichen nicht-sprachlichen Schriftphänomene mit einbezieht.[1]

Hybride Darstellungen und Kombinationen aus diagrammatischem Bild und Schrift lassen sich heuristisch nach Heßler und Mersch als „syntaktische Visualisierungen" auffassen, die „auf diskreten Ordnungen aufbauen, gleichwohl aber ikonische oder mimetische Elemente besitzen – etwa der Pfeil als Richtungsangabe, die Größe von Knotenpunkten, die Breite von Zuordnungslinien oder Piktogramme als Andeutungen der Sache selbst." Dabei verweisen „skripturale wie bildliche Elemente wechselseitig aufeinander", sodass

> „logische oder relationale Beziehungen durch ein System visueller Parameter sichtbar
> gemacht werden können. (…) Man kann deshalb sagen, dass diagrammatische und gra
> phematischen Hybride ein eigenes visuelles Genre bilden, das in einem strikten Sinne
> weder dem Bildlichen noch dem Schriftlichen zugeschlagen werden kann, auch nicht im
> ‚zwischen' ihnen changiert, sondern Logik und Ikonik bzw. Visualität und Diskursivität
> miteinander verschränkt" (Heßler/Mersch 2009b: 32).

In der Medizin sind gerade die Hybridformen eher Regel als Ausnahme, wenn sie den Zweck verfolgen, Sachverhalte einleuchtend abzubilden.

2.2   Kurve

In der zweiten Hälfte des 19. Jahrhunderts wurde die Kurvendarstellung zu der zentralen Repräsentationsform der Wissensvermittlung (Auerbach 1914; Brinton 1914). Dies gilt insbesondere für die Experimentalwissenschaften, die den Versuch unternahmen, Funktionen, Wirkungen, Effekte oder Reaktionen im Zeitverlauf abzubilden. Gerade zur Darstellung von Vorgängen im zeitlichen Verlauf bot die Kurve mit ihren zwei Achsen und der Linie als Sinnbild für kontinuierliche Verläufe ein ideales Format (Hankins 1999; Hankins 1995; Hoff/Geddes 1962; Tilling 1975).

Das 19. Jahrhundert „inflationierte" die Kurve als eine durch Menschenhand (scheinbar) „unverzerrte" Registrierung von Phänomenen des Realen, etwa als graphische Registratur physiologischer Prozesse (Gugerli/Orland 2002b: 14). So wurden die unterschiedlichsten Phänomene in Natur und Technik der graphischen Methode unterworfen. Kurvendarstellungen finden sich in der Mathematik ebenso wie in der Physik, etwa zur Umsetzung der Konzepte „Arbeit", „Kraft" oder „Energie" (Rabinbach 2001). Auf der Suche nach einem eindeutigen Nachweis für die Leistung seiner Dampfmaschine hatte beispielsweise James Watt eine Vorrichtung konstruieren las-

---

1 Krämer 2005; es geht hier u. a. um Schrift und Zahl, Sonderzeichen und Typographien, Leerstellen, Anordnungscharakter, Raumkonstellationen. Vgl. zu hybriden Darstellungen auch: Klein 2005.

sen, mit der die Auf- und Abbewegung des Kolbens im Zylinder über einen Schreiber als Kurve dargestellt wurden (Brain/Wise 1994). In der Physiologie wurde das von Carl Ludwig (1816–1895) entwickelte „Kymographion", dessen erste Version er 1847 vorstellte, zur Blaupause zahlloser „Wellenschreiber". Insbesondere über Hermann von Helmholtz fand die Technik weite Verbreitung in der Physiologie (Schmidgen 2009; Holmes/Olseko 1995) und zunehmend wurde versucht, die „Methode der Kurve" (Chadarevian 1993) auch für die medizinische Diagnostik nutzbar zu machen.

Physiologische Werte der Aktivitäten des Herzens (Borck 1997; Martin/Fangerau 2011b), Körpertemperatur oder Blutdruck (Martin 1997; Martin 2007; Martin/Fangerau 2007) mussten erhoben (gemessen) und fixiert werden. Die letztlich vom Arzt zu leistende Interpretation der Messergebnisse und die Einleitung einer entsprechenden Therapie erfolgte auf der Basis ihrer Dokumentation. Gerade diese Dokumentation verlangte wiederum nach Visualisierungsformen, die bestimmte Merkmale erfüllen mussten, Merkmale, wie sie vor allem die Kurve auf originäre Art bietet: Sie ist reduziert und übersichtlich, gleichzeitig aber auch exakt und aussagekräftig. Als universelles Prinzip ist sie grundsätzlich von jedem Forscher / jeder Forscherin oder Mediziner/-in ohne weiteren Erklärungsbedarf lesbar. Und Veränderungen der Messwerte erschließen sich über die Kurve selbst für Patient/-innen ohne jede Vorkenntnisse nach kurzer Erklärung „auf einen Blick". Hilfreich ist hier vor allem die Reduktion der Visualisierung auf das Wesentliche, d. h. die überschaubare Anordnung von Messwerten im zeitlichen Verlauf. „In der scheinbar unproblematischen Sichtbarkeit der Kurve liegt das Versprechen der Evidenz" (Rieger 2006: 120).

Etienne-Jules Marey (1830–1904) konstatierte bereits 1878 in der Einleitung zu seinem wegweisenden Buch „La méthode graphique dans les sciences expérimentales", dass die „graphische Methode" im Prinzip auf alle Wissenschaften anwendbar sei. Marey unterschied zwischen der beschreibenden (phonetischen) Schrift, die er als *écriture* bezeichnete und der Kurve bzw. dem Graphen (*la graphique*). Die graphische Methode sollte in weiten Bereichen die phonetische Schrift liquidieren und durch eine neue Form der Aufzeichnung ersetzen, deren Präzision unendlich größer sei als die traditionelle Schriftform. Insbesondere „Zahlen, Längen, Dauer oder Kräfte erhalten durch den Gebrauch von graphischen Gestalten ihren konzisesten und fasslichsten Ausdruck".[2]

Die graphische Methode wurde zum allgegenwärtigen wissenschaftlichen Verfahren und die Visualisierung in Form der Kurve darüber hinaus zu einer omnipräsenten, alle möglichen gesellschaftlichen Bereiche erobernden Darstellungsform. Das spezifische Wissen drang aus den Laboratorien, Fabriken, Kliniken, Forschungsinstituten an die Öffentlichkeit in Form der universellen Kurve. Bevölkerungsentwicklungen, Krankheitsverläufe, Wetterverhältnisse, Wirtschaftsstatistiken u. v. m., alles wurde

---

2 Zitat bzw. Übersetzung nach: Schäffner 2003: 223.

(und wird heute noch) als Kurve visualisiert (Funkhouser 1937; Nikolow 2001; Tanner 2002). Da die Kurve gegen Ende des 19. Jahrhunderts *die* zeitgemäße Repräsentationspraktik schlechthin geworden war, attestierte man ihr auch entsprechende Evidenz (Rieger 2009). Der einflussreiche Physiker und Wissenschaftstheoretiker Ernst Mach (1838–1916) hatte dies bereits im Jahr 1888 herausgestellt:

> „Wenn wir eine grosse Anzahl physikalischer Beobachtungsdaten gesammelt haben, so haben wir dieselben allerdings aus der directen sinnlichen Anschauung geschöpft. Allein dieselbe musste im Einzelnen haften bleiben. Wie gross ist dagegen der Reichthum, die Weite, die Verdichtung der Anschauung, wenn wir die Gesammtheit der Beobachtungsdaten durch eine Curve darstellen! Und wie sehr wird hierdurch die intellectuelle Verwerthung erleichtert!" (Mach 2002 [1888]).

D. h., nicht die einzelnen Daten selbst führen zu Erkenntnisgewinn, sondern über die „Registrirapparate" (Mach) kommt es zu einer „Verdichtung der Anschauung", die in Kurvenform visualisiert wird. Dieser spezielle epistemische Wert der Kurve galt nicht nur für die zahllosen apparativ direkt aus dem Körper abgeleiteten Aufzeichnungen. Auch andere Messergebnisse wurden in dieses Visualisierungsprinzip umgeformt, etwa die Körpertemperatur. Erst die Darstellung der Messergebnisse in Form einer Kurve verhalf dem Fieberthermometer „zu einer ubiquitären Verwendung im klinischen Alltag und machte es zu einem neuartigen, handlungsrelevanten Orientierungs- und Wahrnehmungsdispositiv, an das sich eine Fülle von Praktiken anschloss, die den Patientenkörper behandelten" (Gugerli/Orland 2002b: 15; siehe auch Hess 2002; Hess 2000).

Kurven, so fassen Gugerli und Orland mit Blick auf den Literaturwissenschaftler und Diskurstheoretiker Jürgen Link zusammen,

> „verdanken ihren zunehmenden Erfolg der Tatsache, dass im 20. Jahrhundert statt rigider Normsetzungen verstärkt Normalitätsgrenzen mit gleitenden Übergangszonen gelten. Diese bedienen sich spezifischer Symboliken der Gradierung und Skalierung, um Auffälligkeiten, Abweichungen, Gefährdungen vorstellbar und sichtbar zu machen. Das normalistisch oder statistisch erfasste Normale ist variabel, die Übergänge zwischen dem Erwarteten und dem Abweichenden sind fliessend" (Gugerli/Orland 2002b: 14).

Gerade im Hinblick auf die Normalität bzw. die Abweichung von der Norm hat Link den Begriff der „Kurvenlandschaft" als sinnstiftendes Modell für die Moderne geprägt: Rekurrierend auf Foucault beschreibt Link „den fundamentalen epistemologischen Bruch, der sich um 1800 in jenen Fächern ereignete, die sich dann als Humanwissenschaften konstituierten, als Wechsel vom ‚taxonomischen' zum ‚historizistischen' Denkmodel." Dabei ist das „basale methodologische Instrument der taxonomischen Episteme (…) die kombinatorische Matrix, wie sie etwa dem Linnéschen System zugrunde liegt" (Link 1997: 197). Obwohl die Taxonomie nicht ausstarb, „gewann das ‚historizistische' Denken seit 1800" zunehmend die führende Position. „Historismus bedeutet die wesentliche Konstitution der Phänomene durch ihre temporalen Koordinaten sowie durch ihre Genealogie und Filiation in einem idealiter linear vorgestellten Evolutions-Kontinuum (Prototyp Darwin)." Aus der „Gesamtheit der temporalen Verlaufskurven" entwickelte sich so die historizistische „Kurven-Landschaft" (Link 1997: 197; Link 2002).

In dieser bereits vor 1900 etablierten Kurvenlandschaft hatten Visualisierungsformen, die sich einer eigenen Zeichensprache bedienten, kaum noch Durchsetzungskraft, wie das Beispiel der Visualisierung akustischer Phänomene zeigt.[3] René Théophile Hyacinthe Laennec (1781–1826) hatte mit seinem 1816 vorgestellten Stethoskop das traditionelle Abhorchen des Körpers technisiert. In der zweiten Hälfte des 19. Jahrhunderts wurde die Auskultation zu einem Standardverfahren in der medizinischen Diagnostik. Doch es stellte sich die Frage, wie das Gehörte dokumentiert und kommuniziert werden sollte. Laennec bediente sich noch sprachlicher Umschreibungen, etwa Analogien („wie das Schnurren einer Katze"), andere, wie der Wiener Arzt Joseph Skoda (1805–1881), schlugen onomatopoetische Methoden vor: Die Töne des Herzens sollten durch *„tik-tak, tom-tum, dohm-lopp, ohm-ik"* etc. notiert werden. Wieder andere wollten die Sprache substituieren, durch Aufschreibesysteme, angelehnt an Morsezeichen oder musikalische Noten. Nicht zuletzt wurden apparative Hilfsmittel zur Aufzeichnung der akustischen Wellen vorgestellt, wobei zahlreiche Methoden gegeneinander konkurrierten, etwa die von Karl Marbe (1869–1953) ab 1907 entwickelte Methode, die mithilfe „König'scher Flammen" die Herztöne in Form von „Rußbildern" visualisierte. Letztendlich setzten sich auch hier allein die „Kurvenschreiber" durch (Martin/Fangerau 2011b). Denn dadurch, dass sie den Anschluss an gängige Visualisierungsformate herstellten, indem sie etwa den Verlauf der Herztöne in Kurvenform umsetzten, waren die Aufzeichnungen „auf einen Blick" zu erfassen, mithin evident.

Im Labor hatte sich der selbstregistrierende Wellenschreiber, der unermüdlich Kurven zu allen möglichen physiologischen Vorgängen produzierte, längst als universelles Aufschreibesystem durchgesetzt. Doch auch in die Klinik, d. h. ans Krankenbett drängte die Kurve, etwa in Form der Fieberkurve, die dort am Kopf- oder Fußende angebracht wurde (vgl. Martin 1997). Die letztlich vom Arzt zu leistende Interpretation von Messergebnissen und die Einleitung einer entsprechenden Therapie auf der Basis ihrer Dokumentation eröffnete auch hier dem Kurvenformat einen Einsatzbereich, denn gerade die Dokumentation, die im Folgenden Handlung legitimieren soll, verlangt nach Visualisierungsformen, die bestimmte Merkmale erfüllen, wie es eben die Kurve auf originäre Art vermag: Sie ist reduziert und übersichtlich, gleichzeitig aber auch exakt und aussagekräftig. Zudem vermag sie, etwa im Unterschied zum Auditi-

---

3 Vgl. zum Scheitern alternativer Versuche: Martin/Fangerau 2011b.

ven, mehrere Parameter gleichzeitig abzubilden und sie so „auf einen Blick" zugänglich zu machen.

In Labor und Klinik wurden aus dieser Wahrnehmung der Qualitäten der Kurve heraus technische Aufzeichnungsverfahren entwickelt, bei denen zusätzlich eine „mechanische Objektivität" angestrebt wurde. Deren „wesentliches Fundament" ist die „*indexikalische Spur* (…), die nicht länger ‚Darstellung' von etwas sein soll, sondern eine nichtintentionale ‚Markierung'" (Mersch 2012: 39), die jede Subjektivität (durch den Künstler, dessen manuelle Fähigkeiten, Vorstellungen von Ästhetik, Vorwissen etc.) eliminieren sollte. Eine derartige direkte Form der Aufzeichnung bedeutete die „*Registratur*" natürlicher Phänomene (etwa des menschlichen Körpers), „und zwar", wie Mersch es ausdrückt,

> „unter Absehung jeglicher verfälschenden oder manipulativen Einstellung, sogar jenseits aller Zeitunterbrechung und Ermüdung von Aufmerksamkeit – sei es, wie bei der Fotografie durch eine chemische Reaktion oder als ‚Übersetzung' von Kausalitäten mittels einer Vorrichtung, deren Bild einen *Graph* ergab. Insbesondere avancierte damit der mathematische Graph, allerdings unter Bedingung mannigfacher Justierung und Kalibrierung, zum epistemischen Ideal aller Zeichnungen in den Wissenschaften, sofern er eine buchstäbliche ‚Einzeichnung' bedeutet, die ein Datum, eine Messung, einen Impuls oder eine Bewegung in eine graphische Marke, eine Linie überführt" (Mersch 2012: 39).

Ein nahezu idealtypisches Beispiel für einen solchen, objektive Kurven produzierenden Registrierapparat bietet der von Marey entwickelte Pulsschreiber, bei dem der Ausschlag der Haut beim Pulsieren des Blutes über einen mechanischen Hebel auf geschwärztem Papier (das über einen Motor abgerollt wird) eingezeichnet wird. Die Kette aus Puls, Haut, Hebel und Papier erzeugte am Ende ein technisch generiertes Pulsdiagramm (**Abbildung 2**).

In seinem Entwurf einer „Pragmatik des Diagrammatischen" führt Steffen Bogen dieses Beispiel an und kommentiert:

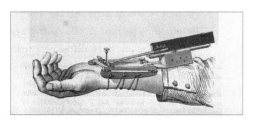

Abbildung 2 Sphygmograph zur Pulskurvenschreibung nach Marey (1878: S. 281).

> „Ohne ein solches Verfahren bliebe der Puls eine vage Qualität, durch die Einschreibung wird er zu einer quantitativ bestimmbaren Größe. Die Aufzeichnung eröffnet eine Matrix des Vergleichs. (…) Die graphische Fixierung dient damit dem Ziel, Prinzipien des Pulses und seine Abhängigkeit von verschiedenen Parametern überhaupt erst erkennen und verstehen zu können. Ohne Verfahren der Aufzeichnung wären sie womöglich unerkannt und unentdeckt geblieben" (Bogen 2011: 242).

Linear und ohne Komplikationen erfolgte der Übergang der Praxis des Kurven-
schreibens vom physiologischen Labor in die Klinik allerdings nicht. Mit den ersten
Versuchen der Einführung derartiger Apparaturen in die klinische Praxis entwickelte
sich zunächst eine heftige Debatte über das Für und Wider der Methode und ihren
Einsatz in der klinischen Diagnostik. Felix Wesener (1855–1930) etwa berichtete in
seinem „Lehrbuch", dass man den Puls „auch graphisch darstellen" kann; man „erhält
sogenannte Pulskurven, die ein getreues Bild des Ablaufes der Pulswelle darstellen"
(**Abbildung 3**). Da

> „der tastende Finger natürlich nur von begrenzter Feinheit, die freilich durch die Uebung
> sehr ausgebildet werden kann, ist, so hat man ebenfalls Instrumente construirt, die die
> Pulsbewegung graphisch darstellen. Dieselben werden als Sphygmograph bezeichnet und
> existiren (sic!) viele Modelle derselben (…) Der diagnostische Wert der Sphygmographie
> wird mitunter überschätzt, andererseits aber auch vielfach zu gering angeschlagen. Es ist
> ja richtig, daß ein sehr geübter Untersucher den Charakter des Pulses stets schon durch
> die Digitalpalpation erkennen kann; andererseits prägt sich derselbe im Sphygmogramm
> viel schärfer und deutlicher aus, so daß besonders im Laufe von Erkrankungen eintretende
> qualitative Pulsveränderungen mittels dieser Methode sich sehr leicht und übersichtlich
> darstellen lassen" (Wesener 1892: 46).

Oswald Vierordt (1856–1906) indes hielt die neue Technik für zu anfällig und favori-
sierte die klassische Palpation für die Diagnostik. In der Kombination von Tabelle und
Kurve sah er aber trotzdem eine gewisse Evidenzkraft:

> „Im Anschluss an die Einführung der Temperaturtabellen hat man sich nun auch daran
> gewöhnt, die dem Zeitpunkt der Temperaturmessung jeweils entsprechende Puls- (und
> Respirationszahl) auf Tabellen aufzutragen; dadurch erhält man auf der Fiebertabelle eine
> fortlaufende Linie der Pulsfrequenz, welche die Beurteilung wesentlich erleichtert" (Vier-
> ordt 1897: 234).

Der Schweizer Hermann Sahli (1856–1933) zuletzt fasste in seinem Standardwerk zur
medizinischen Diagnostik die Diskussion zusammen:

> „Während man zur Zeit der Erfindung des Sphygmographen geneigt war, den Wert der
> sphygmographischen Curve für die Diagnose von Krankheitszuständen zu überschätzen,
> ist man gegenwärtig vielfach in das entgegengesetzte Extrem verfallen, indem man bei der
> großen Schwierigkeit, welche die sphygmographische Curve unter physiologischen und
> pathologischen Verhältnissen der Erklärung darbietet, die Sphygmographie mehr als ei-
> nen interessanten Zeitvertreib, denn als etwas Nützliches zu betrachten anfing. Die Wahr-
> heit liegt hier in der Mitte" (Sahli 1905: 113).

In den meisten Hand- und Lehrbüchern jener Zeit finden sich zahlreiche Abbildungen
von Pulskurven, die mit Sphygmographen erzeugt wurden. Zunächst wurde angegeben, wie diese Kurven zu lesen sind. Ausgangspunkt ist dabei immer der „normale"

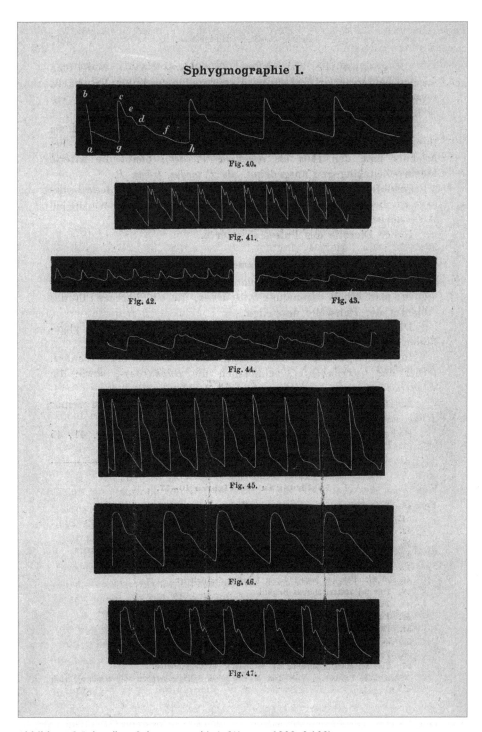

Abbildung 3 Pulswellen: Sphygmographie I. (Wesener 1892: S.198)

Puls: „Die normale Pulskurve besteht aus einem kurzen, rasch aufsteigenden und einem längeren, langsam absteigenden Schenkel. Der absteigende Schenkel ist durch eine kleine Erhebung unterbrochen (wir nennen sie kontakrot im Unterschied zu Zakken im aufsteigenden Schenkel, die man anakrot nennt)" (Krause 1909: 181). Bei Sahli findet sich ein entsprechendes Kapitel „Deutung der normalen Pulscurve. Die Factoren, welche ihre Form beeinflussen", in dem zahlreiche Pulskurven abgedruckt und sprachlich erläutert werden (Sahli 1905: 103 ff.). Kombiniert wurden die Pulskurven dabei oft mit anderen in Kurven darstellbaren Daten wie Temperatur- oder Atemkurven (**Abbildung 4**).

Das Prinzip der „Kurvenschreiber" wurde am Ende auch in der Klinik zu der maßgeblichen Methode der Messung und Aufzeichnung von Vitalparametern und damit gleichzeitig zur Vervielfachung des Erkenntnisgewinns in der Medizin. Zentrale Techniken sind hier bis heute das Elektrokardiogramm (EKG) sowie das Elektroenzephalogramm (EEG) (Borck 2005; Borck 2008; Borck 1997). Hat man erst einmal die jeweilige „Kurvensprache" erlernt, so sind die Zacken und Wellen derartiger Diagramme hochgradig evident. Sie repräsentieren physiologische Vorgänge wie pathologische Veränderungen im Patientenkörper in besonderer Prägnanz. Gleichzeitig unterstützen und erweitern sie andere Formen der Diagnostik, erschließen sonst unzugängliche Bereiche, mitunter ersetzen sie sogar unmittelbare Untersuchungen.

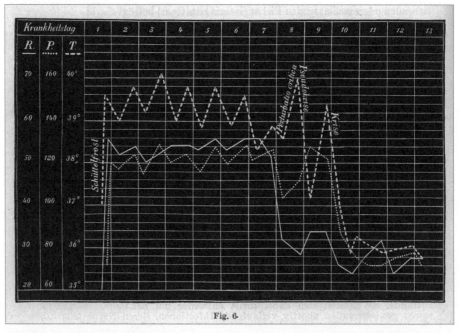

Abbildung 4 Kombinierte Kurven: Temperatur-, Puls und Respirationskurve (Sahli 1905: 68), Fig. 6

Die zur Kurvenproduktion eingesetzten mitunter recht komplexen Apparaturen (**Abbildung 5**) funktionieren über „Einzeichnungen" bzw. „Inskriptionen" von Vitalerscheinungen im menschlichen Körper auf „Datenträger" (Rußpapier etc.) (Rheinberger 2005). Mittels der Technik werden „Spuren" der Körperfunktionen im Zeit- bzw. Funktionsverlauf aufgezeichnet (Krämer/Kogge et al. 2007). Das Sichtbare ist dabei – so Krämer – nicht länger eine visuelle Repräsentation, sondern im Kontext der ‚mechanischen Objektivität' (Daston/Galison 2007) eine apparative Zeugenschaft. Um Evidenz zu erlangen, muss diese Einschreibung gewissen (visuellen, kognitiven, kulturellen etc.) Konventionen folgen, zum einen über die Einpassung in ein Koordinatensystem, das Maßstäbe setzt, etwa hinsichtlich Quantität und zeitlichem Verlauf (x- und y-Achse). Damit gehören diese „Kurvenbilder", neben einer „Fülle weiterer Graphismen" wie Notationen, Tabellen, Schaltplänen etc. unter den „Oberbegriff des Diagrammatischen", bei denen nach Sybille Krämer „Räumlichkeit" ein wesentliches Darstellungsprinzip ist (Krämer 2010: 30; Krämer 2012).

Nicht zuletzt besitzen die Graphen organisatorische Funktion. Mit ihrer Hilfe wird dem Problem der Unübersichtlichkeit großer Datenmengen begegnet, indem sie ihnen zur Anschaulichkeit verhelfen. Daher werden sie in den Medien stets eingesetzt, wenn es gilt, etwas zu „beweisen": die Wirkung der Einnahme bestimmter pharmazeutischer oder kosmetischer Produkte oder von Verhaltensänderungen. In diesem Kon-

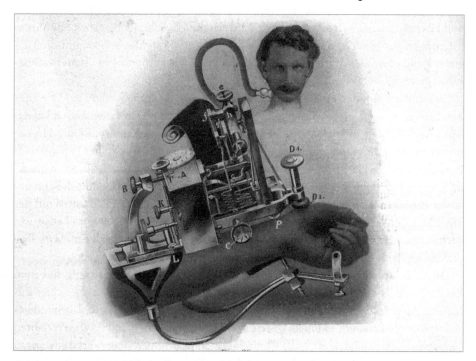

Abbildung 5 Komplexe Technik: Neuer Jacquetscher einfacher Kardiosphygmograph (Sahli 1905: 132, Fig. 30)

text haben sie auch Konjunktur in einem aktuellen Segment der *popular culture*, das unter dem Stichwort *„Quantified Self"* bekannt ist. Mit sogenannten „Self-Trackern" (zumeist in Form von Armbändern, die mit Smartphones verbunden sind) werden ganz neue Dimensionen der Selbstvermessung erreicht. Die Geräte zählen Schritte und Kalorien, messen Puls, Schlafqualität, Blutzucker, Körperfett und noch vieles mehr. Der Einzelne dokumentiert seine Werte bzw. tauscht sich mit anderen aus. Das macht aber nur Sinn, wenn aus dem Wust an Zahlen anschauliche Bilder werden. Und hier sind Kurvendarstellungen erste Wahl, indem sie wie schon betont aus sich heraus Evidenz erzeugen (etwa, um die eigene Leistungssteigerung im Zeitverlauf eindrucksvoll zu beweisen) (Selke 2014).

2.3   Mikroskopie

Das Sehen spielte in der medizinischen Diagnostik schon immer eine zentrale Rolle. Lange galt die Harnschau als das wichtigste Diagnoseverfahren in der Medizin. Der Blick auf das gefüllte Harnglas galt „als die beste und verläßlichste Möglichkeit, die verborgenen Krankheitsprozesse im menschlichen Körper zu entschlüsseln und Krankheiten zu erkennen und, darauf gegründet, erfolgreich zu behandeln" (Stolberg 2009: 7). Zunächst kam diese diagnostische Technik, die Menge, Farbe, Konsistenz und Harnsedimente betrachtete, in ihrer literarischen Beschreibung ganz ohne Visualisierungen aus. Aber spätestens seit dem Mittelalter wurde das Wissen um die Diagnostik auch bebildert weitergegeben und durch die Visualisierung in ihrem Evidenzgehalt gestärkt.

Eine frühe Form der Visualisierungsstrategie waren die, insbesondere in Mittelalter und Früher Neuzeit weit verbreiteten Harnschautafeln oder Harnfarbenkreise, bei denen verschiedenen Farbschattierungen bestimmte „Qualitäten" im Sinne der Humoralpathologie zugeordnet wurden. Der Arzt konnte die Urinfarbe seines Patienten im Harnglas mit dem Harnfarbenkreis abgleichen, der somit als ein frühes „Referenzwerk" im Sinne der späteren medizinischen Atlanten fungierte. Die Tafeln dienten dabei ebenso der Ausbildung des richtigen Sehens als auch dem Abgleich des Erkannten mit der Theorie in der praktischen Anwendung. So existierten tragbare Farbtafeln ebenso, wie nachweislich Harnschautafeln in Notizbücher überführt wurden, in denen Ärzte ihre praktischen Alltagshandlungen in Fallsammlungen notierten (Stolberg 2009).

Die traditionelle Semiotik der Harnschau, das Erfassen der im Harn aufgehobenen Zeichen mittels der Sinne wurde sukzessive erweitert durch eine Analyse seiner mit bloßem Auge nicht-sichtbaren Bestandteile. In der ersten Hälfte des 19. Jahrhunderts etablierte sich, flankiert von neuen Techniken, Instrumentarien und Analyseverfahren (Gärproben, Polarimetrie etc.), die Klinische Chemie (Büttner 1990; Martin/Fangerau 2009). Neben quantitativen Nachweisverfahren (die häufig auch über Visualisierungen funktionierten) wurde die Mikroskopie zu einem zentralen Hilfsmittel der Diagnostik.

Im Jahr 1848 publizierte Mark-Aurel Hoefle (1818–1855) sein Werk „Chemie und Mikroskop am Krankenbett", als einen „Beitrag zur medizinischen Diagnostik", in dem insbesondere der Urin im Mittelpunkt stand (Hoefle 1848). Hoefle wollte den „chemischen und mikroskopischen Theil der Diagnostik, ähnlich wie die Perkussion und Auscultation, als eigene Disziplin" (Hoefle 1848: IV) begründen, obwohl er insgesamt dem Aussagewert vor allem der neuen quantifizierenden Verfahren durchaus kritisch gegenüberstand. Aber auch die Betrachtung der Harnsedimente hielt er diagnostisch für wenig spezifisch, dabei würde „der Phantasie (...) der volle Lauf gelassen".[4]

Wenn sogar Hoefle als Befürworter dieser neuen mikroskopischen Diagnostikform vorsichtig war, was sagten dann die Skeptiker? Adolf Ziegler (1820–1889) kritisierte 1865 in seiner „Uroscopie am Krankenbette", die bis dahin vorgelegten Werke zur mikroskopischen Harndiagnostik seien „mehr für den Chemiker als für den praktischen Arzt" von Wert und er plädierte für eine „umsichtige Harnuntersuchung", ohne die eine „genaue Diagnose" in vielen Fällen „geradezu unmöglich" sei (Ziegler 1865: 3). Berthold Benecke (1843–1886) wies 1868 in einem historischen Rückblick darauf hin, dass zahlreiche Mediziner die Einführung der Mikroskopie in die Diagnostik ablehnend begleitet hätten, man ihr etwa „Täuschung" vorgeworfen hatte, und tatsächlich immer wieder Dinge abgebildet wurden, die sich bei näherer Prüfung als „hypothetische Objecte" erwiesen hätten (Benecke 1868: V). Dies lag aber, so Benecke, in erster Linie an der Unkenntnis der Ärzte, aber auch an konservativen Haltungen etablierter Praktiker gegenüber neuen Verfahrensweisen. Um diese zu durchbrechen, bemühten sich neben Hoefle auch andere Autoren um die Erstellung von Lehr- und Handbüchern, in denen sie neue Bildinterpretationen, Sehtechniken und Sehstile etablieren wollten.

Das Lehrbuch zur Einführung der „Uroskopie" von August Fränckel und Friedrich Wilhelm Theodor Ravoth (1816–1878), erstmals im Jahr 1850 aufgelegt mit dem bezeichnenden Titel „Uroscopie oder vereinfachtes Verfahren, den Harn in Krankheiten chemisch und mikroskopisch zu untersuchen und semiotisch zu deuten", avancierte zum Standardwerk in diesem Bereich. Darin ging es um die Technik (chemische und mikroskopische Verfahren) und insbesondere darum, die auf diese Weise erzeugten Erscheinungen „semiotisch zu deuten". Im Vorwort hieß es hierzu, kein

> „anderes Excretionsproduct hat in diagnostischer und semiotischer Beziehung (...) näher das Interesse und die Würdigung des Arztes beansprucht als der Harn. Seinen eigentlichen Werth für den praktischen Arzt hat er jedoch erst in der Neuzeit im Reagenzglase, unter dem Mikroskop erhalten. Diese Uroscopie ist indes immer noch eine wenig geübte. Besonders aber schreckt der ältere Praktiker, der sich überhaupt nicht stark fühlt in der Chemie und dem die Mikroskopie ganz fremd geblieben ist, vor den großen Schwierigkeiten dieser Untersuchungsmethode zurück, die ihm gewöhnlich schon für den Geübten ausserordentlich zeitraubend und kostspielig erscheinen" (Fränckel/Ravoth 1850: Vf.).

---

4 Hoefle 1848: 177; vgl. dazu auch: Roß 1996.

Hinsichtlich der Harnsedimente war die zeitliche Dimension von Bedeutung. Es kam also nicht auf den Einsatz der Technik allein an, sondern auch auf den rechten Zeitpunkt der Beobachtung – was die Argumentation für die Überzeugungskraft des Verfahrens verkomplizierte. Zum einen entstehen etwa Sedimente erst „einige Zeit nach der Entleerung des Harnes" als „spontan auftretende Niederschläge", zum anderen drohen „Zersetzungen". Daher sei, so Hermann Rieder (1858–1932) in seinem „Atlas" von 1898, die mikroskopische Untersuchung des Harns „möglichst bald nach dessen Entleerung vorzunehmen, um der Veränderung des Sediments, besonders der Harnzylinder, die sogar vollkommen zerfallen (…) können, vorzubeugen" (Rieder 1898: Vf.). In der Anleitung von Florian Kratschmer (1843–1922) und Emanuel Senft (1870–1922) aus dem Jahr 1901 wurde genau beschrieben, wie sich die Sedimente im Zeitverlauf absetzen („Je nachdem der Fall es erheischt oder ermöglicht, kann nach kürzerem oder längerem Absetzen zur mikroskopischen Untersuchung des Bodensatzes geschritten werden.") bzw. wie man „diesen Vorgang durch ‚Ausschleuderung' verkürzen kann" (Kratschmer/Senft 1901: 7 f.).

Die „Auswirkungen" des Zeitverlaufs seien nur an einem Beispiel angeführt: „Überlässt man", so Albert Daiber (1857–1928) in seiner „Mikroskopie der Harnsedimente" 1896, „frisch eliminierten Urin in einem neuen Gefässe während einiger Stunden Ruhe, so sieht man gewöhnlich (…) eine durchsichtige, leichte, flockenartige Wolke (Schleimwolke, Nubekula), welche in den unteren Schichten des Harnes schwebt." Erst darin zeigen sich Epithelien unterschiedlichster Ausformung, die eine Diagnose ermöglichen: „Bei reichlicherem Auftreten von Epithelien im Sedimente ist die Annahme, dass ein krankhafter Prozess im uropoetischen System vorliegt, völlig gerechtfertigt." Die Differentialdiagnose indes sei schwierig und sie wird anhand des Erscheinungsbildes auf den folgenden Seiten durchdekliniert. So verweisen auf eine Erkrankung der Blase dergestaltige Epithelien: „Grosse plattenförmige, ein- oder zweikernige, manchmal auch mehrkernige polygonale Gebilde, mehr oder weniger plattgedrückt" (Daiber 1896: 18).

Trotz aller Vorbehalte bzw. Schwierigkeiten entwickelte sich in der Folgezeit eine umfangreiche Harnanalysepraxis bestehend aus chemischen Nachweisen und mikroskopischen Bildern. Ein erstes Standardwerk mit beigegebenen lithografischen Tafeln, auf denen u. a. farbige Zeichnungen von Harnsedimenten zu sehen waren, stellte die „Anleitung" von Carl Neubauer (1830–1879) und Julius Vogel (1814–1880) dar, erstmals 1854 publiziert und in der Folge vielfach aufgelegt (**Abbildung 6**).

„Was die microscopischen Untersuchungen betrifft", hieß es im Vorwort, „so werden diese sicherlich durch die beigegebenen Abbildungen wesentlich erleichtert."[5] Den Tafeln waren wiederum sprachliche Umschreibungen beigegeben. Zu einem spe-

---

5 Neubauer/Vogel 1858: VI; Die Tafeln stammten aus dem „Atlas der physiologischen Chemie" von Otto Funke (Funke 1853).

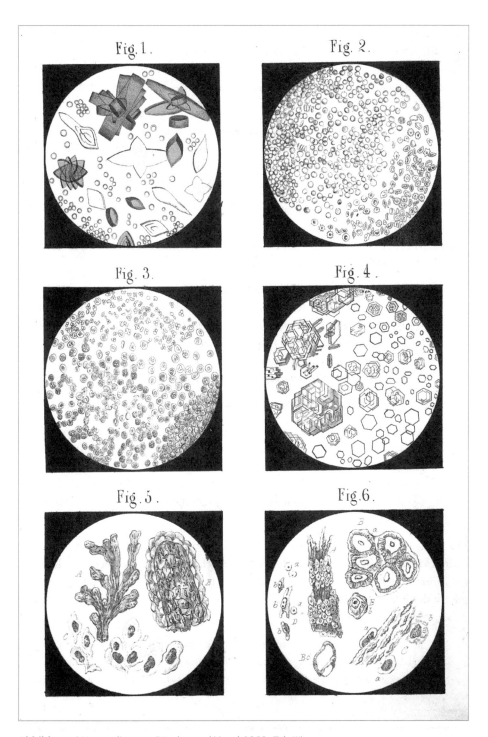

Abbildung 6 Harnsedimente (Neubauer / Vogel 1858: Tab III)

zifischen Harnsediment hieß es u. a.: „Die schönen, glänzenden, briefcouvertförmigen Krystalle sind oxalsaurer Kalk" oder „die freiliegenden keulenförmigen, geschwänzten, spindelförmigen, kernhaltigen Ephitelialzellen stammen aus den Ureteren, Nierenbecken und Kelchen." In einigen Fällen wurde auf die besondere „Entstehung" der abgebildeten Formationen eingegangen, so zur Harnsäure:

> „Die im linken oberen Theil der Figur gezeichneten Dumbbells, welche zum Theil auch im spontanen Harnsediment vorkommen, sind künstlich dargestellt. Funke hat dieselben jedesmal erhalten, wenn er chemisch reine Harnsäure in concentrirter Kalilauge löste und unter dem Mikroskop durch concentrirte Salzsäure ausschied."[6]

In den einschlägigen Lehrbüchern wurde der mikroskopischen Untersuchung des Harns stets breiter Raum zugestanden (Buchwald 1883; Rothschild 1911). In Alexander Peyer's „Atlas der Mikroskopie am Krankenbette" war das „Capitel der Urinuntersuchung naturgemäß das größte", weil

> „die hier vorkommenden Formelemente außerordentlich zahlreich und mannigfach sind. Eine exacte Diagnose der Krankheiten auf diesem Gebiete – welche nur auf mikroskopischem Wege möglich ist – bedingt daher auch zum Voraus eine genaue Kenntnis der im Urin vorkommenden einzelnen Formenelemente, welche im ersten Theil dieses Capitels in erschöpfender Weise dargestellt sind. Der zweite Theil beschäftigt sich mit den Krankheiten der Niere, des Nierenbeckens, der Blase und der Harnröhre" (Peyer 1887: 33).

Auch hier wurden zu den Tafeln Erläuterungen gegeben wie (zur Harnsäure, Tafel 9–11):

> „Die Harnsäure ist oft schon von bloßem Auge erkenntlich als ziegelrothe Körnchen, die den Wänden des Gefäßes anhaften. Unter dem Mikroskop erscheinen die Farben von ganz blassgelb bis braunroth; es wird diese Färbung hervorgebracht durch den mitgerissenen Harnfarbstoff. Die Grundformen sind vierseitige rhombische Tafeln oder sechsseitige Prismen, aus denen durch Abstumpfung der Winkel Spindel-, Pass- und Wetzstein-Formen entstehen."

Ein Werk zu den Harnsedimenten, das dezidiert auf Visualisierung setzte, erschien erstmals im Zuge einer zunehmenden Spezialisierung 1871. Ihr Ziel sei es, so die Autoren Robert Ultzmann (1842–1889) und Karl Berthold Hofmann (1842–1922), die „Semiotik des Harns zu erleichtern und zu fördern" (Ultzmann/Hofmann 1871: V). Der Atlas „zerfällt", so heißt es einleitend,

> „in zwei Abtheilungen. In der ersten werden die einzelnen wichtigeren im normalen und pathologischen Harne vorkommenden Körper vorgeführt, in der zweiten sind die Sedimentbilder nach den verschiedenen Erkrankungen des Harn bereitenden und ableitenden

---

6 Neubauer/Vogel 1858: 368 f.; unter „Dumbbells" sind „Hanteln" zu verstehen; neben den farbigen Zeichnungen findet sich als letzte Tafel eine „Farbentabelle des Harns" in Anlehnung an die Farbenkreise.

Apparates zusammengestellt, für deren Diagnose sie in Betracht kommen" (Ultzmann/
Hofmann 1871: VI) (**Abbildung 7**).

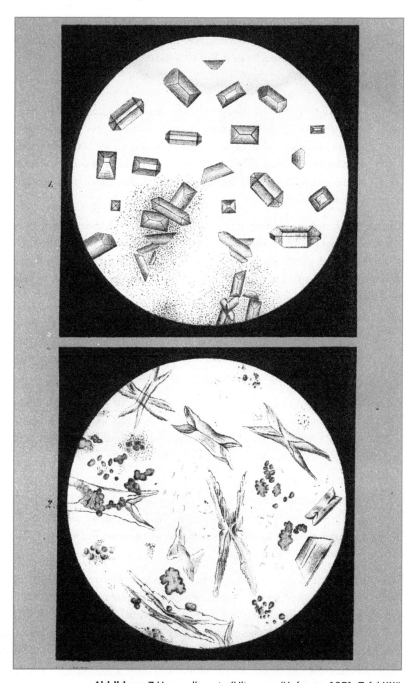

Abbildung 7 Harnsedimente (Ultzmann/Hofmann 1871: Tafel XXI)

Zu den Grundsätzen der Darstellung heißt es weiter:

> „Unsere Abbildungen haben wir nicht schematisch, sondern soweit wir es eben vermoch-
> ten, bis in die Zufälligkeiten der Anordnung nach der Natur angefertigt. Selbstverständlich
> wurden aus mehreren Präparaten immer nur die belehrendsten und an ihnen selbst wieder
> nur die charakteristischsten Stellen ausgewählt."

Der den Tafeln

> „beigefügte Text enthält, ausser der Bezeichnung des Gegenstandes, nur eine kurze An-
> gabe über die Verhältnisse unter denen man ihn findet, über seine Gestalt, und bei künst-
> lichen Präparaten, über die von uns beobachtete Darstellungs-Methode. Die im Texte
> vorkommenden Formeln entsprechen den Anschauungen der modernen Chemie, doch
> wurden zugleich die noch gebräuchlichen alten Bezeichnungen beigefügt" (Ultzmann/
> Hofmann 1871: IXf.).

Die 44 „chromolithographierten Tafeln" mit je zwei Bildern boten neben kolorierten Zeichnungen und textlichen Erläuterungen zusätzlich mitunter auch chemische
Formeln. Dabei wurde auch hier mit sprachlichen Umschreibungen und Analogien
durchaus nicht gespart, wie ein Beispiel zu den „nativen Harnsäuren" zeigt. Zu sehen
sind hier (Tafel VII):

> „Rosetten zusammengesetzt aus wetzsteinförmigen nach der Kante gestellten Krystallen,
> daneben einzelne wetzsteinförmige Krystalle, die an den stumpfen Winkeln eingekerbt
> sind, und ein einzelner grosser Krystall, der aus kleineren dachziegelförmig übereinander
> angeordneten Wetzsteinen zusammengesetzt ist."

An anderer Stelle wird die Erläuterung auf wenig mehr als das Formelhafte reduziert.
Etwa bei dem Kreatinin (Tafel XIV): „$C_4H_7N_3O$; bildet wetzsteinartige Gebilde."

Kratschmer und Senft schließlich beschrieben grundsätzlich die Erscheinungsformen der Harnsedimente, hier am Beispiel der Harnsäurekristalle:

> „Die Größe, Farbe und Form der Harnsäurekrystalle ist sehr mannigfaltig. Chemisch
> reine Harnsäure ist farblos und krystallisiert in rhombischen Tafeln. Durch Abstumpfen
> der zwei gegenüberliegenden stumpfen Winkel entstehen sechsseitige Formen, durch
> Abrunden derselben die sehr häufig vorkommenden sogenannten Wetzsteinformen"
> (Kratschmer/Senft 1901: 12).

Wie die Beispiele zeigen, war der vorherrschende Typus der Visualisierung in diesem
Bereich eine Kombination von kolorierten Zeichnungen mit erläuterndem Text, der sich
zahlreicher Umschreibungen und Analogien bediente [*Vgl. Kap. 4.1 Bild und Sprache*].

Die Abbildungen konnten bei derartigen Nachschlagewerken stark divergieren. Die
Zeichnungen bei Ultzmann und Hofmann („Die lithographische Ausführung sämt-
licher Tafeln war Herrn Dr. Heitzmann anvertraut") verfügten mitunter über eine
kräftige Farbgebung. Demgegenüber warnte etwa Albert Daiber (der sein Werk dem

„Meister und Bahnbrecher auf dem Gebiet der Naturwissenschaften", Ernst Haeckel, gewidmet hatte) vor allzu großem künstlerischen Einfluss:

> „Der praktische Wert und Nutzen mikroskopischer Bilder liegt doch vor allem in der möglichst getreuen und genauen Wiedergabe des Befundes und nicht in einer schönen kolorierten Zeichnung von Objekten, die man nie oder wenigstens nie in den vorgeführten Formen zu sehen bekommt: Dieses war mein leitendes Prinzip!" (Daiber 1896: VII) [*Vgl. Kap. 4.3 Bild oder Bild*].

Gegenstand der mikroskopischen Bilder war nicht allein der natürliche Harn, sondern auch das bewusst hergestellte Präparat.[7] Ziegler kritisierte einschlägige Werke: „Sie lehren hauptsächlich, wie man durch zeitraubende chemische Manipulationen mit delikaten Apparaten und nicht geringem Aufwand an Reagentien, jeden Hundertstel Milligramm Harnstoff etc. in einem gegebenen Harn finden kann" (Ziegler 1865: 2). Ultzmann und Hofmann sprachen in diesem Kontext, wie bereits zitiert, von „künstlichen Präparaten" bzw. berücksichtigten nicht nur „Körper, welche sich als native Sedimente im Harn vorfinden", sondern auch solche, welche bei der Untersuchung des Harnes durch die Anwendung gewisser Reagentien entstehen" (Ultzmann/Hofmann 1871: VIf.). Und auch bei Kratschmer und Senft finden sich zahlreiche Fälle, bei denen die Präparate vorbereitet wurden, z. B.: „Ein Teil der in der Figur vorgeführten Gebilde ist künstlich dargestellt worden: Niederschlag von phosphorsaurem Natron durch schwefelsaure Magnesia bei Gegenwart von Ammoniak" (Kratschmer/Senft 1901: 10).

Hier bietet sich ein Blick in andere Wissensgebiete und ihren Umgang mit Manipulationen an. Daston und Galison konstatieren für das „späte neunzehnte und frühe zwanzigste Jahrhundert" ein „ethisch-epistemisches Vorhaben" in den Wissenschaften, „mechanische Objektivität auf visueller Basis" herzustellen. Dies impliziere die Moral der „Nicht-Intervention", d. h. die Unterdrückung der „willentlichen Einmischung des Autors/Künstlers" (Daston/Galison 2007: 127) und einen zunehmenden Einsatz technischer Visualisierungsverfahren, insbesondere den Übergang von der Zeichnung zur Fotografie. Im Gegensatz zum Postulat der „Nicht-Intervention" als Grundvoraussetzung wissenschaftlicher Abbildungen in anderen Bereichen galten für mikroskopische Visualisierungen offensichtlich andere Kriterien. Einerseits betonten die Autoren auch hier immer wieder die „naturgetreue" Darstellung. Andererseits hoben sie hervor, dass in vielen Fällen eine Diagnose ohne Mikroskopie nicht zu leisten sei. Im Sinne der Diagnostik musste hier indes in vielen Fällen mittels Reagentien etc. „manipuliert" werden, um Vorgänge bzw. Sachverhalte sichtbar zu machen, die „von Natur aus" nicht sichtbar sind. Das Prinzip der diagnostischen Aufdeckung dominierte dasjenige der Naturtreue bzw. Nicht-Intervention.

---

7 Davon abgesehen wurde das Harnsediment zumeist durch Zentrifugieren des Harns gewonnen; demgegenüber bezeichnete man unzentrifugierten Harn als „Nativharn".

Noch in einem aktuellen Standardwerk zum Harnsediment, „Atlas – Untersuchungstechnik – Beurteilung", in der siebten Auflage aus dem Jahr 2005, wird auf die Bedeutung der mikroskopischen Untersuchung für die Diagnostik hingewiesen: „Der ,Ärztliche Blick ins Sediment' zählt zu den wenig aufwendigen und doch überaus effektiven Untersuchungsmethoden in Klinik und Praxis." Die Autoren betonen die hohe „Aussagefähigkeit" des Harnsediments, wobei eine „gewisse Erfahrung in der Korrelation zwischen klinischem Krankheitsbild und Sedimentbefund" vonnöten sei (Althof/Kindler 2005: 1). „Zweck" des Buches soll es sein, „dem wenig geübten Untersucher die Erkennung und Wertung der im Harn vorkommenden, mikroskopisch sichtbaren Strukturen zu erleichtern. Das Schwergewicht des Buches liegt daher auf dem Bildteil."[8] Die Abbildungen sind Mikrofotografien (farbig wie schwarz-weiß), in manchen Fällen sind Zeichnungen zur Erläuterung beigegeben [*Vgl. Kap. 4.2 Bild und Bild*]. Hinsichtlich des Sedimentbefundes hat sich bei der Erzeugung visueller Evidenz in den letzten hundert Jahren offensichtlich wenig verändert.

2.4   Endoskopie

Die Mikroskopie bot indirekt „Einblicke" in das Körperinnere, indem über Präparate auf der Mikroebene Beobachtungen angestellt werden konnten, etwa im zellulären Bereich. Von besonderem Interesse war es aber, auch größere Strukturen bis hin zu inneren Organen bei lebenden Menschen zu inspizieren. Versuche, über Körperöffnungen in das Innere des Körpers zu gelangen, hatte es bereits seit der Antike gegeben, wobei den harnbildenden und harnableitenden Organen besondere Aufmerksamkeit zu Teil wurde. Damit wurde jener Bereich der Medizin, der heute unter der Bezeichnung „Urologie" eine fachärztliche Disziplin darstellt, zu einem zentralen Forschungsfeld bei der Entwicklung technisch induzierter Visualisierungsstrategien in der medizinischen Diagnostik.[9]

In diesem Bereich war auch Phillip Bozzini (1773–1809) tätig, der, so hatte er sein Anliegen formuliert, „die inneren Höhlen des lebenden animalischen Körpers zu erleuchten" suchte. Im Jahr 1806 konnte er seinen „Lichtleiter" vorstellen, bei dem das Licht einer Kerze über einen Spiegel in das Innere der Harnblase reflektiert wurde (Reuter 2006b). Damit war die Grundidee für das Zystoskop (wörtlich „Blasenbetrachter") entwickelt, die sich heute noch in der bisweilen gebräuchlichen Bezeichnung „Blasenspiegelung" für die Zystoskopie wiederfindet. Antonin Jean Desormeaux (1815–1882) kam rund 50 Jahre später auf die technische Grundidee Bozzinis zurück, ersetzte indes das schwache Kerzenlicht durch eine Brennstoffmischung aus Alkohol

---

8 Ebd., S. VII (Vorwort zur ersten Auflage).
9 Der folgende Text basiert in Teilen auf: Martin 2012; Martin/Fangerau 2011a.

und Terpentinöl, die eine wesentlich hellere Flamme erzeugte. Das von ihm erstmals als „Endoscope" bezeichnete Instrument wurde 1853 vorgestellt und ermöglichte es, Blasen- und Harnröhrenschleimhautveränderungen zu beobachten sowie Blasensteine zu erkennen. Doch selbst jetzt blieb die Ärzteschaft noch weitgehend skeptisch gegenüber dieser neuen Technik. Einer seiner Lehrer soll Desormeaux gefragt haben: „Man sieht sehr gut mit ihrem Instrument. Aber wozu dient das eigentlich?" Hintergrund für eine derart distanzierte Haltung gegenüber der „Sichtbarmachung" war, dass im urologischen Betätigungsfeld die Blaseninspektion mittels des Tastsinns eine lange Tradition besaß, wobei die Ergebnisse von der individuellen Geschicklichkeit des Untersuchenden abhingen. Angesichts dieser Möglichkeit, die ärztliche Kunst zu demonstrieren, hatten die Mediziner lange Zeit keinen Bedarf an einer anderen, konkurrierenden Methode (Hauri 2005).

Die Instrumente mit extrakorporaler Lichtquelle lieferten allerdings auch nur wenig Einblick und fanden daher keine praktische Anwendung. So attestierte etwa Theodor Stein (1840–1896) noch im Jahr 1877, das größte Manko aller bisherigen Instrumente läge in ihrer Lichtschwäche, sodass „unsere Kliniker und Chirurgen meistentheils auf die Benutzung des Endoskops verzichtet" haben und „dasselbe fast nur noch als Kuriosum betrachtet" wird (Stein 1877).

Zeitgleich arbeiteten unterschiedliche Forscher an dem Problem der Lichtschwäche. So etwa Julius Bruck (1840–1902), der die so genannte „Diaphanoskopie" erfand, die indirekte Durchleuchtung von Körperhöhlen. Bezüglich der Blase stellte er 1867 das „Urethroskop" vor: Glühender Platindraht, den er als Leuchtmittel nutzte, lieferte das hellste Licht, das man zu dieser Zeit erzeugen konnte, entwickelte indes auch extreme Hitze. Zur Kühlung schloss Bruck den Draht in eine doppelte Glasflasche ein, deren äußere Kammer dauernd mit Eiswasser gespült wurde. Der Leuchtkörper des Gerätes wurde dadurch derart voluminös, dass an ein Einbringen in die Harnröhre nicht zu denken war. Durch Einführung in den Enddarm konnte indes die Blase durchleuchtet – und mittels eines gekrümmten Katheters – beobachtet werden. Allerdings blieb auch hier die Helligkeit zu gering, um ein für die Diagnostik hinreichendes Blasenbild zu erzielen (Zamann/Zajaczkowski 2002).

Maximilian Nitze (1848–1906) griff dann die Idee des Platindrahtes auf und es gelang ihm zusammen mit dem Instrumentenbauer Wilhelm Deicke (1834–1913), ein Gerät zu konstruieren, bei dem die Kühlung derart minimiert werden konnte, dass die Lichtquelle in die Spitze des Instrumentes integriert werden konnte und erstmals eine intravesikale Ausleuchtung möglich war. Der glühende Draht wurde im Rohrinneren mit kaltem Wasser umspült, um eine zu starke Erhitzung des Instrumentes, die zu erheblichen Verbrennungen etwa der Schleimhäute führen konnte, zu vermeiden. 1877 demonstrierte Nitze das Zystoskop vor der Königlich Medizinischen Gesellschaft in Dresden an einer Leiche.

Auf Empfehlung Deickes arbeitete Nitze ab 1878 mit dem Wiener Instrumentenmacher Josef Leiter (1830–1892) zusammen und zog zur Intensivierung der technischmedizinischen Kooperation selbst nach Wien. Auf der Basis der Deicke-Modelle – die sich allesamt als in der Praxis nicht brauchbar herausgestellt hatten – verbesserten Nitze und Leiter die Technik, insbesondere das optische System, derart, dass 1879 das erste funktionsfähige Nitze-Leiter-Kystoskop der Öffentlichkeit vorgestellt werden konnte. Nitze hat damit, so Matthias Reuter, den „Grundstein für die klinische Endoskopie gelegt, wie sie jetzt bei der gesamten Körperhöhlenforschung Anwendung findet und in ihren Grundprinzipien bisher noch keine wesentliche Änderung erfahren hat." Insbesondere besaßen seine Endoskope, so Reuter weiter, „zwei zukunftsweisende Eigenschaften: 1. Die Lichtquelle saß an der Spitze bzw. im Schnabel des Instruments. 2. Der optische Apparat (Fernrohr) erweiterte die sichtbare Bildfläche im Blaseninnern" (Reuter 2006a: 1079). Den Erfolgszug seines Gerätes in der Diagnostik erhoffend oder erahnend, hatte Nitze sein Endoskop direkt 1879 auch in den USA als Apparat für die direkte Beleuchtung und Untersuchung menschlicher und tierischer Körperhöhlen patentieren lassen (Herr 2006).

Bei diversen öffentlichen Demonstrationen wurden die Instrumente zunächst positiv bis enthusiastisch aufgenommen. Bald kam es jedoch zunehmend zu Ablehnung und Kritik, wobei insbesondere die komplizierte und teure Wasserkühlung des Glühdrahtes ins Visier genommen wurde. Ferner lagen Kritikpunkte in der komplexen Apparatetechnik, die die Anwesenheit eines Mechanikers notwendig mache, in der Verbrennungsgefahr, einer zu grellen Beleuchtung und einem Wegfall der Lichtreflexe (wodurch ein räumliches Sehen erschwert werde) (Auspitz 1879: 411). In der Klinik kamen Geräte dieser Generation daher nicht oder nur selten zum Einsatz. In seinem „Lehrbuch der Kystoskopie", das den bezeichnenden Untertitel trug: „Einschliesslich der nach M. Nitzes Tod erzielten Fortschritte", verwies der Nitze-Schüler Otto Ringleb (1875–1946) in diesem Kontext auf das Unverständnis der „ausübenden Blasenärzte": Die

> „Überlastung des Arztes durch die gewaltigen Anforderungen, die schon das Studium an sein Gedächtnis stellt, äußert sich bei der Mehrzahl selbst der ausübenden Fachärzte in einer häufig unbewußten Ablehnung der Müheleistung, die nur ein tieferes Verständnis für ein neues Gerät oder Verfahren aufbringt (Ringleb 1927)."

D. h., wesentlich für die mangelnde Akzeptanz des Instruments war nach Ringlebs Meinung die fehlende Bereitschaft der Ärzte, sich mit dessen Funktionsweise auseinanderzusetzen, um so auch den möglichen Erkenntnisgewinn überhaupt erfassen zu können. Das zentrale Problem war indes die technische Unzulänglichkeit der Instrumente, insbesondere, eine genügend helle, aber nicht zu grelle Ausleuchtung des Körperinneren zu gewährleisten bei gleichzeitiger Unversehrtheit der Patienten.

2.4.1   Technische Einsichten

Angesichts des Misserfolges der Endoskopie und der mitunter scharfen Kritik an seinem Instrument zog sich Nitze aus der Konstrukteursarbeit zurück, hielt indes an seiner urologischen Privat- und Poliklinik in Berlin weiterhin Kurse in Zystoskopie ab. Erst 1886 wurde er wieder aktiv, als mit der Mignonlampe eine Technik zur Verfügung stand, mit der das zentrale Problem der Beleuchtung von Körperhöhlen gelöst werden konnte (Reuter 2006a).

Frühe „Blasenbetrachter", etwa von Bozzini oder Desormeaux, ermöglichten keinen wirklichen Einblick in das Körperinnere: Extrakorporale Lichtquellen waren hierfür in ihrer Leuchtkraft einfach zu schwach. Es mussten Möglichkeiten gefunden werden, die Lichtquelle näher an das zu inspizierende Objekt (ein Organ oder eine spezifische Region) heran zu bringen. Das Urethroskop von Julius Bruck erwies sich als nicht praktikabel. Die mangelnde Akzeptanz lag darin begründet, dass die Instrumente durch die aufwendige Wasserkühlung technisch zu komplex, umständlich in der Handhabung und zu teuer in der Anschaffung waren. Den Apparaturen wurde seitens der Ärzteschaft „Umständlichkeit, Schwerfälligkeit und Beschwerlichkeit" vorgeworfen. Zudem blieb auch bei dieser indirekten Durchleuchtung die Helligkeit zu gering, um ein für die Diagnostik hinreichendes Blasenbild zu erzielen. Rudolf Lewandowski (1847–1902), einer der wichtigsten Förderer des Einsatzes von elektrischem Licht in der Medizin, attestierte der „Diaphanoskopie", sie habe „keinen wissenschaftlichen Werth" und könne „höchstens zu Spielereien verwendet werden" (Lewandowski 1892). So blieb die Durchleuchtung der Blase eine Episode, allerdings wurde mit ihr der Weg beschritten, der zu einer hinreichenden Beleuchtung führte, indem versucht wurde, die Lichtquelle in das Körperinnere einzubringen.

Mit seinem „Zystoskop" zur direkten Beleuchtung von 1877 verließ Nitze das Prinzip der Diaphanoskopie, nahm jedoch wie Bruck den mit Wasser gekühlten Platindraht als Beleuchtungselement wieder auf. In der Sitzung der k. k. Gesellschaft der Ärzte in Wien führte Leopold von Dittel (1815–1898) unter Assistenz von Nitze und Leiter am 9. Mai 1879 ein modifiziertes Instrument vor und Nitze hielt einen Vortrag, der sich mit der zentralen Problematik der Endourologie, den Beleuchtungsmethoden, beschäftigte (Nitze 1879b). Und im selben Jahr erschien in der „Wiener medizinischen Wochenschrift" ein Beitrag, in dem er allen bisher „als Endoskope bezeichneten Instrumente[n]" jede „praktische Bedeutung" absprach, insbesondere auf Grund der ungenügenden Ausleuchtung des Untersuchungsgebietes. Diesem Mangel wollte er durch die Anbringung des Platinglühdrahtes am distalen Ende des Endoskops bzw. dessen Austausch durch andere Leuchtmittel begegnen (Nitze 1879a) (s. o.).

In der Forschungsliteratur ist es umstritten, wer als erster die Mignonlampe für die Endoskopie nutzbar gemacht hat. Gemeinhin wird die Priorität David Newman (1853–1924) aus Glasgow zugeschrieben, der sie 1883 an einem Zystoskop installiert hatte (Shah 2002). Nitze selbst stand der Mignonlampe zunächst skeptisch gegenüber, ließ sich indes 1886 von der Firma Friedländer Mignonlampen anfertigen, mit denen er offenbar experimentierte. Um 1887 hatte er auf dieser Basis dann ein Zystoskop mit einer Edisonschen Glühbirne entwickelt, das keiner Wasserkühlung mehr bedurfte. Im Frühjahr 1887 beschrieb er erstmals sein mit der neuen Lichtquelle modifiziertes Kystoskop (Nitze 1887). Im selben Jahr wurden dann unabhängig voneinander in Berlin (Paul Hartwig (1846–1928)) und Wien (Leopold von Dittel) Mignonlampen-Zystoskope vorgestellt, erst 1899 erfolgte die Publikation von Ferdinand Valentine (1851–1909) (Valentine 1899). Am 23. Januar 1888 demonstrierte Hurry Fenwick (1856–1944) bei der Medical Society den neuen Typus des „Glühlampen-Cystoskops" („The smallest incandescent lamp [‚mignon' lamp] occupies the end or tipp of the cystoscope"). Er führte aus, Leiter und Nitze hätten unabhängig voneinander 1887 derartige Instrumente entwickelt, die sich nur minimal unterschieden. Auch hier befand sich in beiden Fällen die Mignon-Lampe an der Spitze des Instruments (Fenwick 1888; Nitze 1888).

Damit war der technische Durchbruch gelungen, den auch Nitze nicht ohne Selbstlob als bahnbrechend ansah. „So ist nun", kommentierte er die Bedeutung dieser Neuerung, „durch Benutzung der Mignonlampen das Kystoskop aus einem complicirten, technisch schwierigen, kostbaren Instrument mit einem Schlage ein einfach zu handhabendes, wohlfeiles geworden" (Nitze 1889: 36). Die Mignonlampe erzeugte helles Licht, wurde nur mäßig warm und ließ sich, im Falle eines Defektes, leicht auswechseln. Mit dieser ersten Instrumentengeneration wurde auf Jahrzehnte die Grundlage für alle weiteren Entwicklungen in der Endoskopie geschaffen (**Abbildung 8**).

Letztendlich ist es nicht so wichtig, wer als erster die Mignonlampe in den Körper eingeführt hat, sondern dass diese Technik als zentrale Innovation akzeptiert wurde. Tatsächlich ermöglichte erst die Mignonlampe die Durchsetzung der Endoskopie. Neben der Verbesserung des „Handlings" und der Herabsetzung der Kosten der Instrumente waren dessen visuelle Aspekte dabei von besonderer Bedeutung. Die neue Beleuchtungstechnik ermöglichte dem Untersuchenden erstmals einen diagnostisch hinreichenden Einblick in den Körper. Zudem schuf sie die Voraussetzung für eine angemessene Dokumentation. Damit war erstmals ein funktionsfähiger Instrumententyp entwickelt, der die Leuchtquelle in das Körperinnere einbrachte, bei gleichzeitiger Unversehrtheit des Patienten: Die Mignonlampe war, so eine rückblickende Einschätzung, die verlässlichste und gleichzeitig sicherste Lichtquelle, mit der die größte bis dahin bestehende Hürde, nämlich die Gefahr der Verbrennung der Blasenwand durch in die Blase eingeführtes Licht, umgangen werden konnte (Shah 2002).

Das „Kystoskop I" von Nitze aus dem Jahr 1887 prägte auf Jahrzehnte alle weiteren Entwicklungen in der Endoskopie. Allerdings ergaben sich aus den Eigenarten der neuen Technik – neben der Beleuchtung – zahlreiche weitere Schwierigkeiten, insbesondere hinsichtlich der Optik. Man musste, so fasste es Leopold Casper (1859–1959) in seinem Beitrag zur „Real-Enzyklopädie" im Jahr 1897 zusammen, „einen Apparat construiren, der eine Erweiterung des Gesichtsfeldes oder mit anderen Worten, das Erblicken eines grösseren Theiles der gegenüberliegenden Blasenwand mit einem male

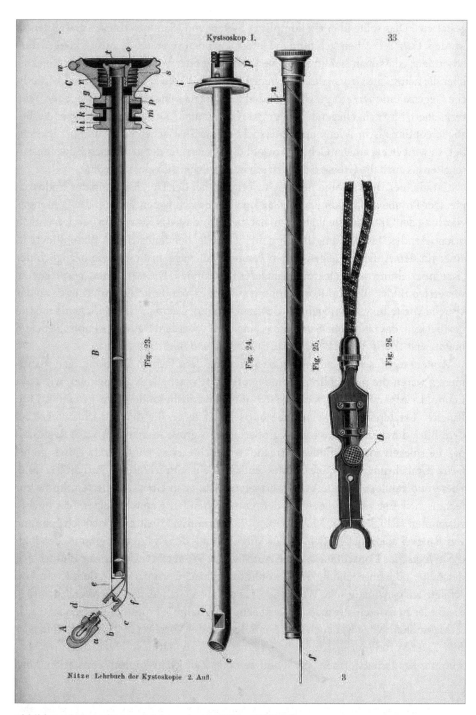

Abbildung 8 Kystoskop I mit Mignonlampe (Nitze 1907: 33)

gestattete." Dies sollte über ein komplexes System von (Sammel-)Linsen gewährleistet werden. Daraus ergaben sich für den Untersuchenden verstörende Auswirkungen, insbesondere, „dass man sich über die Vergrößerung oder Verkleinerung eines Objektes über die natürliche Grösse des Gesehenen täuschen lassen kann" sowie dass „körperliche Gegenstände verzerrt gesehen werden müssen, da seine entfernter gelegenen Teile verkleinert, ihre näher liegenden vergrössert erscheinen." Doch gab sich Casper diesbezüglich optimistisch: „Wenn der Untersucher diese Thatsachen kennt und berücksichtigt, so wird er bei einiger Uebung sowohl die Verzerrung der gesehenen Bilder auszuschalten als auch die Grösse richtig zu schätzen wissen" (Casper 1897: 881).

Gerade hier lag also eine neue Schwierigkeit bei der Durchsetzung der Endoskopie. Der Physiker Max von Rohr (1868–1940), der sich wesentlich um die Weiterentwicklung der Optik verdient gemacht hat, betonte, dass das Kystoskop ein „wesentlich orientierendes Beobachtungsinstrument" darstelle, bei dem sich das Blaseninnere in einer für den Anfänger „eigenartigen Perspektive" zeige, insbesondere bezüglich der „Raumbeziehung der Objekte" zueinander (Rohr 1916). Diese fremden, gespiegelten, verzerrten Bilder aus dem Körperinnern stellten extrem hohe Anforderungen an das visuelle Vorstellungsvermögen der Untersuchenden. Der menschliche Sehsinn musste flexibel sein, das räumliche Sehen neu „eingestellt" werden. Das endoskopische Sehen musste erst erlernt werden [*Vgl. Kap. 1.3 Denkstil und Bildstil*].[10]

Weitere technische Neuerungen basierten auf dem Prinzip der bisherigen Instrumente, waren die maßgeblichen Innovatoren doch fast alle Nitze-Schüler, wie etwa Leopold Casper, Samuel Jacoby (1867–1915) und insbesondere der genannte Otto Ringleb. Letzterer entwickelte neue optische Systeme, die den Gesichtswinkel bei dem Blick durch das Endoskop vergrößerten. Das große Manko der Nitze-Kystoskope, die spiegelverkehrte Bildwiedergabe, vermochte er zu eliminieren: durch mehrfache Umkehrung des Objektbildes entstand ein aufrechtes, seitenrichtiges Bild. Diese und zahllose weitere Verbesserungen fasste er in einer dezidierten Studie zur technischen Entwicklung bzw. in den entsprechenden Kapiteln seiner Lehrbücher zusammen (Ringleb 1910; Ringleb 1927). In Zusammenarbeit mit Friedrich Fromme war Ringleb auch maßgeblich an der Verbesserung der Kystophotographie beteiligt, die in logischer Konsequenz, so die Autoren, die Weiterentwicklung der Endoskopie darstellte: „Die Entwicklung des kystophotographischen Apparats aus dem Kystoskop erfolgte auf ganz natürliche Weise. Es ist leicht zu verstehen, dass der Wunsch vorlag, die Bilder zu fixieren, die man im Kystoskop wahrnahm" (Fromme/Ringleb 1913: 23).

Maximilian Nitze war auch in diesem Bereich der Vorreiter [*Vgl. Kap.4.3. Bild oder Bild*]. Der Vorteil der instrumentellen Diagnostik lag darin, so Nitze, dass „wir" bestimmte Krankheitsformen „oft schon zu einer Zeit kystoskopisch constatiren kön-

---

10 Felix Oberländer (1851–1915) bemerkte zur Demonstration Nitzes von 1879 wörtlich: „Es ist fernerhin selbstverständlich, dass man wie bei anderen Instrumenten auch durch das Urethroscop, um erspriessliches zu leisten, erst sehen lernen muss" (Oberländer 1879: 712).

nen, in der sich sonst noch keine anderweitigen Veränderungen (...) nachweisen lassen." In Verbindung mit der Fotografie ließen sich die neuen Einsichten jetzt zudem
dokumentieren:

> „Konnte ich bisher bei verschiedenen Kranken im Verlauf mehrerer Jahre die Entwicke-
> lung des Leidens vom ersten Beginn kaum wahrnehmbarer Veränderungen bis zu den
> typischen und gewaltigsten Veränderungen durch wiederholt vorgenomme kystoskopi-
> sche Untersuchungen verfolgen, so ist es uns jetzt möglich, durch wiederholte Kystopho-
> tographie die einzelnen Stadien zu fixiren und uns an der Hand dieser Photogramme den
> Gang der Veränderungen zu vergegenwärtigen" (Nitze 1894b: 151).

Er unternahm also den Versuch, die Krankheiten und ihren Diagnosen eigentümli-
chen zeitlichen Komponenten in seine Darstellungsformate mit aufzunehmen. Die
Betonung der „Zeitlichkeit" ist ein wichtiger Punkt in der medizinischen Diagnostik,
die Bedeutung von Visualisierungsstrategien in diesem Zusammenhang wurde aber
nur selten so explizit betont wie hier bei Nitze.

Nach dem Erfolg seines „Lehrbuch der Kystoskopie" von 1889 ließ Nitze bereits
ab 1891 durch seinen Schüler Robert Kutner (1867–1913) die ersten Fotografien der
Blase anfertigen und es gelang, Blasenbefunde fotografisch festzuhalten. 1894 erschien
mit dem „Kystophotographischen Atlas", der 10 Tafeln, 60 Abbildungen sowie Photo-
gravuren enthielt, das „erste bahnbrechende Werk" der „Endophotographie" (Reuter
2000). Die Qualität der Photogramme war indes sehr umstritten, verbesserte sich allerdings im Lauf der Jahre stetig (**Abbildung 9**). Der zentrale Aspekt der Verbindung
von Endoskop und Kamera lag für die Diagnostik (wie auch für die Fortschritte in der
Therapie) in dem Aspekt des „Seriellen". In seinem „Atlas" stellt Nitze diesbezüglich
zusammenfassend fest: „Dadurch, dass wir die photographische Aufnahme in längeren Zwischenpausen wiederholen, können wir den Entwickelungsgang des pathologischen Processes in einer Reihe von Bildern festhalten" (Nitze 1894a: 9).

So wurde die Endoskopie zu einer der zentralen medizinischen Diagnosetechniken
und zugleich eröffnete sie eine neue Visualisierungsstrategie. Das ist umso bemerkens-
werter, da es lange Zeit als unmöglich galt, in den Körper hineinzusehen. Doch gerade diese Durchbrechung der „skopischen Schranke" machte das Faszinosum aus und
leitete die Durchsetzung der Endoskopie ein. Als es dann gelang, brauchbare Bilder
aus dem Körperinnern zu erzeugen und zu dokumentieren, um diese so dem wissenschaftlichen Diskurs zugänglich zu machen, etablierte sich nicht wie bei der Radiologie eine eigenständige Disziplin der Endoskopie, aber die Urologie sieht das Endoskop
bis heute als ihr Signaturinstrument und die Endoskopie als ihre konstitutive Technik
an, die ihre Spezialisierung befeuerte. Weit darüber hinaus entwickelten sich zahlreiche Sub-Disziplinen, etwa im HNO-Bereich (Bronchoskopie) oder der Inneren Medizin (Gastroskopie, etc.)

Die Endoskopie war nichtsdestotrotz ein operatives, invasives Verfahren und blieb
daher im Untersuchungszeitraum nicht ohne Risiken. Kurz vor der Jahrhundertwen-

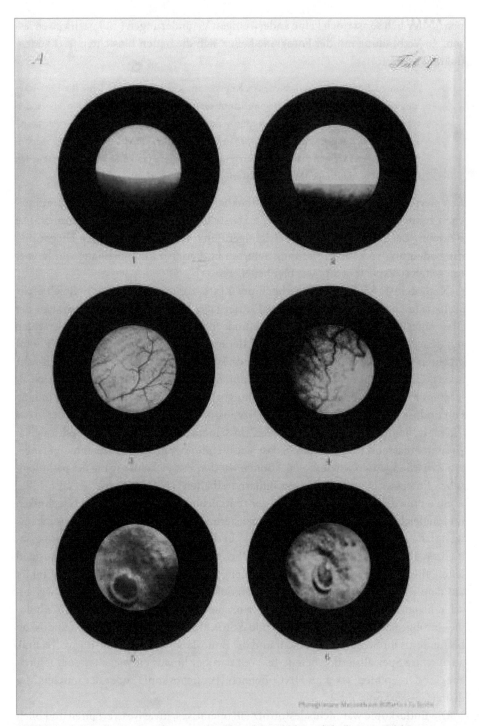

Abbildung 9 Kystofotogramm der normalen Blase (Nitze 1894a: Abtheilung A, Tafel I)

de, als sich die Endoskopie gerade etabliert hatte, tauchte dann eine völlig neuartige Technik auf, die den großen Vorteil hatte, nicht-invasiv in den Körper hineinleuchten zu können.

2.5   Radiologie

Unmittelbar nach der Bekanntgabe seiner Entdeckung einer „neuen Art von Strahlen" durch Wilhelm Conrad Röntgen (1845–1923) im November 1895 kam es zu einer allgemeinen Euphorie in der (wissenschaftlichen) Öffentlichkeit angesichts der vermeintlichen Möglichkeiten dieser neuen Technik. So wurden die Strahlen aus dem physikalischen Labor auch zeitnah von verschiedensten Medizinern adaptiert und für die eigenen Fragestellungen erprobt. Bereits 1896 konstatierte Emil Grunmach (1849–1919) in der Berliner Klinischen Wochenschrift:

> „Unter Anwendung der Röntgenstrahlen können bei der Krankenuntersuchung nicht allein die durch unsere jetzigen Untersuchungsmethoden erzielten Resultate bestätigt, sondern auch pathologische Zustände schon zu einer Zeit erkannt werden, in der unsere bisherigen Methoden zur Erkenntnis jener Zustände noch nicht ausreichen. Mit Hülfe der Röntgenröhre und des Fluorescenzschirms lassen sich sogar Organveränderungen sichtbar machen, die mit den bis jetzt üblichen Untersuchungsmitteln überhaupt nicht diagnosticierbar sind" (Grunmach 1896).

Schnell wurde auch im Bereich der Urologie die neue Technik erprobt, wie im Folgenden in einem historischen Rückblick gezeigt werden soll.[11] Nach anfänglicher Skepsis von Teilen der Ärzteschaft, die an den traditionellen manuellen Verfahren festhalten wollte, setzte sich die radiografische Durchleuchtung zunächst beim Nachweis von Konkrementen durch. Ausschlaggebend hierfür war zum einen die überzeugende Dokumentation der Steine im Bild, zum anderen die Haltung der Patienten, die das Röntgenverfahren der Sondenuntersuchung vorzogen. Schwieriger gestaltete sich die radiologische Darstellung der Weichteile und Hohlräume, insbesondere die Erprobung geeigneter Kontrastmittel. Als aus der Kombination mit der Zystoskopie heraus die retrograde Pyelographie entwickelt werden konnte, eröffnete sich eine neue diagnostische Dimension für die Urologie. Es blieb allerdings das Problem, dass auch das „Lesen" dieser völlig neuartigen Bilder erst gelernt werden musste (s. o.). Zur Einübung der radiologischen Bildsprache wurden Atlanten publiziert, bei denen die radiografischen Bilder mit Zeichnungen und Texten erläutert wurden. So wurde eine eigenständige radiografische Semiotik entwickelt, über die ein entsprechender „radiologischer Blick" auch für den urologischen Bereich erlernt werden konnte.

---

11 Der folgende Text basiert in Teilen auf: Martin/Fangerau 2012a.

2.5.1   Nachweis von Konkrementen

Das zentrale Anwendungsgebiet der neuen Technik in der Urologie war zunächst der Nachweis von Konkrementen im Organismus. Während einige Autoren behaupteten, dass Blasensteine „genauso undurchlässig für Röntgenstrahlen sind wie Knochen" (Siegel 1896), waren zahlreiche Mediziner zunächst skeptisch, ob sich Steine überhaupt nachweisen ließen und forschten nach Unterschieden zwischen Gallen-, Blasen- und Nierensteinen. So wies Carl Beck (1856–1911) auch auf vermeintliche erste Irrtümer hin, wenn er betonte, dass man zunächst geglaubt hatte,

> „dass man nur solche Konkremente darstellen könnte, welche, wie die Oxalate, aus einem dichten, harten Gefüge bestünden, während die leicht durchdringlichen Urate einen nur schwachen Schatten würfen und die durchsichtigen Phosphatsteine gar keinen Eindruck hinterliessen. So schien es denn, dass der skiagraphische Erfolg bei Steinen des Harntractus von deren verschiedener Zusammensetzung resp. deren grösserer oder geringerer Transparenz abhinge" (Beck 1901: 94).

Diese ersten Überlegungen erschienen daher in der Folge nicht haltbar, was insbesondere durch extrakorporale Experimente zur Durchleuchtung der unterschiedlichen Steine bewiesen werden sollte. Letztlich setzte sich zunehmend die Auffassung durch, dass die meisten Konkremente gemischter Natur seien und ihre Zusammensetzung keine entscheidende Rolle spielte. Vielmehr seien die technischen Probleme des Röntgenverfahrens für das Darstellbare entscheidend. Albrecht Burchard (1873–1948) kommentierte dies 1900 folgendermaßen: „Es ist nicht zu bestreiten, dass der Nachweis von Nierensteinen zurzeit zu den schwierigsten Aufgaben der Röntgenographie gehört, denn die negativen Befunde überwiegen die positiven noch immer erheblich." Dies läge jedoch nicht nur an den Konkrementen und ihrer Zusammensetzung: „Die Hauptursache wurde bisher in der chemischen Zusammensetzung gesucht. Bis zu einem gewissen Grade mag dies Berechtigung haben, immerhin scheint mir vor allem die Technik nicht richtig ausgearbeitet" (Burchard 1913: 247). Ähnlich sah dies auch Oskar Rumpel (1872–1955) im dem weltweit ersten Standardwerk der Uroradiologie von 1903. Die meisten Konkremente seien gemischter Natur und ihre Zusammensetzung spiele keine entscheidende Rolle: „Die Sichtbarmachung des Steinschattens auf der Röntgenplatte ist nicht von der Grösse (...) und der chemischen Zusammensetzung der Konkremente abhängig, vielmehr einzig und allein von der Technik des Röntgenverfahrens" (Rumpel 1903: 26).

Gerade auch wegen dieser Störgrößen und Unschärfen der Röntgenbilder plädierten viele Kliniker weiterhin für die manuelle Diagnostik. So konstatierte der Chirurg Maximilian Oberst (1849–1925), bei „Fracturen und Luxationen" gebe es kein Verfahren, „welches sich an Genauigkeit, Einfachheit und Sicherheit mit dem Röntgensehen messen kann", relativierte aber dessen Bedeutung für die Diagnose von Erkrankungen „innerer Organe". Blasensteine seien zwar „mit großer Deutlichkeit" nachweisbar, insbesondere „kleine Konkremente" könnten hingegen „leicht von dem Schatten der Beckenknochen verdeckt werden." Hier sei das „Röntgenverfahren leicht entbehrlich". Es „gelingt durch einfache Sondenuntersuchung", welche

> „auch bei empfindlichen Individuen unter Zuhilfenahme der Cocainanästhesie sich so gut wie schmerzlos ausführen lässt, die Diagnose zu sichern. Zur Feststellung des Heilplanes ist auch bei Vorhandensein eines guten Röntgenbildes eine genauere und kombinierte manuelle Untersuchung nach meiner Meinung nicht zu umgehen" (Oberst 1897/1898).

Und selbst Heinrich Ernst Albers-Schönberg (1865–1921), einer der vordersten Befürworter der Röntgentechnik, konstatierte:

> „Die Blasensteine lassen sich in vielen Fällen ebenfalls mittels der Röntgenmethode nachweisen, jedoch nimmt dieselbe hier entschieden die zweite Stelle unter den diagnostischen Hilfsmitteln ein. Die Palpation mit der Sonde dürfte nach wie vor die sicherste Art der Feststellung von Konkrementen sein. Ein geübter Untersucher wird in außerordentlich viel kürzerer Zeit und mit größerer Sicherheit die Diagnose mittels des Katheters als mit der Röntgenographie stellen" (Albers-Schönberg 1903: 302).

Nach Versuchen an Leichen war es bereits 1896 John McIntyre (1857–1928) gelungen, Nierensteine am lebenden Patienten nachzuweisen (Macintyre 1896). Dies war jedoch unter idealen, experimentellen Bedingungen erfolgt und noch weit von der klinischen Praxis entfernt. So bemerkte Anton Ritter von Frisch (1849–1917) 1897 diesbezüglich, dass es „am Lebenden" nur „selten gelungen" sei, „Blasen- und Nierensteine zu photographieren". Allerdings wies er anlässlich seiner „Demonstration von Photogrammen" auch darauf hin, dass die Patienten „Blasenuntersuchungen mit der damals gebräuchlichen Steinsonde verweigerten und die Diagnose mit Hilfe der Röntgenstrahlen vorzogen."[12]

Diese Hinwendung zur Radiologie kann nicht nur als Reflex gegenüber der unangenehmen Sondenuntersuchung gedeutet werden, sondern gleichzeitig als typisches Muster für die Einführung neuer Verfahren der Medizintechnik angesehen werden. Auf anfängliche Skepsis folgte in den meisten Fällen eine Phase der Euphorie bezüglich der vermeintlichen neuen Möglichkeiten, die von Ärzten wie Patienten getragen wurden. Noch mehr als für andere Diagnosetechniken scheint dies für die Radiologie gegolten zu haben, die mit einer ganz speziellen Aura des Sensationellen umgeben war. So berichtete Oberst anlässlich eines Vortrages in der Sektion für Chirurgie der 69. Versammlung Deutscher Naturforscher und Ärzte 1897 vor den „übertriebenen Erwartungen", die in der Laienwelt durch die „leider üblich gewordenen Auseinandersetzungen in der Tagespresse" geweckt würden:

---

12 Zit. nach: Moll/Rathert 2004: 198.

„Es ist heutzutage etwas ganz Gewöhnliches, dass Kranke mit chronischen Leiden zu dem Arzte kommen und das direkte Verlangen aussprechen, durchleuchtet zu werden, da trotz der langen Dauer ihrer Erkrankung es noch nicht gelungen sei, eine bestimmte Diagnose zu stellen. So bin ich wiederholt aufgefordert worden, eine bestimmte anatomische Diagnose zu stellen (…). Fernerhin ist es keine Seltenheit, dass die Kranken mit dem fertigen Röntgenphotogramm zum Arzte kommen, weitere Untersuchung für unnötig erklären und ihn auffordern, auf Grund des Photogrammes seine Anordnungen zu treffen" (Oberst 1897/1898).

Hier zeigt sich exemplarisch, welche Wirkmacht Bilder in der Medizin auch für die Patienten haben können. Für die Betroffenen waren die Radiogramme eigentlich weit davon entfernt, evident zu sein, sie konnten in der Regel auf ihnen nichts erkennen. Das Faszinosum lag in einem doppelten Effekt: Zum einen bewunderte man die Fähigkeit des Arztes, aus diesen unerklärlichen Bildern eine Diagnose abzuleiten, zum anderen lagen sie ja materiell vor, waren – jenseits verbaler Erklärungen – Beweismittel. So wurden sie von den Patienten für evident hingenommen, ohne einen eigentlichen Sehsinn für sie zu ergeben.

Technische Innovationen erleichterten das radiologische Prozedere und verbesserten zunehmend auch die visuellen Ergebnisse. Insbesondere die von Albers-Schönberg 1902 eingeführte Kompressionsblende verbesserte die diagnostischen Möglichkeiten entscheidend, indem sie die diffuse Sekundärstrahlung einschränkte, wodurch die Belichtungszeiten wesentlich verkürzt werden konnten (Riechmann 2004: 85 f.).

Allerdings blieb in den Anfangsjahren vieles noch recht unbefriedigend. So hatten die beiden Mediziner Friedrich Dumstrey (1862–1932) und Hermann Metzner (1863–1942) in der ersten Nummer der neu gegründeten Fachzeitschrift „Fortschritte auf dem Gebiete der Röntgenstrahlen" Grenzen aufgezeigt, auch hinsichtlich der Diagnose innerer Erkrankungen:

„Dagegen sind Fremdkörper, gewisse Tumoren, Steine der Blase mit einer gewissen Leichtigkeit festzustellen. Aber auch hier ist eine Einschränkung zu machen: Tumoren können mit Bestimmtheit erst konstatiert werden, wenn sie eine gewisse Grösse erreicht haben; kleinere Tumoren im Abdomen erscheinen nicht im diaskopischen Bilde, und es ist deshalb auch die Hoffnung, dass man mit Röntgenstrahlen ein Magencarcinom im Beginn, wenn die Diagnose noch nicht sicher ist, feststellen könne, leider eine trügerische. Erst wenn das Carcinom eine respektable Grösse erreicht hat, und man der Diagnose auch so schon sicher ist, erscheint es auf der lichtempfindlichen Platte in mehr oder minder markanten Umrissen" (Dumstrey/Metzner 1897/1898: 129; siehe auch Riechmann 2004: 82 f.).

2.5.2   Radiologie der Weichteile

Eine wesentliche Voraussetzung für röntgenologische Abbildungen der Weichteile war die *Herstellung* von hinreichendem Kontrast. Da die abdominellen und pelvinen Organe ähnliche Dichten in Bezug auf Röntgenstrahlen aufweisen, war eine Unterscheidung im Röntgenbild schwierig. Die grundlegende Idee zur Verwendung von Kontrastmitteln wurde, so Speck, „unmittelbar nach der Entdeckung der Röntgenstrahlen offenbar unabhängig von mehreren Stellen präsentiert." Dabei entwickelten sich heftige Diskussionen um Vor- und Nachteile einzelner Substanzen, „deren Zubereitung und die Technik der Verabreichung, über den klinischen Nutzen und die Toxizität". Das Prinzip „Kontrastmittel" als ein „von außen zugeführtes, möglichst kurze Zeit im Körper wirksames Medium" wurde „jedoch nicht in Frage gestellt" (Speck 1994: 130). Während der ersten Jahre wurden alle denkbaren Elemente, Chemikalien und Gegenstände auf ihre Eignung geprüft, wobei der Begriff Kontrastmittel die verschiedensten Stoffe und Materialien in unterschiedlichen Formen umfasste, die zum einen dazu dienten, Organstrukturen vor dem Hintergrund benachbarter Strukturen hervorzuheben oder sie durch Luft oder Gase „auszublenden" (Riechmann 2004: 100).

In der Uro-Radiologie gehörte P. Wulff zu den ersten, die 1904 ein flüssiges Kontrastmittel im Harntrakt am Lebenden einsetzten. Riechmann hat herausgearbeitet, dass Wulff „das bereits u. a. durch die Diagnostik des Magen-Darmtraktes bekannte Bismuthum subnitricum" nutzte, „nachdem er die Blase eines Patienten bereits ausführlich zystoskopiert hatte". Die Röntgenaufnahme verschaffe ihm, so Wulffs Argument gegenüber der endoskopischen Untersuchung, eine bessere Übersicht und die Möglichkeit, den jeweiligen Fall „einer grösseren Zahl von Ärzten zu demonstrieren, (…), da dies mittels Cystoskop bei einem grösseren Kreis nicht durchführbar ist". Er hielt die Verwendung von flüssigem Kontrastmittel für präziser als die zu jener Zeit heftig umstrittene Methode der „Luftzystographie", die sich letztendlich in der Praxis nicht durchsetzen (Riechmann 2004: 119 f.). Auch wenn, wie Riechmann darstellt, durch die Einführung von Kontrastmitteln in die Röntgenologie „neue Horizonte in der Urologie" erschlossen wurden, so waren die Methoden wie das Einbringen von (röntgendichten) Kathetern und Kontrastmitteln in den Harntrakt technisch aufwendig, weil viele Methoden den Einsatz von weiteren Geräten wie dem Zystoskop erforderten (Riechmann 2004: 182). Dieser Einsatz „kombinierter" Technik von Zystoskop und Röntgengerät war oft nicht einfach zu handhaben und erforderte eine spezielle Ausbildung.

Die meisten Urologen nutzten das Zusammenspiel der neuen diagnostischen Möglichkeiten, indem sie die Zystoskopie um die Röntgendarstellung der Blase und später von Harnleiter und Nierenbecken (retrograde Pyelographie) erweiterten. Ein Verfahren ergänzte das andere:

> „Während die Zystoskopie z. B. eine Blutungsquelle direkt darstellen konnte, war die Übersicht mit der Röntgenuntersuchung der kontrastierten Blase besser. (…) Bei großen

Blasen- oder Harnröhrentumoren gelangte der Untersucher in vielen Fällen nicht mit dem Zystoskop in die Blase",

die Röntgendarstellung aber konnte auch in diesen Fällen die Blase bzw. ihren Schatten abbildbar machen (Riechmann 2004: 126).

So wurde auch bei der pyelographischen Methode die Zystoskopie (Einführung des Ureterkatheters und Kollargolfüllung) mit der Röntgenuntersuchung des gefüllten Nierenbeckens und der gefüllten Harnwege kombiniert.

Mit der Einführung der retrograden Pyelographie eröffnete sich, so Moll und Rathert, „für die Urologie eine neue diagnostische Dimension. Erstmals konnten morphologische Veränderungen, wie Stenose, Tumoren und Konkremente von Harnleiter, Nierenbecken und Nieren sichtbar gemacht werden als Grundlage einer gezielten operativen Indikation" (Moll/Rathert 2004: 203). Allerdings blieben auch hier die Kontrastmittel, insbesondere das von Friedrich Voelcker (1872–1955) und Alexander von Lichtenberg (1880–1949) entwickelte Kollargol (ein Silberalbuminpräparat), heftig umstritten. Dies lag nicht zuletzt daran, dass bis 1917 in der Literatur nahezu ein Dutzend Todesfälle nach Kollargolgebrauch beschrieben worden waren.

In den folgenden Jahren blieb die Pyelographie zunächst eine kritisch gesehene Methode mit wechselnder Indikationsstellung (Moll/Rathert 2004: 200 f.). Einerseits barg sie die Gefahr schwerer Nebenwirkungen, nicht nur durch die Kontrastmittel. Zudem waren die Methoden zum Einbringen von (röntgendichten) Kathetern und Kontrastmitteln in den Harntrakt mit dem Risiko einer Infektion verbunden und technisch aufwendig. Sie erforderten „Schmerzbetäubung, wenn nicht sogar komplette Anästhesie", die Grenze zwischen „noch akzeptabler Füllung des Harntraktes und dem Überspritzen und damit dem ‚Überblähen' von Nierenbecken und Harnleiter war oft schmal" (Riechmann 2004: 182). Andererseits handelte es sich bei der Pyelographie um eine die urologische Diagnostik umwälzende Entwicklung, mit der viele Krankheitsbilder erstmals mit einer für damalige Verhältnisse erstaunlichen Klarheit diagnostiziert werden konnten. Im zeitgenössischen Urteil bezeichnete Leopold Casper sie allerdings als „ein nicht unbedenkliches" und „das eingreifendste aller bisher geübten Hilfsmittel" (Casper 1914).

2.5.3   Spezifik radiologischer Bilder

Jenseits derartiger Bedenken setzte sich die Radiologie in der medizinischen Diagnostik immer mehr durch. Probleme ergaben sich indes daraus, dass Röntgenbilder originäre Visualisierungsformate sind, schon prinzipiell völlig anders als alle anderen Darstellungsweisen. Sie bilden nicht Oberfläche ab, sondern sind „Schattenprojektionen von Dichteverhältnissen mit Hilfe von Strahlen" (Dünkel 2010: 268).

Dumstrey und Metzner hatten schon frühzeitig auf die Spezifik hingewiesen. Das Röntgenbild sei „nicht ein absolut richtiges positives Bild des Objektes", sondern „nur in einer Projektion der Verhältnisse klar und deutlich, aber mit wesentlich vom Original abweichenden und anderen Maasverhältnissen" (Dumstrey/Metzner 1897/1898: 115). Es gebe eben nur eine „relative Wahrheit" wieder, und damit sei auch die

> „von vielen gemeldete und vielen so wunderbar erscheinende Tatsache zu erkennen, dass man Fremdkörper, die man bei der Diaskopie deutlich klar sah, nachher nicht finden konnte; man dachte sich das Auffinden des Fremdkörpers nach dem Röntgenbild viel leichter, als es in der That ist, und es gehört eine ziemliche Übung dazu, einen Fremdkörper an seiner Stelle gleich zu finden" (Dumstrey/Metzner 1897/1898: 123).

Eine weitere Schwierigkeit lag darin, dass die räumliche Anordnung der abgebildeten Körperteile nicht „naturgetreu" wiedergeben wird. So wurde nach „Versuchen zur Feststellung der Verwerthbarkeit Röntgen'scher Strahlen für medicinisch-chirurgische Zwecke", die 1896 in der „Physikalisch-technischen Reichsanstalt" durchgeführt worden waren, mitgeteilt: „Man muss sich gegenwärtig halten, dass man ausnahmslos nur hellere oder dunklere Schatten als Ausdruck dafür vor sich hat, dass übereinander liegende Schichten, die selbst an verschiedenen Stellen verschieden durchlässig sind, auf eine Ebene projiziert werden".[13] Ein besonderes Charakteristikum der Röntgenbilder liegt darin, dass sie die räumliche Anordnung der abgebildeten Körperteile nicht darstellen können, wie dies bereits 1896 in einer Publikation des Medicinal-Abteilung des Königlich Preussischen Kriegsministeriums mit dem sprechenden Titel „Versuche zur Feststellung der Verwerthbarkeit Röntgenscher Strahlen für medicinisch-chirurgische Zwecke angestellt im Verein mit der Physikalisch-technischen Reichsanstalt" erläutert wurde: „Man muss sich gegenwärtig halten, dass man ausnahmslos nur hellere oder dunklere Schatten als Ausdruck dafür vor sich hat, dass übereinanderliegende Schichten, die selbst an verschiedenen Stellen verschieden durchlässig sind, auf eine Ebene projiziert werden" (Medicinal-Abteilung des Königlich Preussischen Kriegsministeriums 1896: 23). Da es sich bei den Röntgenbildern um eine zweidimensionale Darstellung eines dreidimensionalen Objektes handelt, deckten sich die anatomischen Kenntnisse und Vorstellungen nicht unbedingt mit den dargestellten Strukturen der Röntgenbilder, ein Umstand, den der Radiologe und Orthopäde Hermann Gocht (1869–1938) 1898 mit den Worten beschrieb:

> „Man muß nicht allein über die anatomischen Verhältnisse an sich aufs beste Bescheid wissen, sondern man muß vor allen Dingen lernen, die anatomischen Verhältnisse unter den gegebenen Projektionsverhältnissen der Röntgenbilder richtig zu erkennen, vor seinem Auge plastisch zu gestalten. Man darf sich nicht begnügen mit der Draufsicht, sondern man muß es zu einer verständigen rekonstruktiven Durchsicht bringen" (Gocht 1889: 89).

---

13 Medicinal-Abteilung des Königlich Preussischen Kriegsministeriums (1896): 23, zit. nach: Dommann 1999: 122.

Voraussetzung für die Etablierung einer neuen Technik war, wie schon in den vorangegangenen Kapiteln zur Mikroskopie und Endoskopie gezeigt, die Publikation von Referenzwerken. Der Münchner Radiologe Rudolf Grashey (1876–1950), einer der führenden Autoren in diesem Bereich, betonte die zentrale Funktion dieser Werke, die er im Erlernen des spezifischen „radiologischen Blicks" sah:

> „Um die Röntgenstrahlen für die chirurgische Diagnostik voll auszunützen, muss man in der Technik bewandert und vor allem im Lesen und Deuten der Bilder erfahren sein. Zur Erlernung der Technik lässt sich die persönliche Anleitung schwer ersetzen. Dagegen kann man auf dem Wege bildlicher Anschauung in Buchform eine ganze Reihe diagnostischer Kenntnisse sammeln und das Auge in der eigenartigen Aufgabe der Wahrnehmung feiner Schattenunterschiede üben und schulen" (Grashey 1912: IV).

Zu Vergleichszwecken hatte Grashey erstmals 1905 einen „Atlas typischer Röntgenbilder" publiziert, der individuelle „Normalbilder" gesunder Objekte repräsentierte, die in pathologisch zweifelhaften Fällen als „Musteraufnahmen" heranzuziehen seien. Die augenfälligen Abweichungen bezeichnet Grashey als „Varietäten". Man „muss diese Varietäten kennen und nach ihnen fahnden bei jeder Gelegenheit. Eine Reihe von Bildern dieses Atlasses sind dazu bestimmt, ihren Steckbrief möglichst zu verbreiten." Die „Sprache" (!) der Bilder sei „dem Ungeübten oft schwer verständlich, wenn nicht ein Normalbild mit Beschreibung als Dolmetsch dient" (Grashey 1905a: IV).

Der „Normalatlas" von Grashey wurde zum kanonischen Werk für die Radiologie, zeigte aber auch schon im Untertitel zentrale Probleme an: „Mit Berücksichtigung der Varietäten und Fehlerquellen sowie der Aufnahmetechnik". Grashey war klar, dass Kenntnisse der Technik Voraussetzung waren für das Verständnis der Bilder, und erläuterte in der Einleitung die Apparatur, Aufnahmetechnik, Perspektive etc. (**Abbildung 10**)[14] [*vgl. Kap. 3.2 Umkämpfte Technik*]. Sein Atlas sollte auf „physikalisch-technischer" Grundlage über die spezielle Bildsprache der Radiographie aufklären, denn „immer zahlreicher erscheinen die Röntgenbilder als Belege von Gutachten und immer häufiger stellt der durch die Tagespresse aufgeklärte Laie an den Arzt das Verlangen, eine Röntgenaufnahme zu machen oder zu vermitteln und zu deuten" (Grashey 1905a: IV). Tatsächlich wurden Röntgenbilder bereits wenige Jahre nach ihrer Entdeckung als Beweismittel vor Gericht zugelassen und galten auch im Bereich der ärztlichen Gutachten als „Belege" (Martin 2014).

Eine derartige Funktionszuschreibung muss angesichts des artifiziellen Charakters der Repräsentation verwundern, erzeugt die Röntgentechnik doch eine ganz eigene Realität. Das lag nicht nur an der eigenen Bildsprache, sondern auch am physikalisch-chemischen Produktionsprozess der Bilder. So gab es Strukturen des Körpers, die nur minimale bis gar keine Spuren auf dem Röntgenbild hinterließen, während andere in

---

14 Ähnlich auch Albers-Schönberg 1906a: VII.

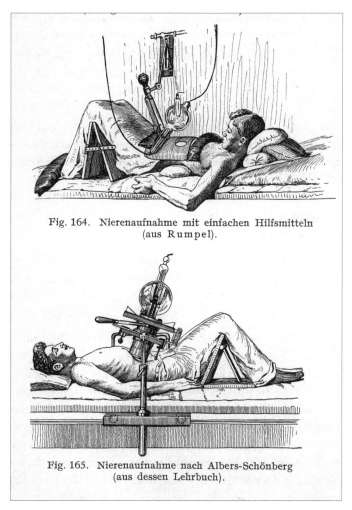

Fig. 164. Nierenaufnahme mit einfachen Hilfsmitteln
(aus Rumpel).

Fig. 165. Nierenaufnahme nach Albers-Schönberg
(aus dessen Lehrbuch).

Abbildung 10 Komplexe Technik: Technisches Equipment für Nierenaufnahmen
(Grashey 1905a: 108, Fig. 164 und 165)

besonderer Deutlichkeit zu sehen waren (s. o.). Andererseits gab es „Erscheinungen"
auf der Röntgenplatte, die – etwa anatomisch – nicht identifizierbar waren. Grashey
listete 1905 zahlreiche „Fehlerquellen" beim Röntgenverfahren auf: Unreine Fotoplatten, Veränderungen in den Säuren und Entwicklerflüssigkeiten, Abdrücke und Flek-
ken auf der Fotoplatte, unruhige Körperteile bei der Aufnahme, ausfließende Sekrete
u. v. m. (Grashey 1905b). Daher forderte er einheitliche Aufnahmestandards (Belich-
tungszeit, Perspektive etc.) um eine Vergleichbarkeit der Bilder zu gewährleisten und
gleichzeitig technisch bedingte Fehlerquellen (wie „Flecken" in den „photographischen Platten") zu eliminieren. Damit zielte er auf die enorme Tragweite, die Röntgenbildern im zeitgenössischen Diskurs zugeschrieben wurden.

> „Jede Platte suche man eigens nach Fehlerquellen ab, im Zweifelsfalle wiederhole man die Aufnahme. Auch alle jene Aufnahmen, von denen viel abhängt, z. B. ein grösserer chirurgischer Eingriff oder eine gerichtliche Entscheidung, wiederhole man mit einigen Abänderungen der Versuchsanordnung" (Grashey 1905b).

Zudem warnte er vor einer Instrumentalisierung der Technik für bestimmte Anliegen: „Mit negativen Röntgenbefunden wird leicht Unfug getrieben. Wie schnell schließt sich folgende Beweiskette: Unfall, Kreuzschmerzen, negatives Röntgenbild, Simulation – als wenn man die Empfindungsnerven auf dem Röntgenbild sehen könnte!" (Grashey 1908: IV).

Albers-Schönberg forderte in diesem Sinn eine „genaue Plattenkritik" zur Differentialdiagnose (Albers-Schönberg 1906b: 46) und Herbert Assmann (1882–1950) betonte die Verantwortung des Arztes:

> „Sind Schatten auf der Platte nachgewiesen, so erwächst dem Arzt die Aufgabe, zu entscheiden, ob es sich mit Sicherheit um Konkremente in den Harnorganen, oder um andere schattenbildende Körper handelt, die nicht selten zu Fehldiagnosen Anlaß geben. Diese Aufgabe erfordert eine erhebliche Erfahrung und Kritik" (Assmann 1922: 653).[15]

Nicht zuletzt zeigte sich, dass zahlreiche Spuren im Bild auf Effekte durch Bewegungen der Röntgenröhre bzw. der zu untersuchenden Körperteile oder auf Fehlerquellen im fotochemischen Prozess zurückzuführen waren. Spezifisch für die Radiologie war, dass die Sichtbarkeit von Objekten auf dem Röntgenbild mit ihrer „Materialität" und den damit verbundenen Graden der Absorptionsfähigkeit der Röntgenstrahlen zusammenhing. Gerade im Bereich der urologischen Radiologie hatte dies massive Auswirkungen: Intervention, insbesondere über die Entwicklung unterschiedlicher Kontrastmittel, wurde zu einer Grundvoraussetzung für die röntgenfotografische Abbildung. Hinsichtlich der Idee einer Evidenz der so produzierten Bilder ein Antagonismus: Röntgenbilder, denen besondere Beweiskraft (medizinische Gutachten, Gerichtsverfahren) attestiert wurde (Martin 2014; Golan 1998), konnten (zumindest in bestimmten Bereichen) nur über Manipulationen hergestellt werden [*vgl. Kap. 3.3.2 „Actenmäßige Belege"*].

---

15 Vgl. Dommann 1999.

3. Stabilisierung und Destabilisierung von Evidenz

Damit eine bildliche Darstellung überhaupt als evident angesehen werden kann, sind zunächst zahllose Voraussetzungen zu erfüllen, die grundsätzlich in drei Kategorien unterteilt werden können. Zunächst müssen aus den individuellen Einsichten allgemein zugängliche Ansichten werden: Wichtig dabei sind die jeweiligen Urheber der Bilder sowie der Vorgang ihrer Produktion wie Reproduktion. Zweitens ist da die technische Seite, die apparative Ermöglichung der Einsicht in das Körperinnere. Daran sind unterschiedliche Akteure mit ganz unterschiedlichen Kenntnissen und Perspektiven beteiligt, die sich auf bestimmte Vorgaben einigen mussten, um aus einer tastenden, unsicheren Technik eine zumindest in gewissen Grundparametern gegenseitig akzeptierte Vorgehensweise zu entwickeln. Beides, die technische Generierung ebenso wie die visuelle Umsetzung, muss bis zu einem gewissen Grad transparent sein, um Vertrauen wie Vergleichbarkeit zu ermöglichen. Denn davon hängen Stabilisierung wie Destabilisierung von Evidenz grundlegend ab. Auf dieser Basis werden dann drittens auf einer Meta-Ebene Fragen nach Objektivität, Naturtreue und Beweiskraft der Bilder verhandelt, die wiederum ihren Evidenz-Status bekräftigen oder unterlaufen.

3.1 Evidenz als Vertrauen: Die Frage der Urheberschaft

Die technische Ermöglichung der Einsicht in den menschlichen Körper war die Voraussetzung für die Eröffnung neuer diagnostischer Welten. Der ebenso substantielle zweite Schritt lag in der dauerhaften Visualisierung und Fixierung des individuell Gesehenen, der Herstellung entsprechender Bilder und deren Bereitstellung für andere. Ein Problem stellte hier der Nachweis dar, dass das Abgebildete nun tatsächlich der Wirklichkeit entsprach und nicht etwa eine Verfälschung z. B. zum Beweis einer Theorie darstellte. Das Abgebildete sollte gleichzeitig Beweis und aus sich heraus glaubwürdig sein. Die so umschriebene Evidenz musste aber erarbeitet und begründet werden, indem ein Vertrauensvorschuss für das Abgebildete erzeugt wurde. Gezeichnetes etwa stand von Anfang an im Verdacht vielleicht täuschen zu können und war damit nicht aus sich heraus evident. Wie eingangs am Beispiel Baumgärtners gezeigt, bedurfte es verschiedener Erklärungen und Referenzen, bis ein gezeichnetes Bild für glaubwürdig und dann gegebenenfalls evident gehalten wurde [*vgl.Kap. 1.3 Evidenz der Sinne sowie der Zeichen und ihrer Darstellung*].

3.1.1   „Automatisierung" des Zeichnens: Camera lucida und Fotografie

So gab es etwa in der Geschichte der Mikroskopie von Beginn an immer wieder Zweifel an der „Wahrhaftigkeit" des zeichnerisch Abgebildeten. Entsprach die Zeichnung dem, was der Mikroskopiker behauptete, gesehen zu haben, oder handelte es sich bei den Bildern um „Phantasieprodukte" (Ditzen 2006)? Schließlich war die Zeichnung ja keine direkte Repräsentation des Untersuchungsobjektes. Zum einen limitierte das künstlerische Vermögen des Beobachters die Darstellung. Zum anderen konnte das Bild „auf dem Weg vom Auge zur Hand Veränderungen" erfahren, etwa durch Modifikationen gemäß theoretischer Prämissen oder praktischer Erfahrungen des Forschers/Zeichners (Ditzen 2008). Dieser persönliche Hintergrund wirkt sich auf Form und Inhalt des Dargestellten aus und damit auch auf den Wissenstransfer. Oder in den Worten von Erna Fiorentini:

> „Die zeichnerische Visualisierung wissenschaftlicher Beobachtung ist ein Vorgang, der in zweierlei Hinsicht einen operativen Anteil am Prozess der Wissensnutzung und des Wissenstransports hat: Zum einen verlangt er einen aktiven Einsatz des vorhandenen Wissens und des Urteils des Betrachters und Zeichners, wobei auch dieses Wissen moduliert und modifiziert werden kann; zum anderen trägt die Zeichnung als Ergebnis dieses Erfahrungs- und Modulationsprozesses zur Wissensformation derjenigen bei, die das Bild rezipieren, auswerten und in einen breiteren Wissenskontext setzen müssen" (Fiorentini 2005: 1).

Um derartige subjektive Einflüsse auf die Darstellung zu vermeiden, wurden technische Hilfsmittel entwickelt (Fiorentini 2006; Fiorentini 2004). Besondere Verbreitung im Kontext wissenschaftlicher Aufzeichnung erlangte die 1806 von dem Chemiker, Optiker und Physiologen William Hyde Wollaston (1766–1828) zum Patent angemeldete „Camera lucida", ein Zeicheninstrument, dessen Prinzip schon länger bekannt war. Dabei handelt es sich um ein viereckiges Prisma, das zur Anwendung im Freien auf eine Halterung montiert und auf der Zeichenunterlage befestigt oder am Okular eines Teleskops oder eines Mikroskops angebracht wird. Man blickt durch ein Guckloch direkt über die Kante des Prismas, das die Umrisse des Motivs auf das Zeichenpapier wirft. Der Benutzer kann dadurch gleichzeitig die Umrisse des Motivs und das Papier sehen und kann das Objekt dann einfach abzeichnen.

„Im Grunde entspricht" das so produzierte Bild

„dem natürlichen, mit bloßem Auge gesehenen Gegenstand. Die Camera Lucida ermöglicht es aber, diese Erscheinung im Auge leichter in Zeichen umzusetzen, denn durch sie wird der Memorisierungsschritt beim Vergleichen von Wahrnehmung und Zeichnung übersprungen, der beim nackten Auge im Zeitfragment der Kopfbewegung zwischen natürlichem Objekt und Papier notwendig wird."

Es ist eine Form von „Automatisierung", wobei

„die Befreiung vom ,Denken' auf die Berücksichtigung der technischen Umsetzung in die Zeichnung bezogen ist. Während der Aufnahme bleibt somit dem Zeichner mehr Spielraum für die Beurteilung relevanter Beschaffenheiten der beobachteten Szene, das Denken über die technische Seite des Zeichnens tritt zurück zugunsten des Denkens über die Bedeutung des Beobachteten, zugunsten also einer komplexen, urteilenden Wahrnehmung, welche Analyse, Bewertung und Auswahl sein soll. (…) Das Zeichnen mit der Camera Lucida basiert also auf der bewußten Kontrolle von Auge und Wahrnehmung durch das Urteil des Betrachters" (Fiorentini 2005: 3 f.).

Das Zeichnen mit technischen Hilfsmitteln ist also keineswegs ein direkter Schritt hin zu einer „Objektivierung" der Darstellung:

„Ein Bild, das mit Hilfe optischer Instrumente gezeichnet wird, ist in der Tat nicht allein eine Reproduktion von Gegenständen oder Phänomenen, sondern vor allem die Wiedergabe des Erfahrungs- und Auswahlprozesses durch den Beobachter, der in der Zeichnung zwangsläufig immer höchst präsent ist. Dieser aktive Part in der Entstehung der Zeichnung beeinflußt die Beweiskraft des Bildes" (Fiorentini 2005: 1) [*vgl. Kap.3.3. Objektivität, Naturtreue und Beweiskraft*].

Derartige Zeichenapparate waren technische Hilfsmittel, die indes nicht das „Subjekt" gänzlich ausschalteten. Einige Autoren hatten schon früh darauf hingewiesen, wie etwa Benecke 1868:

„Aber wenn auch mit Hilfe der Camera lucida das Bild des Beobachtungsobjectes auf das Papier projicirt wird, so liegt doch in ihrer Anwendung allein noch keine Garantie für die vollkommene Naturtreue und Objectivität der Abbildungen. In der Hand eines ruhigen und gewissenhaften Forschers ist sie zwar ein schätzbares Hilfsmittel, indem sie das Zeichnen erleichtert und beschleunigt und den Abbildungen eine grössere Präcision verleiht; ein phantasiereicher Beobachter aber oder der nicht sachverständige Zeichenkünstler kann sie vor Irrthümern nicht bewahren. Das Haupterfordernis für die Anfertigung naturgetreuer Abbildungen von mikroskopischen Objecten ist das richtige Sehen; darauf aber hat die Camera lucida keinen Einfluss; sie befördert nur das gute Zeichnen, löst also nur einen Theil des Problems" (Benecke 1868: 1) [*vgl Kap. 1.3 Denkstil und Bildstil*].

Wurde in der Mikroskopie die Camera lucida mitunter eingesetzt, geschah dies im Sinne einer vergleichenden Messung. Dippel etwa betonte in seinem Standardwerk die

Bedeutung der „Maasverhältnisse im mikroskopischen Bilde". Daher solle die Zeichnung „niemals mit der freien Hand, sondern mit Hilfe der Camera lucida" angefertigt werden (Dippel 1882: 993). Ähnlich auch Stöhr:

> „Auf die Anfertigung der Bilder habe ich eine ganz besondere Sorgfalt verwendet; sie sind ja doch nicht nur zur Erläuterung des Textes, sondern auch als Wegweiser beim Mikroskopieren die wertvollsten Hilfsmittel. (…) Alle Zeichnungen sind mit Hilfe von Zeichenapparaten (…) aufgenommen worden, können also bei Messungen miteinander verglichen werden" (Stöhr 1910: VI).

Im Sinne der „Objektivität" waren andere Verfahren sinnvoller, worauf bereits Benecke – mit Blick auf Daguerre – hingewiesen hat: „Von der grössten Wichtigkeit für die Mikroskopie ist daher ein Verfahren, welches mit Ausschluss jeder subjectiven Auflassung durchaus objective Bilder der Untersuchungsobjecte liefert" (Benecke 1868: 1 f.).

Die Daguerotypie ging hier als fotografisches Verfahren einen entscheidenden Schritt weiter, indem die zeichnende Hand durch das Prinzip der Lichtempfindlichkeit verschiedener Stoffe ersetzt wurde. In einer viel zitierten Briefstelle hatte Alexander von Humboldt (1769–1859) bereits unmittelbar nach der Vorstellung des neuen Verfahrens im Januar 1839 notiert, es handele sich um „Gegenstände, die sich selbst in unnachahmlicher Treue mahlen; Licht, gezwungen durch chemische Kunst, in wenigen Minuten, bleibende Spuren zu lassen (…) Die Bilder haben ganz den unnachahmlichen Naturcharakter, den die Natur nur selbst hat aufdrücken können."[1] Und wenige Jahre später betonte der Mediziner Alfred Donné (1801–1878) in seinem „Cours de micrographie" die Vorteile des neuen Verfahrens: „Während die von Hand gefertigte Zeichnung immer nur die vorgefasste und unvollständige Idee von dem Objekt wiedergebe, zeige die Daguerotypie das Ding selbst, ,frei von vorgefassten Ideen', stelle die Gegenstände ,exakt dar, unabhängig von jeder Interpretation'" (Albers 2002: 213). Der zytologische Atlas von Alfred Donné und und seinem Assistenten Jean Bernars Léon Foucault (1819–1868) aus dem Jahr 1845 (Donné/Foucault 1845) „enthielt zwar keine fotografischen Reproduktionen der Daguerotypien, sondern Stiche, die den Eindruck des Fotografischen vermitteln sollten, doch diente der Atlas (…) der ,Einübung des Sehens' in die neuen „Darstellungskonventionen" (Scholz 2010: 69).

Aus derartigen „Naturselbstdrucken" entwickelte sich dann die neue Technik der Fotografie, die gekennzeichnet war von einer Kombination von optischen Systemen (Linsen, Blenden etc.) und physikalisch-chemischer Aufzeichnungsmedien (Glasplatte bzw. Film, Emulsion, Silbersalze, Säuren, Entwicklerflüssigkeiten etc.) (Stiegler 2006b) [*vgl. Kap.4.3. Bild oder Bild*]. Erste Anwendungsbereiche der neuen Fototechnik galten der Reproduktion von Kunstwerken. Von Beginn an wurde eine „Medienkonkurrenz" zwischen Fotografie und künstlerischen Darstellungsformen (Malerei,

---

1 Zit. nach Recht 1999; vgl. jetzt zum historischen Kontext: Siegel 2014.

Zeichnung) behauptet und inszeniert. Gleichzeitig galt die Fotografie auch als kostengünstige Alternative zu lithografischen Verfahren (Wolf 2010). Obwohl die Fotografie als Reproduktionsmedium konzipiert wurde, lag ihr Faszinosum in der „neuen Qualität" des Abbildungsprozesses. Es bedurfte keinerlei zeichnerischen Talents, um „fotogenische Zeichnungen" (Talbot 1981) herzustellen.

3.1.2　Fotografie als „Abdruck" der Natur

Wurde in der Frühzeit der Fotografie häufig von der „Magie" des Vorgangs gesprochen, erhob Henry Fox Talbot (1800–1877) mit seiner programmatischen Schrift „The Pencil of Nature", 1844–46 in mehreren Lieferungen in London erschienen, die Vorstellung von einem „Abdruck der Natur" zum neuen Paradigma, das über Jahrzehnte vorherrschend bleiben sollte. Die Bilder seien „mit optischen und chemischen Mitteln" geformt; „Die Hand der Natur hat sie abgedruckt" (Talbot 1981: 45). „Mit seinen Überlegungen zum Abdruck" so Peter Geimer,

> „ist Talbot einer der ersten in einer langen Folge von Autoren, die das Wesen der Fotografie nicht – oder nicht ausschließlich – in den formalen oder ästhetischen Eigenschaften der mit ihrer Hilfe hergestellten Bilder suchen, sondern im Prozess dieser Herstellung selbst. Was eine Fotografie zeigt oder bedeutet, ist in dieser Perspektive nicht davon zu trennen, auf welche Weise sie zustande gekommen ist – eben durch eine physische Verbindung zum Dargestellten" (Geimer 2009: 18).

Das ist insofern von zentraler Bedeutung, da gerade diese Argumentationslinie immer wieder in den Diskussionen über das Für und Wider von Fotografie bzw. Zeichnung beschritten wurde.[2] Talbot hatte bereits 1839 entsprechend des Paradigmas vom „Abdruck" konstatiert: „Es ist nicht der Künstler, der das Bild hervorbringt. Das Bild macht sich von selbst" (Talbot 1839, zit. nach: Geimer 2009: 61). Der Fotograf spiele nur bei Auswahl und Anordnung der Objekte eine Rolle, der Rest geschehe quasi von allein: „Die Tafeln des vorliegenden Werkes sind allein durch die Einwirkungen des Lichts hervorgerufen worden, ohne irgendeine Mithilfe von Künstlerhand." Durch diesen Charakter ist die Fotografie schon bei Talbot eine „neue Art von Beweis" (Talbot 1981: 89, 62).

Diese Metapher vom „Selbstabdruck" des Dargestellten und der „Nicht-Intervention" durch Menschenhand findet sich durchgehend bei den Autoren der Atlanten und Lehrbücher an der Wende vom 19. zum 20. Jahrhundert, die der Fotografie den Vorzug vor der Zeichnung gaben. Manche Autoren vertraten hier eine rigorose Linie

---

2 Obwohl es sich bei der Fotografie natürlich nicht um einen „Abdruck" handelt, sondern um eine Kette von optischer bzw. physikalisch-chemischer Transformationen. Vgl. zur Kritik am Paradigma „Index, Abdruck oder Spur": Geimer 2009: 51 ff.

der „Nicht-Intervention" bei der Bildproduktion. „Es ist an den Bildern", hieß es zum Beispiel im Vorwort von Caspers „Handbuch der Cystoskopie" von 1898, das Fotografien endoskopischer Einsichten präsentierte, „nichts retouchirt worden, um sie ganz getreu zu haben. Ich habe um diesen Preis der Treue kleine Fehler auf einigen Platten (Schmutzflecke und dergleichen), die der Eingeweihte leicht als solche erkennt, in den Kauf genommen" (Casper 1898: VI).

Aber auch Robert Koch, einer der einflussreichsten Protagonisten der Fototechnik, argumentierte 1881 schon ganz in diesem Sinn.[3] Danach sind „Zeichnungen mikroskopischer Gegenstände (…) fast niemals naturgetreu, sie sind immer schöner als das Original". Demgegenüber werde bei der Fotografie „der Schatten des Präparates selbst als Bild festgehalten und der mikroskopische Gegenstand zeichnet sich selbst; dabei ist es auch nicht im Geringsten möglich, einen verbessernden Einfluss auf die einzelnen Theile des Bildes auszuüben" (Koch 1881: 11 f.). Hier fiele der Einfluss des Zeichners also fort. Und ganz in dieser Logik bezieht er, wie später Leopold Casper und andere Pioniere der Endoskopie, Position gegen jede Form des Eingreifens. Da „das photographische Bild nicht allein eine Illustration, sondern in erster Linie ein Beweisstück" sein soll, an „dessen Glaubwürdigkeit auch nicht der geringste Zweifel haften darf", daher „würde jede und sei es auch die unbedeutendste Retousche des Negatives oder des Abdruckes demselben seinen ganzen Werth rauben" (Koch 1881: 14). Im Gegensatz zur Zeichnung sei die Fotografie, und damit benennt Koch einen zentralen Punkt, „von jeder Voreingenommenheit" frei (Koch 1881: 9) [*Vgl. Kap. 4.3 Bild oder Bild*].

Koch hat sich schon früh für die Schwarz-Weiss-Fotografie eingesetzt, was zum einen hinsichtlich der Bedeutung von Färbetechniken für die Bakteriologie, zum anderen hinsichtlich der Diskussionen um Farbigkeit im Bereich der endoskopischen Abbildung von Interesse ist, und daher hier kurz rekapituliert werden soll [*Vgl. Kap. 4.4 Farbe*]. Bereits 1877 hatte Koch einen grundsätzlichen Beitrag über „Verfahren zur Untersuchung, zum Konservieren und Photographieren der Bakterien" veröffentlicht – die erste wissenschaftliche Publikationen mit Fotografien von Bakterien überhaupt –, in dem er ausführlich Präparation und Färbetechnik beschrieb, aber auch unmissverständlich konstatierte: „daß die photographische Platte überhaupt das mikroskopische Bild besser oder vielmehr sicherer wiedergibt, als es die Netzhaut des Auges zu empfinden vermag" (Koch 1877: 33). Damit nahm Koch jene in der Frühzeit der Fotografie weit verbreitete Position von der Überlegenheit der Apparatur gegenüber den menschlichen Sinneseindrücken ein, wie sie insbesondere in dem Diktum des französischen Astronomen Pierre Jules Janssen (1824–1907) aus dem Jahr 1882 berühmt wurde, wonach „die photographische Platte bald die wahrhafte Retina des Forschers sein" werde.[4]

---

3 Nach Breidbach war die Anerkennung der Mikrofotografie „to a large extent a result of Koch's advocacy of microphotography as a central tool of bacteriology" (Breidbach 2002: 244).
4 Zit. nach: Stiegler 2006a; Brons 2004.

Zudem zielte Kochs Strategie auf das Ideal der wissenschaftlichen Objektivität. Eine jede Zeichnung werde

> „unwillkürlich schon im Sinne der subjektiven Anschauung des Autors angefertigt. Wer aber ein Photogramm veröffentlicht, der begiebt sich damit jedes subjektiven Einflusses auf die Abbildung seines Präparates, er legt gewissermaassen das Untersuchungsobjekt seinem Publikum vor und lässt letzteres unmittelbar an seiner Beobachtung theilnehmen" (Koch 1881: 11 f.).

In diesem Sinne lehnte Koch auch das nachträgliche Kolorieren der Schwarz-Weiss-Fotografien ab (Steinmetzer/Groß et al. 2006). Das Gebot der „Nicht-Intervention" diente der Beweisführung, denn nur das nicht bearbeitete Bild konnte „Beweiskraft" erlangen.[5] [*Vgl. Kap. 3.3 Objektivität, Beweiskraft und Naturtreue; Kap. 3.2 Umkämpfte Technik*].

Auch mit der Einführung apparativ erzeugter Abbildungen war die Frage nach deren „Urheberschaft" – in Personalunion oder an Fachleute delegiert – nicht zu Ende. Vielmehr wurden hier ganz ähnliche Diskussionen geführt. Die Anatomen Theodor von Hessling (1816–1899) und Julius Kollmann (1834–1918) gehörten zu den ersten, die eine gezielte Kooperation zwischen Wissenschaftlern und Fotografen für ihren „Atlas der allgemeinen thierischen Gewebelehre. Nach der Natur photographirt von Jos. Albert" eingingen.[6] Pioniere der Mikrofotografie thematisierten immer wieder diese Problematik. Joseph von Gerlach (1820–1896) forderte in seinem Standardwerk von 1863 die Notwendigkeit der Personalunion von Forscher und Fotograf mit ähnlichen Argumenten, wie sie schon hinsichtlich der künstlerischen Darstellung angeführt wurden:

> „Für einen Photographen, der in der mikroskopischen Beobachtung keine Uebung hat, ist aber die Aufnahme mikroskopischer Gegenstände (…) misslich. (…) Die mikroskopische Photographie wird daher in den Händen von Fachphotographen kaum eine Zukunft haben, sie muss in die Hände des mikroskopischen Forschers selbst übergehen" (Gerlach 1863: 4).

Berthold Benecke hingegen räumte die Vorteile der Zusammenarbeit mit gut ausgebildeten Fotografen ein, wobei die „Entscheidungshoheit" beim Wissenschaftler liegen müsse. Er kritisiert den Stand der Entwicklung, der weit hinter den Möglichkeiten zurückbliebe: „Der Grund dieser Erscheinung liegt darin, dass einerseits Fachphotographen ohne mikroskopische und histologische Kenntnisse nun und nimmermehr

---

5 „Selbstverständlich ist durchaus keine Retouche an den Negativplatten oder an den Kopien vorgenommen" (Koch 1877: 37).
6 Hessling/Kollmann 1861. Joseph Albert (1825–1886) war „Königlich-Bayrischer Hofphotoraph". Vom Verleger Wilhelm Engelmann wurde das Werk in einem „Prospectus" angekündigt als Zusammenarbeit der „oben genannten Naturforscher" mit dem „genialsten Photographen unserer Zeit" (vgl. Stahnisch 2005).

im Stande sein werden, wissenschaftliche mikroskopische Präparate mit Sicherheit in gelungener Weise abzubilden" (Benecke 1868: III). Eine Problematik, die, wie oben bereits angesprochen, auch im Bereich der künstlerischen Darstellung bestand. Doch dank der neuen Technik sah Benecke eine Lösung des Dilemmas: „Die Schwierigkeiten der Photographie überhaupt, und namentlich diejenigen der mikroskopischen Photographie" würden „von Seiten der Mikroskopiker weit überschätzt." Von einer „besonderen Schwierigkeit der Mikrophotographie kann indessen gar nicht die Rede sein, vielmehr ist dieselbe schon wegen der Anwendung kleiner Platten und meistens lebloser Objecte in mancher Hinsicht müheloser und einfacher als die Arbeit der Porträt- und Landschaftsphotographen" (Benecke 1868: IIIf.). Benecke fordert daher die Wissenschaftler auf, sich selbst mit der Technik vertraut zu machen und liefert zu diesem Zweck auch gleich ein Handbuch mit über 260 Seiten Umfang.[7]

In seinem einflussreichen, erstmals 1890 publizierten „Lehrbuch der Mikrophotographie" stellte auch Richard Neuhauss (1855–1915) grundsätzliche Überlegungen zum Verhältnis von Forscher und Fotograf an:

> „Nachdem sich die erste Freude darüber, dass es möglich ist, mit Hilfe des Lichts das Bild eines mikroskopischen Objekts herzustellen, gelegt hatte, betrachtete man, durch die vielen Misserfolge stutzig gemacht, den mikroskopischen Apparat mit misstrauischen Augen und hielt die Mikrophotographie für eine bedeutungslose Spielerei. Vereinzelte hervorragende Leistungen vermochten den Glauben nicht zu erschüttern, dass die Sache praktischen Werth nicht besitze. (…) Die Mikrophotographie krankte ferner an der umständlichen und schwierigen Behandlung der lichtempfindlichen Platte: Der Gelehrte verstand nicht, mit dem Jodkollodium, den Silberbädern (…) umzugehen; der hiermit genau vertraute Fach-Photograph verstand nichts von Präparaten und Behandlung des Mikroskops. Hierzu kam die Mangelhaftigkeit der Objektive, insbesondere ihre Fokusdifferenz und die wegen der unempfindlichen, nassen Platte bedingte Nothwendigkeit, sehr intensives Licht, wenn möglich direktes Sonnenlicht, anzuwenden" (Neuhauss 1890: 240).
> [*Vgl. Kap. 4.3 Bild oder Bild*]

Neuhauss hob die Bedeutung Robert Kochs in diesem Zusammenhang hervor (s. o.). Dessen Veröffentlichungen hätten die „Mikrophotographie mit einem Schlage in ganz anderem Lichte erscheinen" lassen. Koch

> „bewies an einer grossen Reihe vortrefflich gelungener Mikrophotogramme, dass der geschickteste Zeichner die Objekte nicht schärfer und naturwahrer zur Darstellung bringen kann, als die lichtempfindliche Platte. Er photographirte die zartesten Gebilde, welche die Natur schuf, die dem Auge selbst im besten Mikroskop schwer erkennbaren Geisselfaden

---

7 Zwischen 1859 und 1913 erschienen rd. 40 selbstständige Titel zur Technik der Mikrofotografie, wobei zahlreiche Werke von bzw. für Ärzte verfasst waren. Vgl.: Heidtmann 1989: 186 ff.; vgl. auch den historischen Überblick zur Entwicklung der Technik bei: Neuhauss 1890: 1–30.

der Bacillen, und zeigte, dass allein durch das Photogramm gewisse Streitfragen zu ent-
scheiden sind" (Neuhauss 1890: 240).

Technische Weiterentwicklungen wie die Einführung der hochempfindlichen Brom-
silber-Trockenplatten taten ein Übriges. Doch Neuhauss sah die weitere Entwicklung
durchaus kritisch:

> „Das Photographiren war nunmehr kein Privilegium der Fachphotographen und einiger
> besonders begabter Laien. Jeder konnte ohne genauere Vorkenntnisse eine Platte belich-
> ten und entwickeln. So blieb es nicht aus, dass sich zahlreiche Gelehrte und Ungelehrte
> des Gegenstands bemächtigten, um auf diesem wenig betretenen Gebiete Lorbeeren ein-
> zuheimsen. Der Erfolg war denn auch ein grossartiger für den Kameratischler; ungezähl-
> te ‚neue' Apparate schossen wie Pilze aus der Erde, aber die sehnlichst erwarteten Photo-
> gramme blieben aus. Man schrieb Bücher, erhob die Bedeutung der Mikrophotographie
> bis in den Himmel. Wer aber unbefangen die beigegebenen Probeaufnahmen durchmu-
> sterte, musste glauben, dass die Sache völlig bedeutungslos sei. Man wende nicht ein:
> erst durch die allerneuesten Verbesserungen der Objektive und durch die Einführung
> guter Lichtfilter und der Erythrosinplatte seien tadellose Resultate möglich geworden.
> Was sich mit den alten, unvollkommenen Hilfsmitteln leisten lässt, bewies Koch zur Ge-
> nüge. Die Schuld lag einzig an den Menschen und nicht an den Hilfsmitteln" (Neuhauss
> 1890: 241).

Letztendlich plädiert er für die Mikrophotographie, ausgeführt in Personalunion [*vgl.
Kap. 3.1.3 Künstler und Wissenschaftler*] von Mediziner und Fotograf:

> „Zeichnen ist nicht jedermanns Sache; die tüchtigsten Forscher haben in diesem Punkte
> häufig das grösste Ungeschick. Ausserdem erfordert die sorgfältige Ausführung der Zeich-
> nung mehr Zeit, als den meisten Mikroskopikern zur Verfügung steht. Die Zeichnung
> von Anderen fertigen zu lassen bleibt also der zumeist eingeschlagene Weg. Nun weiss
> Jeder, dass die Auffassung eine sehr verschiedene sein kann. Die subjektive Auffassung
> des Zeichners ist ein Punkt, mit dem man unter allen Umständen zu rechnen hat. Hier
> liegt der Kern der Sache: Das Photogramm giebt den Gegenstand objektiv wieder. Wie
> sieht es aber bei näherer Betrachtung mit der vielgerühmten Objektivität aus?" (Neuhaus
> 1890: 241 f.).

Auf diese Frage und die Position von Neuhauss wird an anderer Stelle [*Vgl. Kap. 4.3
Bild oder Bild*] noch einmal eingegangen. Es sei hier nur betont, dass diverse Autoren
darauf hinwiesen, dass die „mechanische Objektivität" durchaus nach einer Autorität verlangte, die in Kenntnis der fotografischen Produktionsprozesse in der Lage war,
zwischen ungewöhnlichen, da individuellen Ausformungen im Bild auf der einen und
künstlich erzeugten Artefakten („Plattenfehler", etc.) unterscheiden zu können. Im
Zweifelsfall stellte sich die Frage, ob und in welcher Form in solchen Fällen interve-
niert werden sollte. Jedenfalls kann in der Medizin von einer rigorosen „Abwendung

vom interpretierenden, intervenierenden Autor-Künstler des 18. Jahrhunderts" und dem entschlossenen „Bestreben, willentliche Einmischung des Autors/Künstlers zu unterdrücken" (Daston/Galison 2007: 127) in letzter Konsequenz nicht gesprochen werden. Die zeitgenössischen Autoren versuchten, mittels Zeichnung, Malerei und Foto sowie der Kombination dieser Elemente Evidenz zu erzeugen und gaben schlüssige, aber nicht widerspruchsfreie Erklärungen dafür ab. So stabilisierten und destabilisierten die Mediziner Evidenz ihrer Bilder in einem Zug.

3.1.3   Künstler und Wissenschaftler

Für die Gestaltung der verschiedenen Bildformate, ob farbig oder nicht, war es notwendig, künstlerische Expertise in die Bildauswahl und Visualisierungsform mit einzubeziehen. Bei der Anfertigung von Abbildungen in medizinischen Lehrbüchern und Atlanten gab es dabei grundsätzlich zwei Strategien. Zum einen die Möglichkeit der Personalunion von Autor und Künstler, zum anderen wurden gezielt Künstler beauftragt. Das Dilemma bestand darin, dass der Wissenschaftler in der Regel über ein limitiertes künstlerisches Talent verfügte, sich aber mit den zu sehenden bzw. abzubildenden Strukturen auskannte sowie über das zum Verstehen des Gesehenen nötige medizinische Hintergrundwissen verfügte. Dem noch so versierten Künstler hingegen waren zumeist die neuen Einblicke völlig fremd, er konnte nur abbilden, ohne zunächst zu verstehen, was er dort sah [*vgl. Kap. 1.3 Denkstil und Bildstil*].

Um diesem Manko abzuhelfen, gab es seit dem 18. Jahrhundert „akademische Zeichner" an den deutschen Universitäten. Allerdings erhielten sie, entgegen der Bezeichnung, keine entsprechende akademischen Ausbildung, sondern lediglich „Zeichenkurse". Bei der Ausschreibung der Anstellung eines akademischen Zeichners der Universität Halle im Jahr 1860 etwa wurde „dezidiert auf die qualitätvolle Abbildung als sine qua non des Erfolges der Naturwissenschaften" hingewiesen: Die „medizinischen und die Naturwissenschaften werden in ihren Bestrebungen" in Unterricht wie Forschung „wesentlich von der Zeichenkunst und der Malerei unterstützt." Die Wichtigkeit der „durch die den Anschauungen der Natur entnommenen Bilder" für den „Fortgang der Wissenschaft" hat auch die Regierung anerkannt und es sind „an einigen Universitäten Lehrer angestellt worden, welche sowohl die Studierenden im Zeichnen unterrichten, als auch den Professoren (...) bei ihren Vorgängen und Studien eine Hülfe gewähren können."[8]

Das universitäre Zeichnen galt als „Schule des Sehens" für die zukünftigen Mediziner und Naturwissenschaftler. Otto Kneise (1870–1941), einer der wichtigsten Prot-

---

8 Zit. nach: Schulze 2005: 107.

agonisten der künstlerischen Abbildung im Kontext der urologischen Endoskopie, vertrat noch 1908 genau diese Richtung, indem er den Zeichenunterricht protegierte:

> „Denn wir sollten allen Anfängern die gesehenen Bilder nicht nur erklären, sondern wir sollten sie auch anhalten, alles Wichtige sich zu skizzieren! Es gibt keine bessere Schulung fürs Auge, fürs richtige Sehen, wenn man zeichnet, und es ist fürs Cystoskopieren nichts wichtiger als richtiges Sehen" (Kneise 1908: 12) [*Vgl. Kap. 3.3 Objektivität, Naturtreue und Beweiskraft*].

Einige Absolventen der Zeichenkurse spezialisierten sich auf die zeichnerische Tätigkeit. Über diese „akademischen Zeichner" ist indes wenig überliefert, erlangten sie doch in keiner Weise – unabhängig von der Qualität ihrer Arbeit – den Status von Künstlern, es sei denn, sie waren auch als Künstler erfolgreich wie der eingangs genannte Illustrator von Baumgärtners Physiognomik Carl Sandhaas (Kist/Ruch 2001). Sie wurden als „Künstler-Handwerker" gesehen, in ihrem Tun ganz den Belangen der Forscher untergeordnet. Den Zeichnern wurde „bestenfalls" ein „mechanisches Abbilden" zugestanden, es sei ihre Aufgabe, „unter Zurückstellung etwaiger gestalterischer Ambitionen", die Gegenstände abzubilden (Schulze 2005: 153). Diese weitgehende Anonymität der Illustratoren gilt selbst noch für spätere Zeiten, in denen sich ein finanzstarker, aber auch umkämpfter Markt medizinischer Fachliteratur entwickelt hatte und einige Verlage gezielt auf qualitätsvolle Abbildungen setzten, wie etwa der J. F. Lehmanns Verlag mit seinen berühmten Atlanten. Neben der „Themenorientierung an den Erfordernissen der Zeit" und der Verpflichtung „renommierter Autoren" war deren „dritte[r] Erfolgsgarant", wie es in einer Studie zu diesem Verlag heißt, „die Qualität der Bücher, vor allem die der Abbildungen." Die Bilder, so Hahn über Lehmanns Atlanten," sind durch eine Konzentration auf die wesentlichen Gegebenheiten des wiederzugebenden Objektes, klare Linienführung und angenehm warme Farben gekennzeichnet. Auch der heutige Leser kann sich davon ästhetisch und didaktisch noch beeindrucken lassen." Lehmann konnte „für seine Handatlanten hervorragende Maler und Zeichner gewinnen", doch „lassen sich deren Biografien nicht mehr rekonstruieren" (Hahn 2002: 34 f.).

Offensichtlich war man sich im deutschen akademischen Betrieb der Bedeutung des Visuellen bei der Wissensvermittlung nicht so bewusst wie anderswo. So avancierte der deutsche Künstler Max Brödel (1870–1941) erst nach seiner Emigration in den USA zu einem der Begründer der modernen medizinischen Illustration. Brödel war in Leipzig geboren worden, hatte ebenda an der Königlichen Kunstakademie studiert und war von dem an der dortigen Universität tätigen Physiologen Carl Ludwig (1816–1895) als medizinischer Illustrator an sein Institut geholt worden. Im Jahr 1894 ging er an die soeben gegründete „Medical School" der Johns Hopkins University in Baltimore und wurde dort 1911 Leiter eines weltweit ersten „Department of Art as Applied to Medicine" (Schultheiss/Engel et al. 2000). An Brödels „Art Department", das gezielt medizinische Illustratoren ausbildete, studierte auch William P. Didusch (1895–1981), der zu einem der bedeutendsten Illustratoren im urologischen Bereich werden sollte. Auf Vermittling Brödels hin gehörte Didusch ab 1915 zum „künsterischen Team" der urologischen Abteilung an der „Johns Hopkins". Deren damaliger Leiter, Hugh H. Young (1870–1945), „der heute als Nestor der amerikanischen Urologie gilt, benötigte für seine Buchpublikationen und zahlreichen wissenschaftlichen Artikel einen eigenen medizinischen Illustrator in Vollzeitanstellung" (Görgen/Moll et al. 2010). Brödel und in dessen Nachfolge Didusch prägten einen bestimmten Stil, der sich in zahllosen Werken im urologischen Bereich wiederfindet, ob von ihnen selbst illustriert oder von ihren Schülern.[9] Brödel gilt bis heute als „der Mann, der die Kunst in die Medizin gebracht hat" (Crosby/Cody 1991). Es war und ist indes die zentrale Frage: wie viel „Kunst" verträgt die wissenschaftliche Darstellung und wieviel Kunst ist der Evidenz zuträglich und wieviel abträglich?

Der einflussreiche Pionier der Kystoskopie, Maximilian Nitze, war selbst ein talentierter und geschulter Zeichner und zunächst (bis zu seiner Hinwendung zur Fotografie, s. u.) ein absoluter Verfechter der zeichnerischen Darstellung, insbesondere in Form der Personalunion von Autor und Künstler.[10] Nitze blieb zeitlebens künstlerisch tätig, und so war es für ihn selbstverständlich, höchstpersönlich die Illustration seines Lehrbuchs aus dem Jahr 1889 zu übernehmen. Zu den Tafeln wurde ausgeführt: „Die Herstellung der Zeichnungen" erfolgte

> „möglichst bald nach der betreffenden Untersuchung, nachdem sogleich nach Herausnahme des Instrumentes oder noch während der Untersuchung selbst eine flüchtige Skizze angefertigt war. Es geschah das in letzterem Falle in der Art, dass einer der bei der Untersuchung anwesenden Herren Collegen das richtig eingestellte Instrument möglichst ruhig hielt, während Verf. vor dem Kranken sitzend unter wiederholtem Hindurchsehen die Skizze in aller Gemächlichkeit ausführte."

Vor Augen hat man hier auch den nicht genannten Patienten, der die Prozedur „in aller Gemächlichkeit" erdulden musste. Bei den auf dieser Basis angefertigten Zeichnungen hielt sich der Künstler indes zurück, so Nitze: Die Abbildungen „sind vom Verfasser nach der Natur angefertigt worden" und „machen somit den Anspruch auf größte Aehnlichkeit und sind durchaus nicht als ‚geschmeichelt' zu betrachten, geben vielmehr die eigenthümliche Klarheit und Frische der endoskopischen Bilder in charakteristischer Weise wieder" (Nitze 1889: 329).

---

9 Das „Department of Art as Applied to Medicine", das sich als ein Zentrum der „visuellen Kommunikation" versteht, besteht bis heute und ist vorbildlich in der Ausbildung medizinischer Illustratoren. Zum zweijährigen „Master of Arts Program in Medical and Biological Illustration" gehört immer noch, neben Fotografie und digitaler Bilderzeugung, die Zeichnung.

10 Nitzes „besondere Fähigkeit im Zeichnen" hieß es in einem Nachruf auf ihn, „gab die Veranlassung, dass ihm Unterricht durch eine Malerin erteilt wurde, der später noch seine Fortsetzung durch einen Professor fand. Die Leistungen waren derartig, daß der Frage näher getreten wurde, ob er nicht zum Künstler auszubilden sei. Er lehnte dies aber ab mit der Erklärung, daß er Vollkommenes leisten wolle" (Kollmantl 1906).

Auf diese Weise fertigte Nitze zahllose Bilder an und verbesserte ständig seine zeichnerischen Fähigkeiten. Die „farbigen Blasenbilder" in seinem Handbuch waren, wie es im Vorwort seines zeitweiligen Assistenten Robert Kutner zu einer späteren, posthumen Ausgabe hieß, „die Ausbeute jahrzehntelanger mühsamer Versuche und Arbeiten des Meisters, Aquarelle vom Inneren der normalen und pathologischen Blase zu gewinnen." Allerdings war Nitze mittlerweile nicht mehr alleine für die Abbildungen zuständig, überwachte aber die Tätigkeit seiner Mitarbeiter und prägte diese in seiner künstlerischen Auffassung. „Mit welcher begeisterten und begeisternden Beharrlichkeit", so Kutner weiter,

> „wusste er die ihn unterstützenden Künstler anzufeuern, immer neue Bilder zu schaffen, um der Natürlichkeit der Objekte in Plastik der Form und Transparenz der Farben möglichst nahe zu kommen. (…) Da war es wohl selbstverständlich, dass alle alles taten, um auch die Wiedergabe so wahrheitsgetreu als irgend tunlich zu gestalten."[11]

Dass 1907 überhaupt noch ein Werk Nitzes mit künstlerischen Abbildungen erschien, überrascht angesichts eines radikalen Wandels, der Nitze ab den 1890er Jahren zu einem rigorosen Vertreter der Fotografie werden ließ, der nicht mit harscher Kritik an den Zeichnungen anderer sparte [*vgl. Kap. 4.2 Bild oder Bild*].[12] Bereits 1894 war sein „Kystophotographischer Atlas" erschienen, u. a. mit der Begründung,

> „dass es überaus schwierig ist, kystoskopische Bilder durch Zeichnungen oder gar farbig wiederzugeben und dass die meisten bisherigen derartigen Publikationen weit entfernt, das Verständnis kystoskopischer Bilder zu erleichtern nur zu geeignet sind, dem Unkundigen eine falsche Auffassung beizubringen" (Nitze 1894a: V).

Zusammenfassend kann festgehalten werden, dass die Versuche, Fotografie in die medizinische Diagnostik einzuführen, in eine Reihe gestellt werden können mit den von Lorraine Daston und Peter Galison beschriebenen Versuchen in der Wissenschaft des ausgehenden 19. Jahrhunderts „mechanische Objektivität auf visueller Basis" herzustellen (Daston/Galison 2007: 127). Für die Medizin zeigt sich jedoch, dass dieser Übergang nur schrittweise vollzogen wurde. Im Kontext der Diskussionen um die Nützlichkeit des akademischen Zeichnens antwortete etwa das Anatomische Institut Halle auf eine diesbezügliche ministerielle Umfrage 1891: Ein talentierter und geschulter Zeichner kann „sehr schwer und am allerwenigsten etwa durch Photographie" ersetzt werden. „In vielen Fällen werden für wissenschaftliche Zwecke photographische

---

11 Nitze 1907: XIIf.; bei „der Herstellung der Originale" hat der „Herr Landsberg als Maler" dem „Meister hilfreiche Hand geleistet" (ebd., S.XIII); es dürfte sich um jenen Max Landsberg (1850–1906) handeln, dessen Bilder auch Erich Wossidlo (1882–1931) für seinen bekannten, in den 1920er Jahren mehrfach aufgelegten „Kystoskopischen Atlas" in Anspruch genommen hat (vgl. Wossidlo 1924).
12 Ob Nitze, der 1906 gestorben war, einer Neuauflage seines Werkes überhaupt zugestimmt hätte, muss offen bleiben.

Aufnahmen darum gemacht, um ein völlig objektives Bild des Gegenstandes zu gewinnen, selbst jede Retousche sorgfältig vermieden." In der Regel gelte es aber, die

> „am Object sich findende Zufälligkeiten auszuschließen, das Wichtige und Charakteristische hervorzuheben, zwei oder drei Vorlagen zu einem einzigen Bilde zu verschmelzen und dergleichen, so daß eine etwa gemachte photographische Aufnahme nur als Vorlage für die Zeichnung dienen kann, die erst durch die kunstgeübte Hand des sachverständigen Zeichners druckfertig wird" (zit. nach Schulze 2005: 154).

In einer Denkschrift des Kunsthistorikers Konrad Lange (1855–1921) im Auftrag des Ministeriums aus dem Jahr 1892 hieß es wiederum,

> „selbst der Einwand, daß die Photographie die Thätigkeit eines solchen Zeichners mit der Zeit ersetzten werde, ist unhaltbar, wenn man bedenkt, daß zuweilen Präparate oder Körpertheile graphisch dargestellt werden müssen, die mit der Photographie, selbst unter der Voraussetzung bedeutender Fortschritte, nicht dargestellt werden können, ja daß es häufig darauf ankömmt, die Formen nicht genauso wie sie sind, sondern in schematischer Weise, des leichteren Verständnis halber, wiederzugeben" (zit. nach Schulze 2005: 155).

Diese Position, die den Vorteilen der eingreifenden Hand das Wort redet, findet sich noch Jahre später. So hielt Otto Kneise, einer der Mediziner, die noch selbst zeichneten, die bisher publizierten kystoskopischen Abbildungen, Fotografien wie Zeichnungen, in der Regel für zu undeutlich, ungenau und verfälschend. „Diesem Mangel abzuhelfen", erläuterte er im Vorwort zu seinem „Handatlas der Cystoskopie" von 1908,

> „habe ich in den hier veröffentlichten Blättern versucht. Ich habe sie vor dem Cystoskop als absolut getreue, realistische Darstellungen des Gesehenen meist in Aquarell, hie und da in Gouache ausgeführt und habe auf das Herausbringen des Individuellen, so der entsprechenden Farbtöne, die durchaus nicht so gleichbleibend sind, als sie immer geschildert werden, der unendlich verschiedenen Helligkeitswerte, der genauesten Zeichnung, z. B. der Gefäße, den größten Wert gelegt" (Kneise 1908: 6).

D. h., gerade die Intervention des Autors/Künstlers, hielt Kneise für besonders gewinnbringend. Die Fotografie war allein ein mechanistisches Abbild, das in seinem „unbearbeiteten" Zustand mitunter kaum echte Erkenntnis barg. Sie diente ihm lediglich als eine Form von Korrektiv zu den subjektiven Eindrücken. So hat er als Abgleich für seine Zeichnungen immer wieder Fotografien herangezogen (Kneise 1908: 7 f.). Das wissenschaftliche Bild im Sinne Kneises entstand letztendlich über die synthetisierende Leistung des Individuums (**Abbildung 11**).

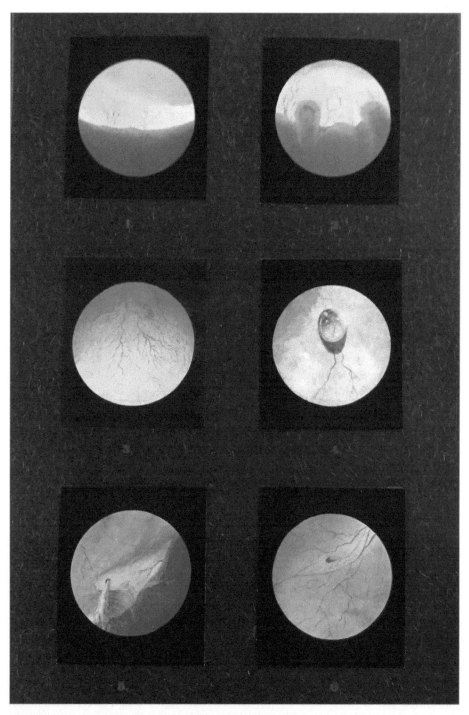

Abbildung 11 Gezeichnete normale Blase (Kneise 1908, Tafel I)

3.2   Umkämpfte Technik

Stabilisierend und gleichzeitig destabilisierend für die Evidenz der technisch erzeugten Bilder, die neben die künstlerischen Handzeichnungen gesetzt wurden, wirkte u. a. die Komplexität der in der Diagnostik angewandten Untersuchungstechniken. Technische Kenntnisse waren selbstredend Grundvoraussetzung für den Umgang mit den die Untersuchungen begleitenden Technologien zur Bildgenerierung. Das galt für die Mikroskopie wie für die Endoskopie oder die Röntgentechnik. Gleichzeitig aber stabilisierten gerade die Komplexität und das Wissen um diese die Evidenzkraft der erzeugten Bilder. In allen drei hier angesprochenen Bereichen entstanden jeweils frühzeitig eigene Lehr- und Handbücher; aus der Röntgentechnik entwickelte sich sogar mit der Radiologie eine eigene medizinische Disziplin. Während sich hier der spezielle „Facharzt" herausbildete, war dies in anderen Feldern nicht administrativ geregelt. In der Regel formierte sich eine gewisse Gruppe von Pionieren, die über bestimmtes Expertenwissen verfügten und so die technische bzw. wissenschaftliche Entwicklung [*vgl. Kap. 1.3 Denkstil und Bildstil*] wesentlich bestimmten. Über den eigentlichen Kern der Experten hinaus war aber auch für alle anderen die Möglichkeit eines Einblicks in die technischen Vorgänge essentiell, wollten sie sich der neuen Visualisierungsstrategien bedienen und diese als Evidenzgeneratoren einsetzen. Dies galt, in unterschiedlicher Intensität, für die Herstellung diagnostischer Bilder wie aber auch für deren Deutung.

Bis zu einem gewissen Grad scheint das auch den Autoren bewusst gewesen zu sein. In fast allen Hand- und Lehrbüchern zur Kystoskopie bzw. Kystophotographie finden sich ausführliche Beschreibungen der Instrumente, ihrer Theorie und ihrer Handhabungen. Fromme und Ringleb führten in ihrem „Lehrbuch der Kystophotographie" sogar an, ihre Absicht sei, „die Abbesche allgemeine Theorie der optischen Instrumente zu der Lehre von dem modernen Kystoskop zu spezialisieren", da „geometrisch-optische Theorien für eine zweckmäßige Handhabung des kystophotographischen Apparates nicht entbehrt werden können" (Fromme/Ringleb 1913: III).[13] Doch das Offenlegen des „Verfahrenswissen" hatte offensichtlich seine Grenzen. Während die „Hardware" der Kystophotographie, die materiell-technische Seite von Kystoskop und Kamera noch ausführlich dargestellt wurde, mochte man den Lesern die fotochemische „Software" wohl nicht zumuten. Doch gerade hier im Feld der Bildbehandlung und Prozessierung lagen wesentliche Gefahren für das angestrebte Ziel. Der Mikro-

---

13 Ernst Abbe (1840–1905) hatte, gemeinsam mit Carl Zeiss (1816–1888) und Otto Schott (1851–1935), herausragende Bedeutung für die Entwicklung optischer Instrumente. Ab 1888 war er nach dem Tod von Zeiss alleiniger Inhaber der Firma Carl Zeiss, die weltweit führend im Bereich wissenschaftlicher Präzisions-Mikroskope war. 1891 gründete er mit sozialreformerischer Absicht die Carl Zeiss Stiftung, der er sein gesamtes Vermögen überließ. Seine Theorie des Mikroskops, die nicht in geschlossener Form publiziert wurde, umfasst verschiedene Aspekte, die von der Bildentstehung im Mikroskop über eine Theorie der Bildfehler und ihrer Korrektur bis hin zur Auflösungsgrenze des Lichtmikroskops reichen (Günther 1970).

skopiker Richard Neuhauss warf in seinem „Lehrbuch der Mikrophotographie" von 1890 selbst der anerkannten Autorität auf diesem Gebiet, Joseph von Gerlach (1820–1896) vor, dessen Abbildungen (in seinem Standardwerk „Die Photographie als Hülfsmittel mikroskopischer Forschung" aus dem Jahr 1863) seien „ein lehrreiches Beispiel" dafür, „wie man durch fehlerhafte Behandlung Dinge in das Bild hineinbringt, die im Präparat nicht vorhanden sind." Und er kommt zu der bemerkenswerten Feststellung: „Hier macht die vielgelobte Objektivität der Photographie gründlich Fiasko" (zit. nach Schickore 2002: 303). Auch Heinrich Albers-Schönberg, einer der Pioniere der Radiologie in Deutschland, betonte die Bedeutung des Verfahrenswissens: „Wer brauchbare diagnostische Resultate erzielen will, muß einerseits über ein ausreichendes Quantum physikalischer und technischer Kenntnisse verfügen, andererseits eine gute medizinische Vorbildung haben" (Albers-Schönberg 1906a: VII).

3.2.1   Radiologie

Der Mitbegründer der Radiologie, Rudolf Grashey hat in seinen einflussreichen Publikationen zur Röntgentechnik hervorgehoben, dass eine fundierte Diagnose nur über die „Originalplatten" erfolgen könne, da nur diese eine exakte Wiedergabe der „Feinheiten" garantierten. Bei der drucktechnischen Reproduktion der Röntgenplatten käme es immer wieder zu Verfälschungen. Die Abbildungen in seinen Atlanten dienten der Einübung eines spezifischen „radiologischen Blicks" für die klinische Praxis: „Um die Röntgenstrahlen für die chirurgische Diagnostik voll auszunützen, muss man in der Technik bewandert und vor allem im Lesen und Deuten der Bilder erfahren sein." Man kann „auf dem Wege bildlicher Anschauung in Buchform eine ganze Reihe diagnostischer Kenntnisse sammeln und das Auge in der eigenartigen Aufgabe der Wahrnehmung feiner Schattenunterschiede üben und schulen" (Grashey 1908: IV). Seine Reproduktionen waren in diesem Sinne „Musteraufnahmen", bei denen er nur eingriff, wenn dies der Zielsetzung, der möglichsten Nähe zu den „Originalplatten", diente. In seinem „Normalatlas" von 1905 listete er dezidiert die Interventionen auf:

> „Retouche (auf dem Negativ bzw. auf der Kupferplatte) wurde bei folgenden Bildern angewandt und zwar wurden nur verloren gegangene, auf der Originalplatte deutlich sichtbare Konturen nachgeholt: Bild 7 (Nasenbein, Warzenfortsatz), Bild 1 (Dornfortsätze), Bild 22 (3. Rippe), Bild 23, 24 (Humeruskopf), Bild 26 (Akromion, Humeruskopf), Bild 57 (Querfortsätze), Bild 75 (abliegende Condylen), Bild 83 (Mall, lateralis)" (Grashey 1905a: 2).

Unsachgemäßes Vorgehen bei der Reproduktion, das war allen Beteiligten bewusst, konnte erhebliche Auswirkungen haben, in der Radiologie etwa zu den vielzitierten „Plattenfehlern" führen. Diese galten aber als ein „photographisch-chemischer Effekt", dessen Beseitigung verbreitete Praxis war. Im Sinne einer evidenten bzw. evident wirkenden Darstellung konnte in derartigen Fällen eine Intervention durchaus legitim sein. Andererseits gab es auch Unschärfen etc. im Bild, die der Fototechnik selbst bzw. dem Stand der technischen Entwicklung geschuldet waren.

Wie bereits weiter oben angeführt, hatten Dumstrey und Metzner schon früh auf die „relative Wahrheit" der Röntgenbilder hingewiesen (Dumstrey/Metzner 1897/1898). Ein besonderes Charakteristikum der Röntgenbilder liegt darin, dass sie die räumliche Anordnung der abgebildeten Körperteile nicht darstellen kann, wie dies bereits 1896 in einer Publikation der Medicinal-Abteilung des Königlich Preussischen Kriegsministeriums mit dem sprechenden Titel „Versuche zur Feststellung der Verwerthbarkeit Röntgenscher Strahlen für medicinisch-chirurgische Zwecke angestellt im Verein mit der Physikalisch-technischen Reichsanstalt" erläutert wurde: „Man muss sich gegenwärtig halten, dass man ausnahmslos nur hellere oder dunklere Schatten als Ausdruck dafür vor sich hat, dass übereinanderliegende Schichten, die selbst an verschiedenen Stellen verschieden durchlässig sind, auf eine Ebene projiziert werden" (Medicinal-Abteilung des Königlich Preussischen Kriegsministeriums (1896): 23. zit. nach: Dommann 1999: 122).

Gerade aber die Kombination aus Anleitungen zum Sehen, dem technischen Wissen, der Erklärung von Fehlerquellen und Limitationen destabilisierte die Evidenz nicht etwa, sondern trug zu ihrer Schärfung bei.

3.2.2   Endoskopiephotographie

Ganz anders, aber ebenso wenig real war die Bildwelt der Endoskopie. Über das Endoskop wurde das Körperinnere zwar sichtbar, allerdings durch den Einsatz von Spiegelprismen seitenverkehrt, die anatomischen Größenverhältnisse waren verzerrt, das Gesichtsfeld stark begrenzt u. v. m. Darüber hinaus war das „Sichtbare" flüchtig. Nitze sprach von einem „virtuellen Bild", das „wir durch das Kystoskop hindurchsehend erblicken" und das nur über ein kompliziertes Verfahren als „reelles Bild"(gemeint „reales") auf der Fotoplatte fixiert werden kann (Nitze 1894a: 1 f.; Nitze 1889: 325 f.).

Diese Beschreibung der Verdinglichung des flüchtigen Bildes über ein mehrere Schritte umfassendes Verfahren in eine manifeste Abbildung macht deutlich, dass von einer Mechanisierung oder gar einer von menschlichen Interventionen unabhängigen Reproduktion bei den Fotografien der endoskopischen Bilder im Speziellen, aber auch der Fotografie im Allgemeinen nicht die Rede sein kann. Vielmehr war es vom fotografischen Negativ bis zum Abdruck in Publikationen wieder ein hoch komplexer und diffiziler Weg. Die fotografischen Abbilder auf kollodiumbeschichtetem Glas mussten von einem Radierer auf stahlbeschichtete Kupferplatten übertragen werden. Erst auf der Basis der Radierung konnten unterschiedliche Drucktechniken (Halbtonverfahren oder aufwendige Photogravüren) umgesetzt werden. „Noch weit von einem vollständig mechanischen Ablauf entfernt", so Alex Soojung-Kim Pang, „erforderte jeder dieser Prozesse sorgfältige Überwachung und künstlerisches Können" (Pang 2002: 105). Bei den zahllosen Prozeduren des Radierens, Ätzens, Prüfens, Retuschierens, Andruckens etc., waren Gefahren der unfreiwilligen Veränderung wie die des beabsichtigten Eingreifens stetig präsent. Wichtig war dabei auch die Verständigung zwischen den unterschiedlichen beteiligten Akteuren, den Wissenschaftlern, Verlegern, Technikern oder Druckern, was als Intervention notwendig, erlaubt oder verboten sei. Denn das dem Foto eigene Ideal der Selbstaufzeichnung endete spätestens bei der Reproduktion, für die immer noch künstlerisches Geschick und technisches Wissen unabdingbar waren. Bis zur Jahrhundertwende stellte der Holzstich die zentrale Technik bei der Reproduktion von Fotografien dar. Dies änderte sich erst mit der 1882 zum Patent angemeldeten Autotypie, die allmählich den Holzstich ablöste.

Im Februar 1893 hielt Nitze bei der Berliner medizinischen Gesellschaft einen Vortrag „mit Demonstrationen" zum Thema „Zur Photographie der menschlichen Harnblase". Dabei beschrieb er ausführlich die Schwierigkeiten bei der Entwicklung der neuen Technik, ergänzte diese Schilderung aber immer wieder durch Verweise auf Manipulationsmöglichkeiten. Nachdem die Probleme theoretisch sowie bei Versuchen am Phantom weitgehend gelöst waren, stellte sich die Frage,

> „ob es überhaupt möglich sein würde, am Lebenden mit einer gewissen Sicherheit brauchbare Photogramme zu erhalten. Schienen hier doch die Verhältnisse recht ungünstig zu liegen. Schon die in vielen Fällen auch nach gründlicher Ausspülung der Blase bald wieder auftretende Trübung der Flüssigkeit konnte hinderlich sein. Grösser aber war noch die Sorge, ob es möglich sei, das Instrument während der Dauer der Exposition absolut ruhig zu halten; die geringste Bewegung des Instruments, die geringste Verschiebung desselben zum Object musste ja unklare, musste Doppelbilder ergeben. Hier schien zunächst eine absolut unbewegliche Fixirung des Instruments durch ein besonderes Stativ nothwendig. Es wurde ein solches am Untersuchungstisch angebracht, in dem das eingeführte Instrument in jeder beliebigen Lage leicht und sicher fixirt werden konnte. Weitere Erfahrungen haben uns gelehrt, dass in einer grossen Anzahl von Fällen eine solche mechanische Befestigung des Instruments nicht nur überflüssig, sondern direct nachtheilig ist" (Nitze 1894b: 146 f.).

Bei genügender Abstützung der Hand sei man leicht in der Lage, das Instrument für die Zeit der Exposition (3 bis 10 Sekunden) ruhig zu halten. Aber selbst dann störten die körpereigenen Funktionen mit ihrem Eigensinn die Aufzeichnung und boten Raum für Verzerrungen und Fehler. Eine Fehlerquelle boten die Patienten selbst, die sich aus der unangenehmen Untersuchungssituation heraus selbst beim Willen zur Untersuchung wehrten:

> „Ein solches Verfahren ist aber für den Patienten viel schonender und viel weniger zeitraubend als das Einspannen des Instrumentes in ein Stativ. Auch das Einstellen neuer Bilder

ist so wesentlich erleichtert. Ein festes Einspannen des Instrumentes ist nur bei ungebärdi-
gen und ängstlichen Patienten nothwendig".

Aber auch unwillkürliche Körperfunktionen boten Raum für vielfältige Verzerrungen,
die nicht einfach durch ein Festspannen behoben werden konnten:

> „Aber selbst bei absoluter Fixation des Instruments schien noch keine Sicherheit für
> die Gewinnung klarer Bilder gegeben. Bieten doch die Blasenwandungen und ihr Inhalt
> auch bei dem tolerantesten und ruhigsten Patienten Bewegungen dar, die durch keinerlei
> Maassnahmen zu eliminiren sind. Es handelt sich da um Bewegungen der Blasenwand,
> die durch die Athembewegungen, durch die Kontractionen aufliegender Darmschlingen,
> durch den Pulsschlag hervorgerufen werden, Bewegungen, die in vielen Fällen recht be-
> trächtlich sind und je nach ihrer Ursache unregelmässig oder in regelmässigem Rhyth-
> mus auftreten. Man braucht nur die Bewegung einer in die Blase eingedrungenen Luft-
> blase kystoskopisch aufmerksam zu beobachten, um das Gesagte zu verstehen; Tumoren
> und andere Objecte zeigen oft eine auffallende pulsirende Bewegung. (…) Wider Er-
> warten haben sich nun diese mannigfachen, wie gesagt durchaus nicht unbeträchtlichen
> Bewegungen der photographischen Aufnahme des Blaseninnern nur wenig nachtheilig
> erwiesen. Erhalten wir auch hin und wieder unklare oder gar Doppelbilder, die auf eine
> während der Expositionsdauer erfolgte Bewegung des Objectes schliessen lassen, so ist
> das doch selten der Fall. Insbesondere scheinen die rhythmischen pulsirenden Bewegun-
> gen einen wenig nachtheiligen Einfluss zu üben; es müssen die Verhältnisse hier wohl
> ähnlich liegen, wie beim Blinzeln der Augen, das sich ja auch der Portraitaufnahme nicht
> hinderlich erweist.

> So zeigten sich nach dieser Richtung hin die Verhältnisse günstiger als zu hoffen war.
> Mit einer Sicherheit, wie sie bei photographischen Aufnahmen ausserhalb des Körpers
> befindlicher Gegenstände nur wenig übertroffen wird, sind wir jetzt im Stande, die im
> Kystoskop erblickten Bilder in einer für den Patienten kaum lästigen Weise photogra-
> phisch zu fixiren. Beigelegte Zinkotypien mögen eine Vorstellung davon geben, wie sich
> verschiedene Objecte der gesunden und kranken Harnblase im photographischen Bilde
> darstellen. Dabei muss aber ausdrücklich bemerkt werden, dass die Photogramme selbst
> ungemein viel characteristischer und glänzender und zarter erscheinen, als die beige-
> druckten Zinkotypien, die nur einen schwachen Abglanz der Originalbilder darstellen.
> Nicht unbemerkt mag sein, dass die beigedruckten Figuren nach durchaus unretouchir-
> ten Negativen hergestellt sind, dass im Interesse einer objectiven Wiedergabe auf jede
> Correctur verzichtet ist" (Nitze 1894b: 147 f.).

Allen Schwierigkeiten zum Trotz war Nitze am Ende überaus zufrieden mit seinen Ergebnissen:

„In der That entsprechen die jetzt von uns hergestellten Photogramme allen berechtigten Ansprüchen. Wir können die zierlichen Gefässfiguren, zarte miliare Tuberkelknötchen, Geschwülste und Steine, ebenso wie die Objecte der normalen Harnblase, die Harnleitermündungen, die beim Katheterisiren eingedrungene Luftblase mit der grössten Deutlichkeit darstellen. Die in der Blase photographisch aufgenommenen Steine erscheinen uns ebenso körperlich, als ob sie bei der Aufnahme auf dem Tisch gelegen hätten. Dabei zeigen die besseren Bilder zugleich jenen eigenthümlichen Glanz, jene klare Helligkeit, wie sie den kystoskopischen Bildern eigenthümlich ist. Ohne Uebertreibung kann man behaupten, dass man mit den heutigen photographischen Mitteln nicht mehr erreichen kann, dass ein weiterer Fortschritt der Kystophotographie erst dann zu erwarten wäre, wenn das Problem der farbigen Photographie gelöst würde und diese für unsere Zwecke anwendbar wäre" (Nitze 1894b: 148).

Nach dem Vortrag entwickelte sich ein heftiger Disput zwischen Nitze und Robert Kutner (1867–1913). Kutner, Schüler und zeitweise Assistent bei Nitze, war skeptischer und hat die Grenzen der fotografischen Wiedergabe aufgezeigt. Er verwies auf eine eigene, drei Jahre alte Publikation, in der es u. a. hieß, die „überaus zierliche Gefässzeichnung, wie sie das kystokopische Bild zeigt" wird „in der Photographie nicht ausgedrückt". Dies hätte technische Ursachen:

„Sämtliche photographischen Emulsionen zeigen Korn (…). Je gröber das Korn, desto schwieriger werden sich bei sehr winzigen Bildchen Feinheiten und Details auf der photographischen Platte abzeichnen können; nimmt man wiederum feines Korn, so ist man gezwungen, länger zu exponieren. Die Feinheit des Korns und die Kürze der Expositionszeit stehen im umgekehrten Verhältnis."

Hier manifestiere sich der „Übelstand der photographischen Technik", wie er sich auch in anderen wissenschaftlichen Bereichen wie der Astronomie auswirke. Bei dem „ausserordentlich verkleinerten Blasenbildchen, das nur 2 ½ mm Durchmesser hat, zeichnen sich deshalb Details, die im Original kleiner sind als 1 mm, nicht mehr deutlich erkennbar ab." Damit seien „die kleinen Blutgefässzeichnungen (…) von der photographischen Wiedergabe vorläufig ausgeschlossen" (Kutner 1891).

Nitze wiederum reagierte in seiner wohl üblichen rüden Art und eröffnete seine Replik so:

„Zunächst möchte ich dem Herrn Vorredner im Interesse seiner Kranken den Wunsch aussprechen, die Harnblase mit seinen ‚Magnesiumblitzen' in Frieden zu lassen. Ganz abgesehen von der Gefährlichkeit derartiger extravaganter Versuche ist es ja klar, dass sich Magnesiumblitze nicht für die Kystophotographie eignen. (…) Was die ersten Ausführungen des Herrn Kutner betrifft, so weiss ich nicht, was derselbe eigentlich will."

Mit dem Verweis auf die Magnesiumblitze bezog Nitze sich auf Experimente Kutners während ihrer gemeinsamen Forschungen. Ein „geistiges Eigentum" komme „dem

Herrn Kutner nicht zu", überdies seien die „Bilder vollständig unbrauchbar" gewesen (Nitze 1894b: 65–68).

Jenseits dieser hier aufscheinenden persönlichen Animositäten wurden in Fachkreisen auch die Bilder Kutners selbst als höchst mangelhaft und für die Praxis ungeeignet eingestuft. Selbst die Kombination von erklärendem Text und Bild half da wenig, wie Fromme und Ringleb kommentierten: Es gehöre „doch selbst mit Hilfe des beigegebenen Textes der so verständliche Optimismus des Autors dazu, [auf dem Bild] das herauszufinden, was der Text besagt" (Fromme/Ringleb 1913).

Die besonderen Schwierigkeiten des Prozederes, endoskopische Bilder herzustellen, ergeben sich aus der Transformationsleistung vom Virtuellen zum Realen. Nitze hatte in seinem „Lehrbuch" das Problem bereits theoretisch erörtert: „Das Bild, welches wir beim Hindurchsehen durch den optischen Apparat erblicken, ist ein virtuelles und kann als solches nicht photographisch fixiert werden." Ersetzt man nun das Okular durch eine Kamera, so entsteht ein reelles Bild auf der Photoplatte, das dem „frei im Rohre schwebenden" entspricht und daher „kaum 2 mm" groß ist (Nitze 1889: 324). Doch trotz anschließender Vergrößerung war auch noch auf den Bildern des „Atlas" nicht viel zu erkennen. Ausschlaggebend waren hierfür in erster Linie drei Begründungszusammenhänge: die Glühlampe war zu lichtschwach, die Optik hatte nur einen Durchmesser von 0,25 mm, wodurch kleine Details nicht abgebildet werden konnten und nicht zuletzt führte die Bewegung der Blasenwand bei den langen Expositionszeiten zur Unschärfe (Reuter 1998).

Nach Max von Rohr waren es die technischen Verbesserungen des Kystoskops durch Otto Ringleb, insbesondere die „wesentlich größere Lichtstärke", die den Weg bereiteten für „eine wirklich brauchbare Blasenphotographie".[14] Erst durch diese Lichtstärke sei es möglich geworden, „ein vom Pulsschlag ungestörtes Bild" zu erzeugen, „das dem Beschauer alle Einzelheiten zeigte, die ihm aus der subjektiven Beobachtung bekannt sein konnten" (Rohr 1916: 253). Tatsächlich war die Zusammenarbeit mit den industriell ausgerichteten Spezialfirmen wesentlich für die fortschreitende technische Entwicklung. So brachte etwa die Berliner Firma Georg Wolf, die ebenfalls in engem Kontakt mit Ringleb stand, ab 1908 eine neue Generation von Zystoskopen auf den Markt. Diese Instrumente waren so lichtstark, das hat der Historiker der Endoskopie, Matthias Reuter herausgearbeitet, „wie sie ein tattonierender (handwerklich arbeitender) Optiker nicht bauen konnte" (Reuter 2007: 165; Reuter 1998).

Die Entwicklung von Apparaturen und Instrumentarien zur technischen Erzeugung von Bildern aus dem menschlichen Körperinnern war zusammenfassend ein hoch komplexer Prozess, an dem Techniker wie Mediziner beteiligt waren, und in dem fun-

---

14 Rohr 1916: 252; Es verwundert nicht, dass von Rohr, selbst als Physiker in Diensten der Zeiss-Werke, darauf hinwies, der Erfolg basiere auf der Zusammenarbeit Ringlebs mit „einer ganz modernen optischen Werkstätte", die ihrerseits dessen Beitrag dadurch hervorhoben, „dass sie die neuen Instrumente nach Herrn Ringleb benannte". Es handelte sich natürlich um die „Zeißsche Werkstätte".

damentale Kenntnisse in unterschiedlichsten Disziplinen wie Optik, Physik, Chemie, Materialkunde u. v. m. benötigt wurden. Es bedurfte zahlloser Aushandlungsprozesse, um diese unterschiedlichen Kenntnisse, Vorgehensweisen und persönlichen Positionen miteinander zu koordinieren. Letztendlich setzten sich bestimmte Techniken und Instrumente durch, die von einigen Firmen nach vorgegebenen Standards hergestellt wurden. Hilfreich dabei waren auch diverse im Kaiserreich etablierte Kontrollinstanzen wie das Patentwesen, Eichamt, die Herausgabe von Normen, etc.; denn eine wesentliche Voraussetzung für die Herstellung von Evidenz waren Nachvollziehbarkeit der technischen Vorgänge und Vergleichbarkeit der Ergebnisse.

3.3   Objektivität, Naturtreue und Beweiskraft

Objektivität, das haben Lorraine Daston und Peter Galison detailreich herausgearbeitet, war eine zentrale Kategorie bei der Herausbildung neuzeitlicher Wissenschaft. Im Laufe des 19. Jahrhunderts wurde der Begriff auch von Medizinern aufgenommen, um ihren wissenschaftlichen Anspruch zu unterstreichen. Im Anhang zur ersten Auflage seines „Lehrbuch der Kystoskopie" von 1889 stellte zum Beispiel Maximilian Nitze unmissverständlich fest: „Die Photographie ist einer jeden Zeichnung durch die grössere Objectivität ihrer Wiedergabe überlegen." Daher „lag der Wunsch nahe, auch die kystoskopischen Bilder auf photographischem Wege fixieren zu können" (Nitze 1889: 325). Er schilderte die Schwierigkeiten bei der Realisierung des Vorhabens und seine vergeblichen Versuche, die er (vorerst) eingestellt habe, da ihm zu diesem Zeitpunkt die Fotografie nicht vorrangig zu sein erschien:

> „Früher, als das Misstrauen gegen die neue Untersuchungsmethode noch ein allgemeines war, wäre es gewiss vortheilhaft gewesen, durch die objectivste aller Abbildungs-Methoden, durch die Photographie, Zeugniss von der Klarheit der kystoskopischen Bilder ablegen zu lassen. Heutzutage, wo die Leistungsfähigkeit der Kystoskopie nicht mehr angezweifelt werden kann, würde eine solche photographische Reproduction kystoskopischer Bilder eine viel geringere Bedeutung haben" (Nitze 1889: 328).

D. h., auch wenn er die Kystofotografie da noch nicht weiter verfolgte, sah er doch auch schon 1889 eine wesentliche Funktion der Fotografie in dem Beweis der kystoskopischen Leistungsfähigkeit. In dieser Argumentation drängen sich gewisse Parallelen zur Bakteriologie auf, in der schon früh die Mikrofotografie eingesetzt wurde und in der Robert Koch selbst ein entschiedener Fürsprecher der neuen Technik war (s. o.). Bei der Durchsetzung der neuen bakteriologischen Theorie setzte Koch auf die Beweiskraft der Fototechnik und hatte bereits 1881 „alle, die auf diesem Gebiete arbeiten" aufgefordert, „ihre Entdeckungen mit photographischen Abbildungen als Beweisstücken zu belegen" (Koch 1881).

Im Folgenden geht es um die Frage, wann und in welcher Form mit den Begriffen „Objektivität", „Naturtreue" und vor allem „Beweis/ Beweiskraft" im Kontext der Visualisierungsdiskurse argumentiert wurde. Während in der Forschungsliteratur diverse Studien zur „Evidenz" wie zur „Objektivität" vorliegen, kommen die verwandten Begriffe „Beweis/Beweiskraft" allenfalls am Rande vor. Nach unserer Beobachtung waren sie jedoch die zentralen Argumente in den zeitgenössischen Debatten. Denn gerade Techniken der „Sichtbarmachung", wie die Endoskopie und die Röntgentechnik, haben wesentlich Validierungs- und Beweisfunktion, indem sie das Visuelle als Beleg liefern, für eine Diagnose, Behauptung oder Therapie. Durch den Beleg aber wiederum werden der Befund und seine Deutung evident.

3.3.1   Röntgenbilder

Neben der „Objektivität" und der „Naturtreue" wurde der Fotografie von Beginn an auch immer „Beweiskraft" zugeschrieben.[15] Insbesondere galt dies für Röntgenbilder, da man die neue Röntgentechnik, obwohl technisch ein ganz anderes Verfahren, zur Fotografie zählte. So wurden Röntgenbilder bereits wenige Jahre nach der Entdeckung Röntgens (1895) als Beweismittel vor Gericht zugelassen (Golan 1998; Golan 2004; Mnookin 1997/1998). Auch im Bereich der ärztlichen Gutachten, etwa in Versicherungsfragen oder hinsichtlich der Berufs(un)fähigkeit, galten die Röntgenbilder als beweiskräftige Grundlage (Martin 2014). Eine derartige Funktionszuschreibung muss angesichts des artifiziellen Charakters der Repräsentation verwundern, erzeugt die Röntgentechnik doch eine ganz eigene Realität. So gab es Strukturen des Körpers, die nur minimale bis gar keine Spuren auf dem Röntgenbild hinterließen, während andere in besonderer Deutlichkeit zu sehen waren. Andererseits gab es „Erscheinungen" auf der Röntgenplatte, die – etwa anatomisch – nicht identifizierbar waren.

Rudolf Grashey, einer der einflussreichsten Protagonisten der sich formierenden Radiologie, listete 1905 zahlreiche „Fehlerquellen" beim Röntgenverfahren auf: Unreine Fotoplatten, Veränderungen in den Säuren und Entwicklerflüssigkeiten, Abdrücke und Flecken auf der Fotoplatte, unruhige Körperteile bei der Aufnahme, ausfließende Sekrete u. v. m. [*vgl. Kap. 3.2 Umkämpfte Technik*].[16] Grashey formulierte es in seinem „Atlas typischer Röntgenbilder vom normalen Menschen" von 1905 pointiert: Im „Radiogramm" finden sich „objektive Belege" für „subjektive Beschwerden"(Grashey 1905a: III).

---

15 Um nur auf zwei viel zitierte Klassiker zur Bedeutung der Fotografie zu verweisen: Nach Barthes ist jede Fotografie eine „Beglaubigung von Präsenz" (Barthes 1989 [1980]: 97); nach Susan Sontag sind Fotografien „Beweismaterial" (Sontag 1995 [1973]:11).
16 Grashey 1905b. Grashey gehörte 1905 zu den Initiatoren der „Deutschen Röntgengesellschaft" und war Redaktionsleiter der Zeitschrift „Fortschritte auf dem Gebiet der Röntgenstrahlen".

Offensichtlich bestand auf mehreren Ebenen – der Medizin, der Rechtsprechung etc., aber auch der Öffentlichkeit – eine Nachfrage bezüglich „objektiver Beweise" in Fällen der diagnostischen Unsicherheit. Doch dies barg, gerade in der Medizin, auch Gefahren. In der 1897, wenig mehr als ein Jahr nach der Erstbeschreibung der Strahlen durch Röntgen im November 1895, neugegründeten Fachzeitschrift „Fortschritte auf dem Gebiete der Röntgenstrahlen" hatten bereits in der ersten Ausgabe die beiden Mediziner Dumstrey und Metzner Bedenken angemeldet hinsichtlich der Bewertung von Radiogrammen. In der Technik Ungeübte könnten „leicht dazu kommen, die durch fehlerhafte Einstellung der Lichtquelle oder des Objektes oder der Platte bewirkten Veränderungen als pathologische Befunde an dem Objekte" anzusehen. Angesichts der zahlreichen Faktoren, die bei der (Re)Produktion auf das Bild einwirkten, sei besondere Vorsicht geboten, wenn das Radiogramm als „Beweismittel" für eine bestimmte Diagnose diene. Die Autoren bemängeln die fehlenden Normen für die Röntgenaufnahmen und stellten Forderungen nach einer Transparenz der Bildproduktion auf, etwa durch Angabe von Expositionszeit, Abstand der Lichtquelle, Lichtintensität der Röhre oder Lagerung des Patienten (Dumstrey/Metzner 1897/1898).

Auch Grashey argumentierte in diesem Sinn und betonte die Bedeutung der Offenlegung und Einhaltung der Aufnahmebedingungen für eine exakte „Röntgendiagnose". Er forderte eine Standardisierung des Verfahrens sowie, angesichts ihrer mitunter enormen Tragweite, eine exakte Evaluation der Ergebnisse.

Zudem warnte er vor einer Instrumentalisierung der Technik für bestimmte Anliegen, etwa bei Versuchen, Patienten des „Simulantentums" zu überführen [*vgl. Kap. 2.5.3 Spezifik radiologischer Bilder*].

Obwohl das Röntgenverfahren zu den Fototechniken gezählt wurde, konnte von einem „Abdruck der Natur" offensichtlich nicht gesprochen werden. Es zeigte sich, dass zahlreiche Spuren im Bild auf Effekte durch Bewegungen der Röntgenröhre bzw. der zu untersuchenden Körperteile oder auf Fehlerquellen im fotochemischen Prozess zurückzuführen waren, sowie, dass die Sichtbarkeit von Objekten auf dem Röntgenbild mit ihrer „Materialität" und den damit verbundenen Graden der Absorptionsfähigkeit der Röntgenstrahlen zusammenhing. Gerade im Bereich der urologischen Radiologie hatte dies massive Auswirkungen: Intervention, insbesondere über die Entwicklung unterschiedlicher Kontrastmittel, wurde zu einer Grundvoraussetzung für die röntgenfotografische Abbildung.

Trotzdem avancierten die Röntgenbilder, so Monika Dommann, „in der Öffentlichkeit zu Chiffren für wissenschaftliche und juristische Evidenz". Den Röntgenbildern haftete ein „Nimbus von Objektivität und Faktizität an", sodass sie etwa im medizinisch-juristischen Diskurs als wirkungsvolles „Beweismittel" gegen das angeblich weit verbreitete „Simulantentum" angesehen wurden (Dommann 1999).

3.3.2   „Actenmässige Belege"

Maximilian Nitze, zuvor selbst als Künstler für seine Abbildungen verantwortlich, setzte mit dem Erscheinen seines Kystophotographischen Atlas im Jahr 1894 dann am Ende doch ganz auf die Fotografie (**Abbildung 12**). Er verglich die Kystophotogramme immer wieder mit „Akten", offensichtlich auch, um deren Objektivität und Beweiskraft herauszustellen. Die „besondere Bedeutung" der „Kystophotogramme" liege auch darin, hieß es in der Einleitung, „dass sie uns geradezu actenmässige Belege" liefern. „Es ist das von der grössten Wichtigkeit", erläuterte er weiter, „wenn es sich um besonders seltene oder a priori unwahrscheinliche Veränderungen pathologischer Processe handelt, oder wenn es gilt, das Resultat einer Operation in objectiver Weise festzustellen." Ganz offensichtlich attestierte er den Fotografien auch eine gewisse Evidenz gegenüber sprachlichen Umschreibungen: „Photogramme", so Nitze, sind „wichtige Actenstücke, die sprechender als lange Schilderungen den jeweiligen Zustand einer pathologischen Veränderung darstellen" (Nitze 1894a: 9).

Diese Einschätzung entsprach dem zeitgenössischen Status der wissenschaftlichen Fotografie, wie er sich insbesondere im Bereich der Mikrophotographie etabliert hatte. So hieß es in Paul Jeserich's (1854–1927) Standardwerk von 1888:

> „Wir haben bei etwaigen wissenschaftlichen Differenzen über gemachte Beobachtungen ein durchaus positives, einwandfreies Beweismaterial im nicht retouchirten photographischen Bilde in Händen und, was ebenso wichtig ist, wir halten in dem Bilde die sich schnell verändernde Erscheinung fest" (Jeserich 1888: 8).

Hier wird ein weiterer wichtiger Aspekt der Fotografie angesprochen, die „Fixierung" der Zeit bzw. zeitlicher Abläufe. Wie weiter oben bereits dargestellt, hatte Nitze in einem Vortrag 1894 darauf hingewiesen, dass sich mittels der Kystofotografie unterschiedliche Stadien einer Erkrankung dokumentieren ließen (Nitze 1894b), was in juristischen wie versicherungstechnischen Streitfragen ja durchaus von Relevanz sein konnte.

Das frühzeitige Erkennen („kaum wahrnehmbarer") pathologischer Erscheinungen wie die exakte Beobachtung und Dokumentation von Krankheitsverläufen ist im Bereich der Medizin für Diagnostik, Prognostik und Therapie von zentraler Bedeutung. Richard Koch sprach von der Diagnose als „Erkenntnis eines Vorgangs" und nannte sie eine „kinetische Diagnose". Er verglich Zustandsbeschreibungen mit dem Standbild eines Films, dessen Bedeutung sich erst erschließe, wenn viele solcher Einzelaufnahmen verbunden und „als bewegtes Bild betrachtet werden" (Koch 1920: 10). Die Dokumentation der später zusammenzufügenden Einzelaufnahmen sollte nun über Technik geleistet werden. Die „Belege" für Wegpunkte mussten nun bestimmte Kriterien erfüllen, waren sie doch die Basis für weitreichende Entscheidungen in Diagnostik wie Therapie. Bemüht man nochmal den von Nitze eingeführten Bezug zu den

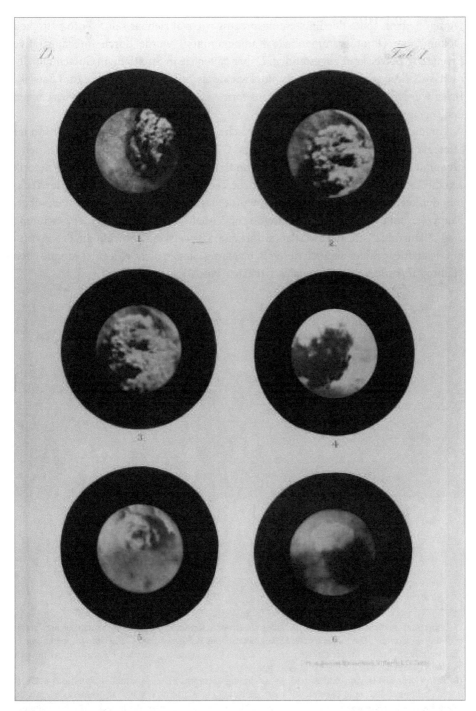

Abbildung 12 Kystofotografische Darstellung von Geschwülsten (Nitze 1894a: Abth.D, Tafel I)

„Akten"[17], dann sollte der Entstehungsprozess nachvollziehbar sein.[18] Fotografischen Dokumenten (Photogrammen wie Radiogrammen) wurde durch ihre apparative Erzeugung Beweiskraft zugestanden. Daher galten sie in Streitfällen (Gutachten, Gerichtsverfahren) ebenso als Beweismittel wie sie als Teil der Krankenakte zum Beweis/ Beleg wurden für die Diagnose, Verlaufsformen der Erkrankung und Auswirkungen der Therapie.

Vor diesem Hintergrund ist (mechanische) Objektivität auch als Rhetorik oder Strategie zu verstehen, die auf Echtheit und Glaubwürdigkeit des Abgebildeten zielte, die somit Beweiskraft erzeugen sollte. Grundlage und Hauptargument dieser Rhetorik war die Technik, und gleichzeitig machte die Technik sie angreifbar. Erst mit der Technik, den technisch erzeugten Bildern, wurde das Kriterium der „Beweiskraft" überhaupt relevant und fand Berücksichtigung im Visualisierungsdiskurs: einer Zeichnung mag „Naturtreue" attestiert werden, wohl kaum „Beweiskraft". Sowohl die Produktion beweiskräftiger Bilder als auch deren Beurteilung hängen nicht von einer moralischen Haltung ab, sondern von rationalen Kriterien, von Verfahrenswissen.

---

17 Interessant ist diese Bezugnahme auch hinsichtlich der „Krankenakte" und der Visualisierungsformate in diesem Kontext: Die medizinische Dokumentation als Beleggrundlage für Leistungsabrechnungen, Überweisungen, bei Rechtsstreitigkeiten etc. Im Zeitalter der digitalen Patientenakten wird unter Juristen durchaus wieder um deren Beweiskraft gestritten.

18 Nach Cornelia Vismann sind Akten „Aufzeichnungsapparate", deren wesentliche Funktionen „Übertragen und Speichern" sind. Sie sind zunächst „selbstdokumentarisch", erst ihre Instrumentalisierung in einem spezifischen Kontext, etwa vor Gericht, „zieht eine Erörterung ihres Status nach sich. Ihr Zustandekommen entscheidet über den Beweiswert der Akten." Ihnen wird „eine Begründung für ihren Wahrheitsanspruch abverlangt" (Vismann 2000: 11, 27).

4. Strategien der Evidenzerzeugung

Es mag paradox erscheinen, von „Strategien der Evidenzerzeugung" zu sprechen, wenn man von philosophischen Definitionen ausgeht, wonach „Evidenz" in „erkenntnistheoretischen Zusammenhängen eine Einsicht" ist, die „ohne methodische Vermittlung" (Mittelstraß 2004) zustande kommt. Die Rede von Strategien macht aber Sinn, wenn man unserer zentralen These folgt, dass es unterschiedliche Formen von Evidenz gibt, die stets kontextabhängig sind und dass Evidenz immer „vermittelt" ist. Visuelle Evidenz basiert zunächst einmal auf Techniken wie Mikroskopie, Radiologie oder Endoskopie, die unterschiedliche Einsichten in den Patientenkörper ermöglichen, die wiederum in Form von Abbildungen festgehalten, dokumentiert werden können. Diese Bilder sind aber nicht schon von sich aus evident. Sie werden es erst durch Einübung, durch den „geschulten Blick" im Sinne Ludwik Flecks [*vgl. Kap. 1.3 Denkstil und Bildstil*]. Im folgenden Kapitel wollen wir detaillierter einige der oben immer wieder aufscheinenden Strategien vorstellen, die im Untersuchungszeitraum entwickelt wurden, um Bilder aus dem Körper mit Evidenz „aufzuladen".

4.1 Bild, Sprache und Ästhetik

Die Bilder aus dem Körperinneren zeigten bisher nicht Gesehenes. Die unterschiedlichen Techniken wie Mikroskopie, Radiologie oder Endoskopie ermöglichten Bildformate, die sich erheblich von den bisherigen Sehgewohnheiten unterschieden und die eine je eigene Bildsemantik entwickelten (Liebsch 2012). Philipp Sarasin hat in seiner Darstellung der „Visualisierung von Unsichtbarem" durch Robert Koch darauf hingewiesen, dass es neben Tierversuch, Reinzüchtung und Fotografie letzten Endes auch die Sprache war, die seinem bakteriologischen Ansatz Evidenz verlieh. Die erzeugten Bilder mussten beschrieben werden, um das Sehen zu lenken und dafür bedurfte es des passenden Sprachinventars (Sarasin 2004: 263). War dieses gleichzeitig anschlussfähig an das Denken der Betrachtenden und die Konzeption, die vermittelt werden sollte, gelang es, Evidenz im Sehen zu erzeugen.

Zur Dechiffrierung der neuen Visualisierungsformen bzw. zur Einübung des „geschulten Blicks" setzten die Zeitgenossen in den hier beschriebenen Referenzwerken ebenfalls in erster Linie auf sprachliche Beschreibungen des Abgebildeten. Zur Herstellung von Evidenz mussten bisher nicht bekannte visuelle Erscheinungen erklärt bzw. eingeordnet werden. Dabei wurde im erläuternden Text das Augenmerk auf wichtige Objekte, Strukturen etc. gelenkt. Das zentrale stilistische Mittel war dabei die Analogie.[1] Analogiebildung wurde in der Erklärung neuer medizinischer Bildformate zur wichtigsten Strategie beim Erkenntnisgewinn, indem über den Rückgriff auf Bekanntes etwas bisher Unbekanntes näher gebracht werden sollte. Zudem sollten Verweise auf Ästhetik (insbesondere der Natur) den Evidenzgehalt unterstreichen: Was schön war, musste wahr sein.

Der Urologe Leopold Casper etwa beschrieb in seinem, erstmals 1898 publizierten, „Handbuch der Cystoskopie" das wissenschaftliche wie ästhetische Faszinosum der mittels der endoskopischen Technik eröffneten „neuen Welten": Die Bilder der Blasensteine „gehören mit zu dem Schönsten, was man sehen kann". Sobald „das Prisma in die Blasenhöhle vorgedrungen ist, präsentieren sich uns ein oder mehrere Steine in geradezu überraschender Deutlichkeit". An anderer Stelle hieß es:

> „von allem, was uns die Cystoskopie zeigt, geben wohl die Blasentumore die markantesten und im Sinne der Pathologie schönsten Bilder. Ich entsinne mich nicht eines einzigen Fachgenossen, der, nachdem ihm zum ersten Mal ein Blasentumor durch das Cystoskop gezeigt worden war, nicht voller Bewunderung und Lob über die Untersuchungsmethode gewesen wäre. Und in der Tat gewährt es ein Gefühl der Befriedigung und Freude, wenn man die Quelle oder den Sitz der scheinbar verborgenen Krankheit mit Exaktheit und Gewissheit vor sich sieht" (Casper 1905: 138).

Doch diese „Exaktheit und Gewissheit" war keineswegs für unerfahrene Betrachter offensichtlich. Zu einem zentralen Hilfsmittel bei der Entschlüsselung der neuartigen Bildwelten, die erst die Evidenz ermöglichen sollte, wurde, neben der „Einübung" über bekannte Bildformate [*Vgl. Kap. 4.2 Bild und Bild*], somit die Sprache.

Casper war sich der Problematik hinsichtlich der Entschlüsselung der neuen Bildsemantik durchaus bewusst:

---

1 Nicht zu verwechseln mit Metaphern. Die Analogie ist eine logisch aufgebaute Figur, die dazu dient, Ähnlichkeiten oder Gemeinsamkeiten zwischen Objekten oder Tatbeständen explizit herauszustellen, u. a. um das eine mit dem anderen zu erklären. Die Metapher ist ein rhetorisches Stilmittel, das Begriffe aus einem Bedeutungszusammenhang in einen anderen überträgt, ohne dass die Ähnlichkeiten der in Beziehung gesetzten Sachverhalte explizit gemacht werden. Ein Beispiel für Metaphorik in der Medizin bietet die Bakteriologie, in der sich eine Kriegsmetaphorik etablierte. So wurden etwa Begriffe aus dem semantischen Feld des Krieges in der bildlichen Beschreibung der Immun*abwehr* genutzt. Vgl.: Gradmann 1996; Berger 2009; zu Funktion und Unterscheidung von Metapher und Analogie grundsätzlich siehe: Hentschel 2010.

„Besondere Aufmerksamkeit habe ich den Irrtümern und Verwechslungen, die bei der Deutung der Bilder in Frage kommen, schenken zu sollen geglaubt. Der Lernende wird in seinen Bemühungen, die gesehenen Bilder zu verstehen, unterstützt werden durch ein genaues Studium der Abbildungen, die sich am Schluß auf sieben Tafeln finden."

Indes seien die pathologischen Ausformungen in ihrer Gestalt „ziemlich mannigfach, abhängig von der Art und dem Wachstum der Geschwulst und dem gleichzeitigen Verhalten der Blase. Man wird sie nicht alle schildern können; aber je ein Repräsentant der hauptsächlichsten Arten soll hier skizziert werden" (Casper 1905: 138). Casper greift hier auf das weiter oben ausgeführte Prinzip der „Musterbeispiele" bzw. „Referenzbilder" zurück [*vgl. Kap. 1.3 Denkstil und Bildstil*].

Caspers Handbuch beinhaltete somit ausführliche „Bildbeschreibungen" bzw. „Bildinterpretationen" zu den Tafeln, wobei sich der Autor zahlreicher Analogien vor allem aus der Alltags-, Pilz-, Tier- und Pflanzenwelt (Tumore etwa wie „Korallen", „Pilze", „Brombeeren", „Erbsen", „Linsen" etc.) bediente. Ein Beispiel soll an dieser Stelle genügen. Abb. 49 Tafel IX (**Abbildung 13**) seines Handbuchs beschreibt er wie folgt: „Am dünnen nicht sichtbarem Stil sitzen drei Träubchen, das eine oben mit himbeerartigen Vertiefungen auf der Oberfläche, das zweite gleich auszusehende größere unten, rechts dann ein drittes an fadenförmigen Stil hängend, einem Johannisbeerträubchen gleichend"(Casper 1905).

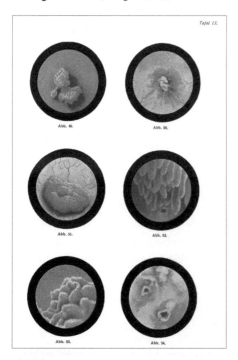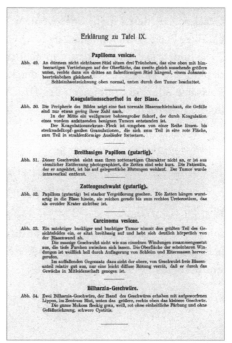

Abbildung 13 Geschwülste Tafel IX (a) und Erklärung (b) (Casper 1905)

Aus den ausführlichen Beschreibungen solle man nun nicht schließen, so Casper, „daß die Cystoskopie eine Methode von strittigem Wert sei", sondern im Gegenteil; sie diene dazu, die „Lernenden vor Irrtümern zu schützen und ihnen vor Augen zu führen, welche Kombinationen sie bei der Deutung der gesehenen Bilder in Betracht zu ziehen haben." Und er kommt zu dem Fazit: *„Das Sehen der Bilder selbst ist leicht, ihre Deutung ist zuweilen schwierig, und das lehren die mitgeteilten Fälle zur Evidenz"* (Casper 1905: 146).[2]

Auch Maximilian Nitze zufolge feierte die Kystoskopie in der Diagnose der Blasentumore, „die wir mit unübertrefflicher Klarheit erblicken", ihre „grössten Triumphe". In seinem wegweisenden „Lehrbuch der Kystoskopie" aus dem Jahr 1889 hatte auch er das Loblied der visuellen Ästhetik angestimmt. Es seien „oft geradezu entzückend schöne Bilder", besonders „gewisse Formen villöser Geschwülste, deren lange schmale Zotten gleich den Blättern von Wasserpflanzen in der Flüssigkeit flottieren, liefern einen prächtigen Anblick." Am „schönsten präsentieren sich die gutartigen papillomatösen Gebilde". Im „kystoskopischen Bilde (bieten sie) mit ihren zierlichen, in der Flüssigkeit flottierenden Zotten einen überaus reizvollen Anblick dar, der oft an gewisse niedere Seetiere, (…) an Seerosen etc. erinnert" (Nitze 1889: 186).

An derartige Umschreibungen orientierten sich neben Casper offensichtlich auch noch zahlreiche weitere Fachkollegen, etwa Samuel Jacoby rund zwanzig Jahre später. Die „Blasenpapillome" sind bei ihm „weiche, zottige Gebilde von zartem Gefüge (…) rosa gefärbte, gestielte oder breit aufsitzende, in das Blasenkavum hineinragende Geschwülste, deren mehr oder weniger längliche Zotten Pulsationen zeigen und bei gefüllter Blase flottieren" (Jacoby 1911).

So bildete sich ein Spektrum sprachlicher Umschreibungen aus und gleichzeitig ein System von Zuweisungen. Etwa in der Kategorie der „Zottengeschwülste", die durch Fortsätze oder Ausstülpungen des Organgewebes in Faden-, Kegel- oder Fingerform definiert werden. So bei Casper:

> „Von allen Tumoren sind am leichtesten zu erkennen und bieten die schönsten Bilder die Zottengeschwülste. (…) Ihr einheitlicher Stiel gabelt sich nach oben in einzelne kleine Zotten (…) Sie können schmal aufsitzen; dann nennt man sie mit Recht Polypen und wegen ihrer zottenform Zottenpolypen" (Casper 1905: 139).

In ähnlicher Weise war auch bei der Beschreibung der Harnsedimente im mikroskopischen Bild vorgegangen worden (**Abbildung 14, 15**), wobei hier fest umrissene sprachliche Umschreibungen („Wetzsteine" etc.) noch stärker ausgeprägt waren als bei der Endoskopie [*Vgl. Kap. 2.3 Mikroskopie*].

---

2 Hervorhebungen im Original. Hierbei handelt es sich um einen der seltenen Fälle innerhalb der untersuchten Quellen, bei denen der Begriff „Evidenz" überhaupt Verwendung findet.

Um die „Semiotik des Harns zu erleichtern und zu fördern" (Ultzmann/Hofmann 1871: V) war ein fest umrissenes Repertoire an Analogien entwickelt worden, die sich vornehmlich an geometrischen Figuren und ihrer Repräsentation in der Lebenswelt orientierten, wie es sich beispielhaft in einer Passage aus der voluminösen Anleitung „Mikroskopische und mikrochemische Untersuchung der Harnsedimente" von Kratschmer und Senft aus dem Jahr 1901 darstellt:

> „Die Größe, Farbe und Form der Harnsäurekrystalle ist sehr mannigfaltig. Chemisch reine Harnsäure ist farblos und krystallisiert in rhombischen Tafeln. Durch Abstumpfen der zwei gegenüberliegenden stumpfen Winkel entstehen sechsseitige Formen, durch Abrunden derselben die sehr häufig vorkommenden sogenannten Wetzsteinformen. Die von den Farbstoffen verschieden gefärbte Harnsäure scheidet sich nicht nur in den erwähnten Formen, sondern auch in Form von Nadeln, Äpfeln, Tonnen, Kämmen und Kügelchen aus, welche entweder einzeln oder zu zweien verbunden sind. (Öfters sind sie an der Innenseite abgeflacht und mit einer Handhabe, wie Hanteln, versehen, sogenannte ‚Dumbells'.) Ferner findet man einzelne oder zu Rosetten vereinigte Pyramiden, Kegel u. s. w." (Kratschmer/Senft 1901: 12).

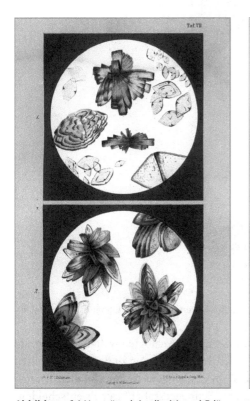

Abbildung 14 Harnsäurekristalle (a) und Erläuterung (b) (Ultzmann/Hofmann 1871: Tafel VII)

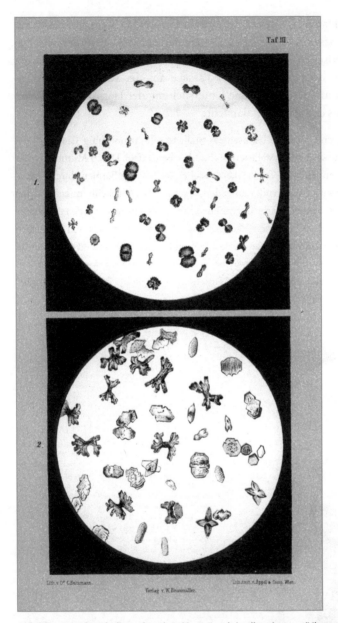

Abbildung 15 Dumbells und andere Harnsäurekristallstrukturen (Ultzmann/Hofmann 1871: Tafel III)

In der Radiologie hingegen war der Einsatz derartiger Analogien weitaus seltener, sie kamen aber durchaus vor. So wurde etwa in der Rechtsprechung zu Berufskrankheiten das Bild des sogenannten „Schneegestöbers" im Lungengewebe zur visuellen Voraussetzung für die Anerkennung der Silikose, das „Schneegestöber" galt als entscheidendes Beweismittel. Nur wenn dieses auf dem Radiogramm sichtbar war, wurde die Silikose als Berufskrankheit anerkannt. Die einfache, auch nahezu jedem Nichtgeübten einsichtige Analogie bot das erkennbare „Corpus delicti". Andere Beispiele sind die „Schrotkornlunge" oder die „Regenstraße", mit der pathologische Veränderungen in der Lunge, die im Röntgenbild sichtbar waren, umschrieben wurden (Martin 2014). Selbstverständlich finden sich auch hier erklärende Texte zu den Röntgenbildern, es wurde am Ende aber doch im Vergleich zur Endoskopie wenig mit sprachlichen Vergleichen gearbeitet. Dies mag daran liegen, dass die neuartigen „Radiogramme" kaum vergleichbar mit „bekannten Ansichten sind, weil sie keine optisch vergleichbare Größe zur Anschauung bringen, sondern Dichteverhältnisse visualisieren, die nur bedingt und unter gewissen Umständen mit bekannten Sichtbarkeiten zusammenfallen" (Dünkel 2010: 368).

4.2   Bild und Bild

Die sprachliche Erläuterung bot die zentrale Vorgehensweise, wenn es darum ging, den Rezipienten die neuen Bildwelten aus dem Körperinneren näher zu bringen. Hinsichtlich der fototechnischen Abbildungen setzten die meisten Autoren der einschlägigen Referenzwerke zusätzlich noch auf die Kombination verschiedener Visualisierungsformate, um die „Anschlussfähigkeit" an bisherige Sehgewohnheiten herzustellen. Das gilt in besonderem Maße für die Radiologie und die Kystoskopie, denn die „Bildsprache" der „Kystophotogramme" unterschied sich erheblich von den bisher bekannten künstlerischen Darstellungen der Anatomie. Die „Radiogramme" wiederum stellten, was Bildreferenzen anging, ein absolutes Novum dar. Als Strategie zur „Entschlüsselung" dieser neuartigen Bilder wurde die Kombination unterschiedlicher Bildformate etabliert.

4.2.1   Radiologie

War die Entwicklung in der Mikrophotographie geprägt von der Konkurrenz zur traditionellen Zeichnung, so trifft dies im Bereich der Radiographie, die ja als eine „Röntgenfotografie" aufgefasst wurde, nur bedingt zu. Vielmehr zeichnen sich die Versuche, Radiogramme als evidente Bilder verstehbar zu machen, durch eine Ambivalenz in der Bewertung von Zeichnung und Fototechnik aus.

Zum einen sah man in der Radiologie bis zu einem gewissen Grad eine Alternative zur traditionellen diagnostischen Anatomie am Lebenden sowie zum anatomischen Bild. So setzten die Zeitgenossen auf die Röntgenbilder als „objektiver Alternative zu den anatomischen Atlanten", die im Verdacht standen, „bloß subjektive Repräsentationen darzustellen" (Dommann 2003: 282). Der Schweizer Ernst Sommer (1872–1938) erklärte dementsprechend im „Röntgentaschenbuch" von 1909:

> „Ein anatomischer Atlas (…) und mag er auch noch so vollkommen sein, ist doch weit
> entfernt, ein untrügliches Bild der Tatsächlichkeit zu liefern, weil es ja kein objektives Bild
> ist, sondern nur eine subjektive Wiedergabe der Verhältnisse und dadurch abhängig er-
> scheint vom Beschauer, Zeichner, vom Reproduktionsverfahren" (Sommer 1909: 148).

Zum anderen findet sich auch hier die Position, trotz aller Technik das Zeichnen nicht
gänzlich zu vernachlässigen, sondern auf dem Weg des Zeichnens das „richtige Sehen"
einzuüben [*Vgl. Kap. 1.3 Denkstil und Bildstil*]. Der Chirurg Karl August Schuchardt
(1856–1901) plädierte für die zeichnerische „Aufarbeitung" von Röntgenbildern, da
man so „ähnlich wie beim Zeichnen mikroskopischer Objekte" lerne, „auf feinste Details" zu achten und Dinge auf der Röntgenplatte zu sehen, die „anfangs völlig über-
sehen wurden." Er empfahl, wie bei Zeichnungen mit der Camera lucida, „zunächst
die Konturen der Schatten von der Originalplatte zu pausen und anschließend die
Strukturen der Knochen mit weisser Kreide zu zeichnen." Schuchardt begründet die
Transformation von schwarzen Schatten in weisse Konturen damit, dass diese Form
der graphischen Darstellung, bei welcher die Knochen hell und die Weichteile dunkel
gezeichnet sind, „der künstlerischen Tradition am meisten entspricht." Der wissenschaftliche Zeichner greife bei seiner Tätigkeit auch auf ästhetische Traditionen aus
der Kunst zurück, die Repräsentation solle also nicht nur naturgetreu, sondern auch
mit stilistischen Traditionen vereinbar sein:

> „Man hat im allgemeinen festgestellt, dass X-Strahlenbilder ein besseres Ansehen haben,
> wenn die undurchsichtigen Stellen, wie z. B. die Knochen in der Haut, weiss erscheinen.
> Hat man die ersten Resultate auf einer Glasplatte erhalten, so müsste man, um die Knochen
> weiss zu sehen, die Platte erst kopieren" (Schuchardt 1900; vgl.: Dommann 1999: 121 f.).

Mit dieser Argumentationslinie knüpfte Schuchardt explizit an gewohnte Darstellungsformen an. „Nicht", so Monika Dommann, „das Schattenbild auf dem photographischen Abzug, sondern die Zeichnung des Anatomen liefert die Vorlage" (Dommann
2003: 283 f.).

Dabei sollte der Arzt nach der Meinung Schuchardts selber die Zeichnungen anfertigen:

> „Ähnlich wie beim Zeichnen mikroskopischer Objekte lernt man auf die zartesten De-
> tails zu achten und mit der Zeit sieht man in der Röntgenplatte Dinge, die anfangs völlig
> übersehen wurden. (…) Es ist wichtig die eigenen Sinne für die eigenartigen Kontraste
> der Röntgenbilder zu schärfen, und das, was sie dann in jenen Dokumenten zu entziffern
> vermögen, auch den andern zu übermitteln. (…) Wenn man sich einen Zeichner anstellt,
> der unter Aufsicht arbeitet, so werden die Bilder technisch vielleicht vollkommener, aber
> nicht richtiger werden. Das Sehen in den Röntgenbildern lernt man nur durch eigene un-
> ermüdliche Arbeit" (Schuchardt 1900) [*Vgl. Kap. 3.1 Evidenz als Vertrauen*].

Der Wiener Mediziner Moritz Benedikt (1835–1920), der sich monatelang der Beobachtung des lebenden Herzens auf dem Fluoreszenzschirm gewidmet hatte, formulierte es ähnlich: „Das Röntgen-Sehen muss im Schweisse der Beobachtung gelernt werden" (zit. nach Dommann 1999: 121).

Zudem kam beigefügten Zeichnungen besondere Bedeutung bei der Dechiffrierung der radikal neuen Bildsprache zu [*Vgl. Kap. 2.5 Radiologie*]. In dem schon mehrfach angesprochenenStandardwerk zur Radiologie im beginnenden 20. Jahrhundert von Grashey (Grashey 1905a) (s. o.), bediente dieser sich einer speziellen Strategie zur Einübung des „geschulten Blicks" für das neue Bildformat, die Vera Dünkel als „Lesbarmachung durch Medienvergleich" bezeichnet hat (Dünkel 2010: 370). Auf je einer Doppelseite kombinierte er ein Röntgenbild mit einer entsprechenden schematischen Skizze sowie schriftlichen Erläuterungen (**Abbildung 16a**), eine Strategie, der sich später dann auch zum Beispiel Casper bei pyelografischen Abbildungen bediente (**Abbildung 16b**). Insbesondere lieferten die Zeichnungen scharfe Linien, um die verschwommenen Konturen im Schattenbild zu identifizieren. Zahlenindices und Abkürzungen dienten bei Grashey der Identifizierung von einzelnen Strukturen und mittels punktierter Linien sollten die räumlichen Verhältnisse (die im Radiogramm naturgemäß nicht ersichtlich waren) angedeutet werden. Gerade Letzteres schien ein besonderes Problem zu sein, sodass sich Grashey entschied, in der zweiten Auflage von 1912 zusätzlich anatomische Zeichnungen in sein Bildrepertoire aufzunehmen. Diese, aus Johannes Sobottas (1869–1945) Anatomieatlas entnommen, sollten in ihrer Plastizität die fehlende räumliche Perspektive ergänzen (Dünkel 2010: 371). Erst in der Zusammenschau von Radiogramm, Text, Schema und Zeichnung ließ sich das neue Format des Röntgenbildes erschließen.

Während die „Normalbilder" als Referenz dienten, um pathologische Abweichungen zu verifizieren, stand in dem drei Jahre später publizierten „Atlas chirurgisch-pathologischer Röntgenbilder" der Einzelfall im Fokus (Grashey 1908). Um möglichst viele Varianten zeigen zu können, wurde auf allgemeingültige anatomische Zeichnungen und schematische Skizzen verzichtet. Die Tafeln zeigen zahlreiche fotografische Reproduktionen bzw. Ausschnitte der Radiogramme, wobei der Text die Aufnahmetechnik angibt und kurz den individuellen Krankheitsfall erläutert. Die Bilder sind mit Nummern, Buchstaben und Pfeilen versehen, auf die im Text Bezug genommen wird. Die „einzelnen Ausschnitte präsentieren sich wie abstrakte Nebelbilder" so Vera Dünkel:

> „Gemeinsam sind ihnen die fein differenzierten Grautöne, über die die kleinen, je nach Untergrund weißen oder schwarzen Zeichen eingedruckt sind. Ohne diese Markierungen und die ihnen zugeordneten schriftlichen Bezeichnungen und Erklärungen wäre äußerst schwierig auszumachen, was aus den wolkenartigen und schleierhaften Formen jeweils herauszulesen ist" (Dünkel 2010: 375).

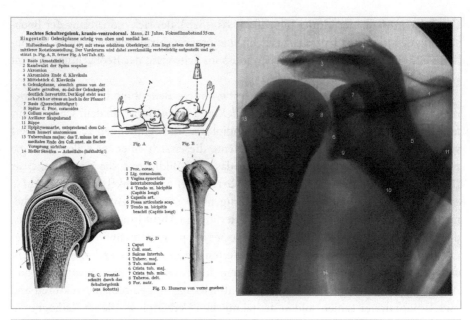

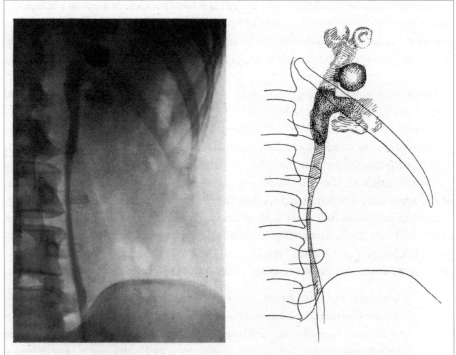

Abbildung 16 Schematische Skizzen zum diagnostischen Sehen lernen im Radiogramm:
a) Rechtes Schultergelenk (Grashey 1905a: Tafel 60; hier 6. Auflage von 1939),
b) Pyelographie eines Uratsteins (Casper 1930: 397, Abb. 297a und b)

4.2.2   Kystoskopie

Bis zu Beginn der 1890er Jahre wurden im Bereich der urologischen Endoskopie die neuen Einblicke von Hand fixiert und zumeist in Aquarell ausgeführt. Nach dem Erscheinen des „Kystophotographischen Atlas" von Maximilian Nitze im Jahr 1894 versuchten sich auch andere Autoren an der neuen fotografischen Technik. Während Nitze nun einen radikalen Bruch hin zum Foto forderte und künstlerische Darstellungen in der Folgezeit konsequent ablehnte [*Vgl. Kap. 4.3 Bild oder Bild*], sahen andere in der neuen Bildsprache Schwierigkeiten bei der „Lesbarkeit", die es weiterhin durch Zeichnungen und Text aufzulösen galt.

Dessen war sich wohl auch Leopold Casper bewusst, der daher bei der Publikation seines „Handbuch der Cystoskopie" im Jahr 1898 einen bemerkenswerten „Doppelweg" einschlug. Auf den beigegebenen Farbtafeln liefert er zum einen „Originalphotogramme", an denen „nichts retouchiert" wurde, um sie „ganz getreu zu haben". Zum anderen aber lieferte er gleichzeitig Zeichnungen. Da, so Casper, „Photographien dem weniger geübten keine rechte Vorstellung der Bilder verschaffen, so habe ich sie nach der Natur malen lassen. (…) Die Nebeneinanderstellung der Photographien und Gemälde erleichtert das Verständnis der Bilder außerordentlich" (Casper 1905: VI). D. h., die Tafeln zeigten Bilder aus dem Blaseninnern in identischer Perspektive und mit identischem Gegenstand (Steine, Zysten etc.), wobei links ein Schwarzweiß-Foto und rechts eine farbige Zeichnung zu sehen waren (**Abbildung 17**).

Dieses Vorgehen wurde noch in einer Rezension zu einer späteren Ausgabe aus dem Jahr 1911 ausdrücklich gelobt:

> „Die auf 22 Tafeln beigegebenen Abbildungen sind fast durchwegs gut gelungen und künstlerisch ausgeführt. Die Anordnung, dass neben dem gemalten Bild das Photogramm gesetzt wird (…) finde ich sehr nachahmenswert; beide Bilder nebeneinander gestellt, vereinigen, wie Casper sagt, Treue mit Anschaulichkeit" (Makkas 1912).

Nach und nach allerdings setzte sich das Foto immer mehr durch und begann künstlerische Repräsentationen in den Hintergrund zu drängen. Selbst Autoren, die weiterhin auf die Zeichnung setzten, zumeist weil ihnen bei der Fotografie die Farbigkeit fehlte [*Vgl. Kap. 4.4 Farbe*], bedienten sich durchaus der neuen Technik. Allerdings druckten sie nicht notwendiger Weise Fotografien ab, sie nutzten diese aber bei der Herstellung ihrer künstlerischen Darstellungen. Otto Kneise, dessen farbige Aquarelle hoch gelobt wurden, räumte im Vorwort zu seinem „Handatlas" 1908 ein, er habe „zur endgültigen Fertigstellung" der Abbildungen „eine Unsumme von Studien und Skizzen und als Kontrolle für meine Zeichnungen eine große Zahl endovesikaler Photogramme" angefertigt (Kneise 1908: 7 f.). Er war also bemüht, die „Subjektivität" der künstlerischen Darstellung möglichst gering zu halten und die apparative Fotografie als Kontrollinstanz zu nutzen.

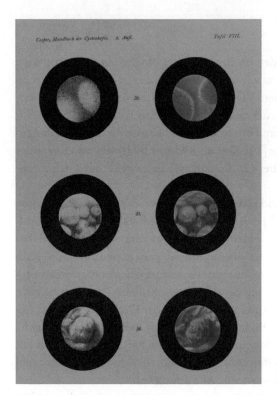

Abbildung 17 Foto und Zeichnung nebeneinander: Blasensteine (Casper 1905, Tafel VIII)

Es wurden also insgesamt diverse Strategien entwickelt, um zwischen den unterschiedlichen Bildformaten zu vermitteln. Die Vermittlung erfolgte etwa, indem Sprachbilder im Text den Abbildungen beigefügt wurden, Fotografie und künstlerische Abbildung identischer Objekte nebeneinandergestellt wurden oder, indem Skizzen bzw. Zeichnungen den apparativ erzeugten Abbildungen zur Erläuterung beigegeben wurden.

4.3   Bild oder Bild: Zeichnung vs. Fotografie und kombinierte Strategien

Daston und Galison gehen, wie schon geschildert, davon aus, dass gegen Ende des neunzehnten und Anfang des zwanzigsten Jahrhunderts technische Visualisierungsverfahren zunehmend zum Einsatz kamen und „mechanische Objektivität auf visueller Basis" zum Ideal der Bildproduktion avancierte (Daston/Galison 2007: 127). Exemplarisch für diesen Prozess steht der Übergang von der Zeichnung zur Fotografie. In der medizinischen Diagnostik allerdings kann nicht wirklich von einem „Bruch" oder gar einem „Paradigmenwechsel" im Schritt von der Zeichnung zur Fotografie gesprochen werden. Vielmehr existierten beide Visualisierungsformen nebeneinander und es gab die unterschiedlichsten Argumente für und gegen die jeweiligen einzelnen oder kombinierenden Darstellungsprozesse und -weisen [*vgl. Kap.3.1. Evidenz als Vertrauen*]. Zudem gab es auch die Variante, Fotografien als „Kontrollmedium" für die Zeichnungen zu verwenden, auch wenn dies die Verfechter der künstlerischen Darstellung nicht gerne eingestanden und entsprechende Hinweise – wenn überhaupt darauf verwiesen wurde – im Vorwort „versteckten". Das Beispiel von Kneises „Handatlas" zur Kystoskopie wurde gerade im vorigen Kapitel angeführt. Ein solches Vorgehen findet sich auch in anderen Bereichen. So ließ etwa Johannes Sobotta in seinem „Atlas und Grundriss der Histologie und mikroskopischen Anatomie" im Jahr 1902 Fotografien der Präparate anfertigen, die zur Grundlage der Zeichnung wurden bzw. „während der Anfertigung der Originalzeichnung als Kontrollbild" dienten (Sobotta 1902: Vf.).

4.3.1   Mikroskopie

Für die Kombination verschiedener Bildtypen gab es die unterschiedlichsten Argumente. In der Mikroskopie war bis ins ausgehende 19. Jahrhundert hinein die kolorierte Zeichnung „nach der Natur" der vorherrschende Typus der Abbildungen gewesen [*Vgl. Kap. 2.3 Mikroskopie*]. Gleichzeitig war es hier wie oben geschildert auch schon früh zum Einsatz der Fotografie gekommen. Alfred Donné stellte in seinem „Cours de micrographie" die Vorteile des neuen Verfahrens heraus: „Während die von Hand gefertigte Zeichnung immer nur die vorgefasste und unvollständige Idee von dem Objekt wiedergebe, zeige die Daguerotypie das Ding selbst, ‚frei von vorgefassten Ideen', stelle die Gegenstände ‚exakt dar, unabhängig von jeder Interpretation."[3] Insbesondere die einflussreiche Schrift Gerlachs aus dem Jahr 1863 über die „Photographie als Hülfsmittel mikroskopischer Forschung" führte schon früh zu einer verbreiteten Rezeption der neuen Technik in diesem Bereich (Gerlach 1863). Anders als etwa in der Endoskopie (vgl. weiter unten) entwickelte sich hier eine umfangreiche technische Spezialliteratur, die den gesamten „Produktionsprozess" der Mikrofotografie, von der Vorbereitung der Präparate über die Kameratechnik bis hin zur fotochemischen Reproduktion, darstellte.[4]

Als im Jahr 1861 die erste Lieferung des „Atlas der allgemeinen thierischen Gewebelehre" von Theodor von Hessling und Julius Kollmann erschien, der Abbildungen mikroskopischer Präparate „nach der Natur photographirt" (vom Erfinders des Farblichtdrucks Joseph Albert (1825–1886)) enthielt (Hessling/Kollmann 1861), publizierte Rudolf Virchow (1821–1902) in dem von ihm herausgegebenen „Archiv für pathologische Anatomie und Physiologie" eine Rezension, in der er „dieses verdienstliche Werk als einen wahrhaften Fortschritt unseres Belehrungsmaterials und als einen

---

3 Zit. nach: Albers 2002: 213.
4 Zwischen 1859 und 1913 erschienen rund 40 selbstständige Titel zur Technik der Mikrofotografie, wobei zahlreiche Werke von bzw. für Ärzte verfasst waren. Vgl.: Heidtmann 1989: 186 ff.; vgl. auch den historischen Überblick zur Entwicklung der Technik bei: Neuhauss 1890: 1–30.

wirklichen Gewinn in der Befestigung histologischen Wissens" begrüßte (Virchow 1861: 407 f.). Dabei ging er bereits auf grundsätzliche Fragen ein, wie sie in den nächsten Jahrzehnten hinsichtlich fotografischer Abbildungen virulent blieben. Virchow betonte die „fast vollendete" Technik des vorliegenden Werkes (gegenüber älteren Versuchen anderer Autoren) und die „äusserste Feinheit der Wiedergabe auch der kleinsten Details". Insbesondere betonte er:

> „alle Zeichnungen und nach Zeichnungen vervielfältigten Bilder sind mehr oder weniger ungenau, meist schematisch, zuweilen mit künstlerischer Freiheit behandelt. Bei der Zeichnung, insbesondere von weichen Gegenständen lässt sich das gar nicht vermeiden. In der Photographie sind es aber gerade die weichen Objecte, welche die grösste Feinheit in den Einzelheiten erkennen lassen".

Zudem hob er den bedeutsamen Faktor „Zeit" hervor. So seien etwa die menschlichen Blutkörperchen „mit einer Treue" dargestellt,

> „wie sie in der That nur eine photographische Abbildung möglich macht. Denn ein Zeichner würde Tage lang sitzen müssen, um alle diese Mannigfaltigkeiten wiederzugeben, und bekanntlich verändert sich das Blut schon nach Minuten, so dass eben die Gunst des Augenblicks dazu gehört, um Alles fixieren zu können" (Virchow 1861).[5]

Zuletzt war es auch die Größe bzw. die „Kleinheit" der Objekte, die eine Entwicklung der Mikrofotografie forcierte. In dem einschlägigen Standardwerk von Carl Fraenkel (1861–1915) und Richard Pfeiffer (1858–1945) aus dem Jahr 1889 wird programmatisch auf der ersten Seite der große Wert der Fotografie für die Zeitgenossen dargelegt, wenn wie im folgenden Zitat die Grenze des Sichtbaren sowie die Formierung des zu Sehenden und Gesehenen durch die Theorie und Vorstellungskraft der scheinbaren unbestechlichen Objektivität der Fotografie gegenübergestellt werden:

> „Der Werth und die besondere Bedeutung photographischer Darstellungen der verschiedenen Erscheinungsformen, unter welchen die Mikroorganismen der Beobachtung entgegentreten, werden zur Zeit wohl von keiner Seite mehr in Zweifel gezogen. Man erkennt es rückhaltslos an, dass die sonst gebräuchlichen Arten der Wiedergabe mikroskopischer Objekte hier, wo es sich vielfach um Dinge handelt, die fast an der Grenze des für uns überhaupt noch Sichtbaren stehen, versagen müssen. Eine Zeichnung kann stets nur der Ausdruck subjektiver Wahrnehmung sein und muss deshalb von vornherein auf eine ganz einwandsfreie Zuverlässigkeit verzichten. Wir sehen nicht allein mit dem Auge, sondern

---

5 Während die zeitliche Dimension auch in den anderen Bereichen (Endoskopie; Röntgentechnik) als bedeutender Faktor – etwa hinsichtlich der Dokumentation des Verlaufes einer Erkrankung – angesehen wurde, handelt es sich hier um einen besonderen Fall. Angesichts der Veränderung des Abzubildenden eröffnen sich für die Frage nach dem Wert von Fotografie oder Zeichnung ganz neue Aspekte, konnte die Fotografie doch nur den Moment fixieren, den aber so wie er war, während die Zeichnung Gelegenheit bot, Zeithybride zu erstellen, dabei aber Ungleichzeitiges gleichzeitig erscheinen ließ.

auch mit dem Verstande, und je grösser die Schwierigkeiten sind, auf welche das erstere stösst, je weniger sich die Gegenstände der einfachen Anschauung zugänglich erweisen, umso mehr tritt die auslegende und deutende Thätigkeit des letzteren in den Vordergrund, bis wir schliesslich das, was wir zu sehen wünschen, auch in Wahrheit zu sehen glauben und unsere so entstandene Auffassung der Zeichnung zur Wiedergabe anvertrauen. Die photographische Platte dagegen spiegelt mit unbeugsamer Objektivität die Dinge wieder, wie sie wirklich sind, und was auf der Platte erscheint, kann als sicherstes Dokument für die thatsächlich vorliegenden Verhältnisse angesehen werden" (Fraenkel/Pfeiffer 1889: 1).

Das zu betrachtende Objekt entziehe sich der einfachen Anschauung durch das „unbewaffnete" Auge:

„das ‚photographische Auge' tritt an die Gegenstände nicht nur ehrlicher und vorurtheilsloser heran, es vermag dieselben auch vielfach unmittelbar genauer und schärfer zu erfassen. Bei eindringlicher Durchleuchtung der Objekte mit intensivstem Lichte kommen häufig noch Details und Besonderheiten der Form zum Vorschein, welche bis dahin nicht wahrgenommen werden konnten. Der hierfür erforderlichen Lichtfülle kann aber nur die photographische Platte, nicht auch unser leicht geblendetes Auge Stand halten, und es ergiebt sich hieraus eine weitere Ueberlegenheit der ersteren" (Fraenkel/Pfeiffer 1889: 1 f.).

Demgegenüber habe die Fotografie den „unabänderlichen Nachtheil", stets nur einen

„ganz beschränkten, räumlich eng umschriebenen Theil des Präparats zu zeigen (…). Noch wichtiger aber ist der Umstand, dass man sich bei der Photographie auch mit der Betrachtung einer einzigen Ebene des Präparats begnügen muss. Man hat deshalb von vorneherein auf eine Beurtheilung der vorliegenden Structurverhältnisse, der feineren Zusammensetzung, des mechanischen Aufbaus der Objekte (…) zu verzichten. Eine besonders anziehende und lehrreiche Seite der Beobachtung geht damit verloren" (Fraenkel/ Pfeiffer 1889: 3 f.).

Die Betrachtung mehrerer Ebenen und den Einbezug räumlich weiter auseinanderliegender Präparatbestandteile konnte die synthetisierende Zeichnung hingegen leisten. Hinzu traten noch weitere Aspekte, die für dieses Visualisierungsformat sprachen, etwa die Hervorhebung bzw. Auswahl der „charakteristischen" Erscheinungsformen. Während die Fotografie nur eine „Momentaufnahme der Flächeneinstellung" ist, bietet die Zeichnung eben eine „Gesamtanschauung", in der die ganze Erfahrung des Mikroskopikers mit einfließt (Schickore 2002: 290 ff.; Schickore 2007).

Albert Daiber setzte in seiner „Mikroskopie der Harnsedimente" von 1896 zum Beispiel entsprechend auf Zeichnungen „nach der Natur" ohne den „künstlerischen Einfluss" zu übertreiben. Die Schwächen der Zeichnung versuchte er unter Verweis auf die Genauigkeit und Ehrlichkeit seiner Abbildungen auszugleichen. Damit und mit dem Verweis auf seine wissenschaftliche Autorität begründete er die Evidenz seiner künstlichen Abbilder. So sei er bemüht gewesen, unter den Beobachtungen „streng zu sichten" und im Übrigen die Befunde genau nach der Beobachtung zu zeichnen „unter Vermeidung allen Phantasiespiels." Daiber betonte die Bedeutung des Wissenschaftlers bei der Auswahl der Bilder auf der einen, dessen Zurückhaltung bei der Anfertigung der Bilder auf der anderen Seite: „Gerade bei den organisierten Sedimenten, resp. bei den verschiedenen Krankheiten im uropoetischen System wurden jeweils immer nur diejenigen Bilder unter vielen anderen ausgewählt, welche, wahrheitsgetreu, sich als spezifisch charakteristisch für die betr. Krankheit erwiesen." Die Bilder beträfen „besonders typische Fälle; die Färbungen wurden nach den jeweils im Text angegebenen Methoden ausgeführt" (Daiber 1896: VIIf.).

In diesem Sinne äußerte sich auch Kratschmer 1901 im Vorwort zu dem von ihm verantworteten Werk:

> „In wenigen Tafeln sind hier die wichtigsten im Harne vorkommenden Sedimente möglichst naturgetreu dargestellt. Die Abbildungen sind Originalzeichnungen von mikroskopischen Präparaten, welche aus einem umfangreichen Untersuchungsmateriale, wie es die Praxis darbietet, von Fall zu Fall angefertigt worden sind. (…) Aus den zahlreichen Einzelzeichnungen sind die charakteristischen Formen der Harnsedimente ausgewählt und so zu Gruppen zusammengestellt, dass dem Anfänger auf diesem Gebiete eine rasche Orientierung und eine gründliche Anleitung zu selbständigen Untersuchungen ermöglicht und in weiterem Verlaufe die eingehendere Kenntnis des Stoffes und eine größere Fertigkeit in der Herstellung von mikroskopischen Untersuchungsobjecten beigebracht wird" (Kratschmer/Senft 1901: 5).

Mitunter war die Entscheidung für oder gegen ein bestimmtes Visualisierungsformat auch gar nicht eindeutig bzw. es wurden „kombinierte" Strategien entwickelt. Johannes Sobotta etwa ging in seinem „Atlas und Grundriss der Histologie und mikroskopischen Anatomie" aus dem Jahr 1902 einen besonderen Weg. Die „Originalzeichnungen" des Herrn „Universitätszeichner I. K. Freytag" wurden auf „80 lithografischen Tafeln mit Hilfe von mehr als 30 Farben ausgeführt und sind mit äusserster Sorgfalt und Genauigkeit gedruckt. Sie stellen mikroskopische Präparate in absolut naturgetreuer Wiedergabe dar, wie solche in einem Atlas oder Lehrbuch bisher nicht zu finden waren."[6]

Sobotta setzte bezüglich der Zeichnungen indes eine spezielle Methode ein,

> „nämlich die Präparate bei der Vergrösserung, mit welcher sie zu zeichnen waren, zu photographieren und die Photographie derart als Grundlage für die Zeichnung zu benutzen, dass mittels einer genauen Pause die Umrisszeichnungen auf den Zeichenkarton übertragen wurde."

---

6 Sobotta 1902: IV. Sobotta verweist auf das Problem der Drucktechnik. Aus Kosten- und Zeitdruck wurde statt Handpressendruck der Maschinendruck eingesetzt. Dabei lassen sich bei der Abbildung derart „subtiler Objekte" kleine Fehler „nicht völlig vermeiden". Wo „einige kleine Fehler noch bestehen, ist auf dieselben in der Anmerkung meist bereits aufmerksam gemacht worden" (Sobotta 1902: V.)

Damit wurde die Fotografie zu einer speziellen Form der mit einer Camera lucida oder anderen mikroskopischen Zeichenapparaten angefertigten Abbildungen. Aber sie war mehr:

> „Diese Methode verbürgt nicht nur eine genaue Umrisszeichnung auch der feinsten Details, sondern vor allem auch eine sehr genaue Vergrösserung, da Messungen mit der photographischen Camera ungleich genauer werden, als solche mit dem Mikroskop. Vor allem fallen alle Fehlerquellen der Zeichenapparate fort, die namentlich bei grossen Gesichtsfeldern und schwachen Vergrösserungen durch Rand-Verzerrungen sich bemerkbar machen. Selbstverständlich lässt das Pausen eines mikrophotographischen Positivbildes eine viel genauere Strichführung zu, als sie der Stift bei Benutzung eines Zeichenapparates gestattet. Aber die Verwendung mikrophotographischer Aufnahmen hat noch einen anderen grossen Vorteil. Das Positivbild dient auch nach der Pause noch dauernd während der Anfertigung der Originalzeichnung als Kontrollbild" (Sobotta 1902: Vf.) [*vgl. Kap. 4.3 Bild oder Bild*].

Letztendlich wurde auch die vermeintlich größte Stärke der Fotografie, die Objektivität, entzaubert, wie Carl Hermann Karg (1858–1905) und Georg Schmorl (1861–1932) in ihrem mikrophotographischen Atlas in einem kritischen Rückblick eingestanden:

> „Selbst die so gerühmte Objectivität der photographischen Platte kam in Mißkredit. Als man erkennen musste, dass man mit derselben arge Zerrbilder gewinnen konnte und Kunstprodukte entstehen ließ, von denen das Auge unter dem Mikroskop nichts zu sehen im Stande war. So kam es, dass die Mikrophotographie zu einer Specialität wurde (…) zu einer allgemein anerkannten Methode (…) konnte es die Photographie aber nicht bringen" (Karg/Schmorl 1893: IX).

Tatsächlich blieb etwa im Bereich der Harnsedimente die Zeichnung lange das vorherrschende Visualisierungsformat. Erstmals 1934 erschien ein umfangreiches Werk, der „Atlas der Mikroskopie der Harnsedimente", mit ausschließlich mikrophotographischen Abbildungen (Lutz/Schugt 1934). Durch ein „besonderes Reproduktionsverfahren" entsprach „jede Tafel des Buches einem echten photographischen Abzug", wobei „nur Originalphotogramme ohne Retusche und dergleichen Korrekturen" aufgenommen wurden" (Lutz/Schugt 1934: Vorwort). Das Bildmaterial stammte von dem Apotheker Paul Schugt, der Bakteriologe Georg Lutz verfasste die Erläuterungen zu den Tafeln (**Abbildung 18**). Interessant ist, das Schugt bereits 1931 in der Pharmazeutischen Zeitung einen Aufruf publiziert hatte, in dem er die „Herren Kollegen", denen „interessante oder seltener vorkommende Harne zur Untersuchung eingeliefert werden", bat, „mir Sedimente für die mikrophotographischen Aufnahmen zur Verfügung stellen zu wollen" (Schugt 1931: 1172).

Es gab aber auch Fälle, bei denen der Austausch zwischen den unterschiedlichen Visualisierungsstrategien im Druckerzeugnis nicht zu sehen –, sondern „vorgelagert" war. Der zytologische Atlas von Alfred Donné und Jean Bernars Léon Foucault aus dem Jahr 1845, der zu einem der Wegbereiter der Mikrofotografie werden sollte, enthielt, so Scholz, „zwar keine fotografischen Reproduktionen der Daguerotypien, sondern Stiche, die den Eindruck des Fotografischen vermitteln sollten, doch diente der Atlas" der „Einübung des Sehens" in die neuen „Darstellungskonventionen" (Scholz

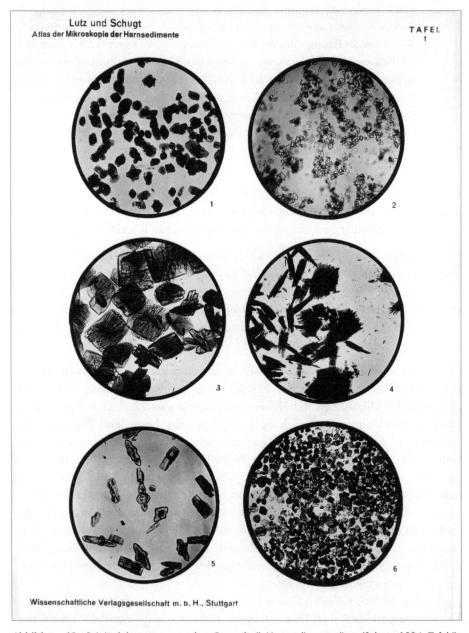

Abbildung 18 „Originalphotogramme ohne Retusche": Harnsedimente (Lutz/Schugt 1934, Tafel I)

2010: 69). Ob der Übungszweck der einzige Beweggrund für den alleinigen Einsatz von Stichen war, und nicht etwa drucktechnische Schwierigkeiten bzw. Kostengründe ins Kalkül fielen, sei dahingestellt. Dass es auch solche materiell begründeten Entscheidungen gab, ist überliefert. Der von der Fotografie eigentlich begeisterte Richard Neuhauss etwa berichtete 1890 frustriert, dass auch wenn alle fototechnischen Probleme aus dem Weg geräumt seien, die Reproduktion oftmals trotzdem vor allem am finanziellen Aufwand scheitere:

> „Waren durch ungewöhnliches Geschick und staunenswerthe Ausdauer alle diese Hindernisse überwunden, so blieb der Lohn ein verhältnissmässig dürftiger, denn kein Lichtdruckverfahren ermöglichte, die gewonnenen Resultate weiteren Kreisen zugänglich zu machen und die Herstellung der Silberkopien erforderte viel Zeit und Geld. Das Ende vom Liede blieb der ‚Holzschnitt nach einer Photographie'. Nicht mit Unrecht frug man sich: Wozu die viele Mühe, wenn das Bild schliesslich doch der Auffassung des Zeichners überlassen bleibt?" (Neuhauss 1890: 240).

4.3.2   Radiologie

Selbst in der Radiologie, genauer gesagt der Röntgentechnik, die in ihrer Frühzeit von den Zeitgenossen als Variante der Fotografie aufgefasst wurde, standen sich Foto und Zeichnung gegenüber. Hier aber weniger im Sinne eines entweder-oder, sondern mehr in der oben geschilderten Bild und Bild Kombination. Im Mittelpunkt standen die Schwierigkeiten beim Deuten der radiologischen Bilder. Während Grasheys Atlas mit Hilfe der Kombination aus Text, Schema und Zeichnung Normalbilder „konstruierte", trat bei den „pathologischen Aufnahmen das Problem des individuellen Einzelfalles noch schärfer hervor, da die Variationen der Krankheitsfälle eine noch größere Vielfalt möglicher Resultate aufzeigten" (Dünkel 2010: 371). Dementsprechend wurde im „Atlas chirurgisch-pathologischer Röntgenbilder" nicht aus Evidenz-, sondern aus Platzgründen auf die Zeichnungen verzichtet, um angesichts der Individualität der Krankheitserscheinungen möglichst viele Varianten abdrucken zu können. Allerdings war sich auch der oben schon mehrfach zitierte Grashey dessen bewusst, dass die „Schattenbilder" den Status der Eindeutigkeit nie ganz erreichen konnten. Er sprach von den „Grenzen dieser eigenartigen Methode" und sah seine Atlanten als „Wegweiser", die den „Blick schärfen" sollten (Grashey 1908: IV).

4.3.3   Kystoskopie

Als es durch die Entwicklung der Endoskopie [*Vgl. Kap. 2.4 Endoskopie*] erstmals ermöglicht wurde, Einblicke in das Körperinnere des lebenden Patienten zu nehmen und auf dieser Basis Abbildungen anzufertigen, war die Begeisterung in Fachkreisen groß. Insbesondere Ästhetik und Naturtreue der erzeugten Bilder wurden gelobt. So gehörten nach Casper die Bilder aus der Blase „zu dem Schönsten, was man sehen kann" (Casper 1905: 253) und Nitze sprach von „geradezu entzückend schönen Bildern" (Nitze 1889: 186) (s. o.). Doch ausgerechnet Maximilian Nitze war es, der als erster Fundamentalkritik an den künstlerischen Darstellungen übte. Im Jahr 1893 konstatierte er anlässlich seines schon zitierten Vortrags bei der Berliner Medizinischen Gesellschaft, „gewisse kystoskopische Atlanten" seien „an Unwahrheit und Unnatürlichkeit kaum zu übertreffen", was ihn veranlasst habe, einen eigenen kystophotographischen Atlas zusammenzustellen, um „einem richtigen Verständnis der kystoskopischen Bilder zu dienen." Insbesondere bemängelte er die zeichnerischen Unzulänglichkeiten gegenüber der neuen Technik: „glaubte ich doch an diesen Machwerken keine erfolgreichere Kritik üben zu können, als dadurch, dass ich den bunten Zerrbildern die unretouchirten Photographien gegenüberstellte" (Nitze 1894b: 150). Trotz aller Kritik an den ersten Fotografien der Blase, die allen voran Robert Kutner publiziert hatte und die trotz erklärender Texte für höchst mangelhaft und unverständlich gehalten worden waren (s. o.), war für Nitze die Fotografie indes zur einzig relevanten Repräsentationsform geworden, wie er im Vorwort zu seinem „Kystophotographischen Atlas" von 1894 darlegte. In der Lehre ermögliche „die Kystophotographie" dem Lernenden

> „objective Abbildungen kystoskopischer Bilder darzubieten. Dieser Umstand ist für unsere Disciplin umso wichtiger, als es in der That auffallend schwierig ist, das im Kystoskop Gesehene richtig zu zeichnen oder gar farbig wiederzugeben, und als andererseits viele pathologische Processe so selten sind, dass der nicht über ein sehr grosses Material Verfügende die selteneren Bilder kaum häufiger zu beobachten Gelegenheit hat und so durch den Besitz zuverlässiger Abbildungen vor sonst schwer zu vermeidenden Täuschungen bewahrt wird" (Nitze 1894).

Die Zeichnungen hingegen seien „weit entfernt, das Verständnis der kystoskopischen Bilder zu erleichtern", sondern seien „nur zu geeignet", dem „Unkundigen eine falsche Auffassung beizubringen."

So wurden auch die Protagonisten der „Kystophotographie" nicht müde, die Korrektheit ihrer Abbildungen herauszustellen. Casper betonte im Vorwort zu seinem „Handbuch" von 1898, er habe „Plattenfehler" nicht korrigiert, um Naturtreue zu gewährleisten (Casper 1898: VI). Nitze äußerte sich indes im Vorwort zu seinem Atlas recht vage: „Im Interesse der objektiven Wiedergabe ist bei den meisten Bildern von jeder Retousche Abstand genommen, ja selbst auf das Ausfüllen von Plattenfehlern verzichtet worden" (Nitze 1894a: VI). Indirekt räumte er damit Manipulationen ein, nur, wann und in welcher Form diese erfolgt waren und mit welcher Begründung, dazu schwieg er.

Diese indifferente Haltung eröffnete das Feld für massive Vorwürfe. So urteilten Fromme und Ringleb:

„Und wo die Konturen infolge der langen Exposition undeutlich sind, hilft fleissig der Stift des Retoucheurs. So ist beispielsweise an den Photogrammen M. Nitzes stark retouchiert, wie der in der Beurteilung solcher Bilder geübte sofort erkennt. Wie ausserordentlich weit ist beispielsweise das Bild einer Harnleitermündung von der Wirklichkeit entfernt geblieben, an die Photographie des Katarrhs in seinen verschiedenen Stadien ist gar nicht zu denken" (Fromme/Ringleb 1913: 14).

Genau hier lag das zentrale Problem. Nicht-Intervention war das Maß aller Dinge für den Status der Fotografie als dem Medium der neuen wissenschaftlichen Objektivität. Der korrigierende Eingriff in die Abbildungen wurde tabuisiert und selbst fehlerhafte Reproduktionen sollten nach strengen moralischen Maßgaben (Daston/ Galison 2007), den Verzicht auf jeden menschlichen Eingriff, ohne Retusche publiziert werden. Doch das fotografische Ideal der Selbstaufzeichnung wurde im gesamten fototechnischen (Re-)Produktionsprozess unterlaufen. Bildausschnitte, Perspektiven mussten gewählt werden, Parameter wie Brennweite oder Intensität hatten erheblichen Einfluss auf die Abbildung. Hinzu trat der chemische Prozess der „Entwicklung" im Labor und das komplizierte Prozedere der „Übersetzung" vom Negativ über die Druckvorlage bis hin zum tatsächlichen Abdruck in der Publikation. Auf diesem langen Weg gab es zahllose Möglichkeiten der (unfreiwilligen) Verfälschung wie der (absichtsvollen) Manipulation.

Die Hoffnung, die man in die Fotografie als „Pencil of Nature" gesetzt hatte, konnte also nicht eingelöst werden. Denn die Apparatur bzw. das damit verbundene technische Prozedere bildete nicht einfach ab, sondern produziert Fakt und Artefakt zugleich. War eine „mechanische", nicht-intervenierende Objektivität nicht erreichbar, trat nun wieder die „Naturtreue" in den Fokus als anzustrebendes wissenschaftliches Ideal und als Strategie, Evidenz zu erzeugen [*Vgl. Kap. 3.3 Objektivität, Naturtreue und Beweiskraft*]. Dementsprechend setzten viele Autoren wieder auf die zeichnerische Darstellung. So etwa Otto Kneise, dessen Bilder als künstlerisch besonders wertvoll galten. Er zitierte in seinem „Handatlas der Cysoskopie" von 1908 die Kritik Nitzes an den bisherigen Zeichnungen wörtlich, um allerdings ganz andere Konsequenzen daraus zu ziehen: Die Antwort auf die Unzulänglichkeiten der Abbildungen sah Kneise nicht wie Nitze in einem Wechsel hin zur apparativen Fotografie, sondern in der Verfeinerung der künstlerischen Darstellungsweise.

Eine zusätzliche Herangehensweise setze am Ende des 18. Jahrhunderts in die Diagnostik eingebrachten Gedanken der Authentizität an, um über diese Evidenz zu erzeugen. Abgebildet wurde hier nun nicht nur das, was gesehen werden sollte, sondern vielfach auch das Gerät (Zystoskop) mit dem zu sehen war. Über die Referenzkette der Abbildung des Gerätes und des durch sein Objektiv Wahrzunehmenden wurden Beweiskraft und Evidenz vermittelt (**Abbildung 19**): Man sah ja den Herstellungsprozess der Bilder. Noch weiter gingen Abbildungen, die den ganzen Untersuchungskontext mit Patient abbildeten. Diese Illustrationen hielten sich noch in Lehrbüchern der

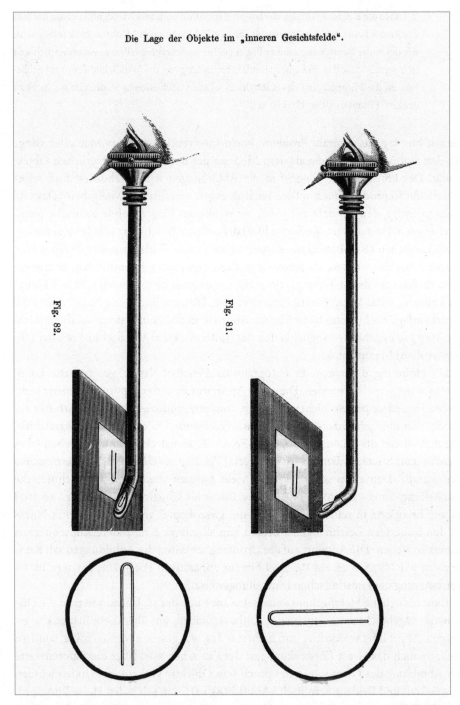

Abbildung 19 Gerät und Sichtbares als nachvollziehbare Kombination: Die Lage der Objekte im „inneren Gesichtsfelde" (Nitze 1907: 129)

1930er Jahre und sie waren durch die Suggestion von Authentizität so evident, dass auch hier auf fotografische Darstellungen verzichtet werden konnte, als diese schon längst etabliert waren (**Abbildung 20**).

Die bis dahin immer weiter fortschreitende Entwicklung kystophotographischer Apparaturen, wie Fromme und Ringleb es konstatieren, war in gewisser Weise zwangsläufig. Es war der Wunsch entstanden, „die Bilder zu fixieren, die man im Kystoskop wahrnahm", wobei man „zunächst wohl ausschliesslich an Lehrzwecke" dachte. Zuvor „half" (!) man sich in der Weise, dass „zeichenkundige Ärzte selbst" die Abbildungen ausführten oder „häufiger noch" sie durch Künstler herstellen ließen. Dieses Verfahren hatte „gewisse Vorzüge", etwa die „auch heute nicht übertroffene Treue" in der Wiedergabe „der wichtigen Farbenwerte". Die Zeichnungen waren in „einer gewissen Weise schematisiert", wodurch ihnen „eine leichtere Verständlichkeit ohne Weiteres eigen war." Dem stand allerdings der Nachteil gegenüber, „dass diesem Verfahren ein subjektiver Charakter anhaftet, und dass dabei Auslassungen und Umdeutungen" des Realen „nicht zu vermeiden sind" (Fromme/Ringleb 1913: 23).

Das Aufkommen der Fototechnik hatte somit eine Reflexion über die unterschiedlichen Visualisierungsstrategien zur Folge. Angesichts der apparativen Aufzeichnungsmöglichkeit wurde massiv Kritik geübt an der zeichnerischen Darstellung, die zu sehr von der Persönlichkeit des Autors, etwa seinen künstlerischen Fähigkeiten und insbesondere dessen „vorgefassten Ideen" geprägt sei [*Vgl. Kap. 1.3 Denkstil und Bildstil*]. Die zentrale Argumentation für die Fotografie wurde aus dem wirkmächtigen Paradigma vom „Abdruck der Natur" hergeleitet.[7] Zwar war den Zeitgenossen durchaus bewusst, dass es sich bei der Fotografie um einen komplexen technischen Vorgang handelt, der zahlreiche Möglichkeiten der Manipulation barg. Daher wurde auch immer wieder herausgestellt, dass man sich strikt jedweder Eingriffe (Retusche etc.) enthielt.

Der epistemische Status als „Objektivierungsmaschine", den man der Fotografie zugeschrieben hatte, erschien angesichts der Kenntnisse um die Möglichkeiten der Manipulation bis zu einem gewissen Grad als Rhetorik. Selbst im Bereich der Mikroskopie, in dem die Fotografie besonders verbreitet war, wurde offen Kritik geübt. Neben absichtlichen Eingriffen, so Neuhauss in seinem „Lehrbuch der Mikrophotographie" von 1890, sei allein schon eine falsche Handhabung verantwortlich für massive Verfälschungen in der abgebildeten Reproduktion (Neuhauss 1890: 249).

Zusammenfassend ist festzuhalten, dass sowohl in der Mikroskopie als auch in der Endoskopie im Untersuchungszeitraum die Referenzwerke (Lehrbücher wie Atlan-

---

7 Selbst in einem der einflussreichsten Texte zur Theorie der Fotografie heißt es noch: „A photograph is not only an image (as a painting is an image), an interpretation of the real; it is also a trace, something directly stencilled off the real, like a footprint or a death mask. While a painting, even one that meets photographic standards of resemblance, is never more than the stating of an interpretation, a photograph is never less than the registering of an emanation (light waves reflected by objects) – a material vestige of its subject in a way that no painting can be" (Sontag 1995: 154).

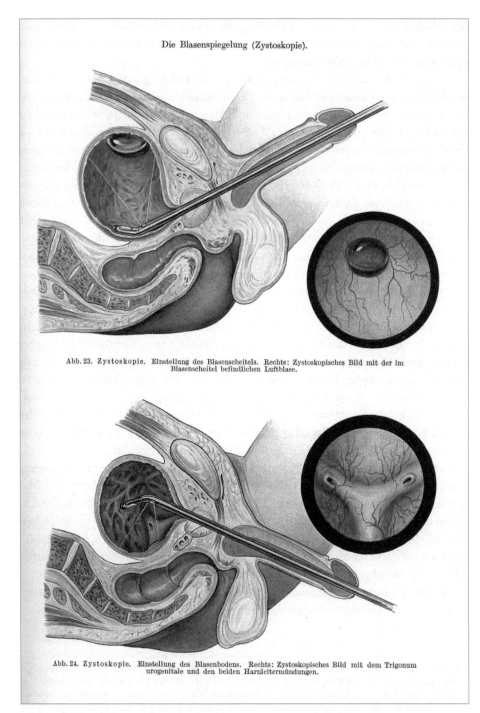

Die Blasenspiegelung (Zystoskopie).

Abb. 23. Zystoskopie. Einstellung des Blasenscheitels. Rechts: Zystoskopisches Bild mit der im Blasenscheitel befindlichen Luftblase.

Abb. 24. Zystoskopie. Einstellung des Blasenbodens. Rechts: Zystoskopisches Bild mit dem Trigonum urogenitale und den beiden Harnleitermündungen.

Abbildung 20 Evidenz durch Schematisierung des Untersuchungskontextes (Authentizität des durch das Endoskop zu Sehenden): Die Blasenspiegelung (Kirschner 1937: 45 Fig. 23 u. 24)

ten) mit fotografischen Abbildungen die Ausnahme blieben. Das hatte zum einen pragmatische Gründe, die im fototechnischen Bereich lagen. Hinzu kamen die massiven Probleme bei der drucktechnischen Wiedergabe der Fotografien, die erst Jahrzehnte später hinreichend gelöst werden konnten. Die Fotografie war aufwendig und komplex und gleichzeitig wenig aussagekräftig, insbesondere durch ihre Kontrastarmut und der fehlenden Farbigkeit [*Vgl. Kap. 4.4 Farbe*].[8]

Angesichts dessen musste die fotografische Bildsprache erst aufwendig eingeübt werden – mittels Sprache und insbesondere Zeichnungen. Daher zogen es die meisten Autoren vor, gleich auf die Zeichnung zu setzen. Vor dem Hintergrund der zunehmenden „Entzauberung" des zentralen Arguments der apparativen Aufzeichnung, der (mechanischen) Objektivität, erschien die Subjektivität der künstlerischen Darstellung als das kleinere Übel. Mehr noch, es wurden jetzt wieder Argumente wie die „Naturtreue" und das damit verbundene Vertrauen in die von Wissen geprägte Autorität des Künstlers – über die der „Pencil of Nature" bis auf Weiteres eben nicht verfügte – reaktiviert [*vgl. Kap. 3.1 Evidenz als Vertrauen*].

4.4   Farbe

Zumindest bis zur Etablierung der Farbfotografie hatte das Foto der Zeichnung gegenüber den großen Nachteil, dass es nur schwarz-weiß war. Doch war das wirklich ein Nachteil? War das schwarz-weiße Bild nicht in seiner Schlichtheit übersichtlicher, und damit evidenter? War nicht die subjektive Farbgebung der Zeichner in ihren Werken verfälschend? „Während die Bedeutung von Bildtraditionen und Sehkonventionen in jüngster Zeit Thema der Bildforschung war", so der Befund von Martina Heßler im Jahr 2009, „bleibt es auffällig merkwürdig, dass Farbe als sinnproduzierendes Werkzeug bis in allerjüngster Zeit unbeachtet blieb, obgleich sie vor allem heute in den Wissenschaften ein zentrales Instrument zur Generierung von Erkenntnissen wie auch zu ihrer Vermittlung in der Öffentlichkeit darstellt" (Heßler 2009: 150).

Dem ist grundsätzlich zuzustimmen, auch wenn einige Arbeiten etwa im Bereich der bildgebenden Verfahren sich indes zumindest am Rande mit der Farbgebung beschäftigen (Schinzel 2006; Huber 2009; Burri 2008b). Insbesondere im Umfeld der Hirnforschung (Borck 2011; Slaby 2013; Hagner 2008; Hagner 2007; McCabe 2008; zur „Frühgeschichte" der Hirnbilder: Larink 2011), vor allem im Kontext von „Neuroimaging", wurde die Farbigkeit als ein zentraler Aspekt thematisiert (Groß/Schäfer 2007): Auf den Umschlagseiten nicht nur populärwissenschaftlicher Zeitschriften prangen MRTs vom Gehirn „bei der Arbeit" in knallbunten Farben (Fitsch 2014). Dabei hat

---

8 Im Jahr 1963 veröffentlichte Hans-Joachim Reuter den ersten urologischen Atlas mit farbigen Fotografien. Vgl.: Reuter 2000.

diese Abbildungsweise nichts mit der Realität zu tun, die Einfärbung der Hirnareale entsteht erst später am Computer (Müller/Groß 2006). Allerdings verlangen die Medien wohl danach: So waren die ersten MRT-Scans, die im Jahr 1971 dem Chemiker Paul Lautebur gelungen waren (der für seine Methode schließlich 2003 den Nobelpreis für Medizin erhielt), zu „hässlich" und „verschwommen" für die renommierte Zeitschrift „Nature" gewesen, die deren Publikation zunächst abgelehnt hatte. Auf der anderen Seite war den Forschern stets klar, dass die in die Bilder eingebrachten Farbeffekte die tatsächlichen Prozesse im Gehirn erheblich überzeichneten. Auf „Drängen der zuständigen Radiologen wurde die Visualisierung auf die noch heute gebräuchliche Grauskala abgeändert." Dies mag als Zugeständnis, so Hasler, an die „visuelle Schwarz-Weiß-Kultur" der Radiologen gewertet werden (Hasler 2012).

Abgesehen von diesen Bereichen, konstatieren Groß und Schäfer 2007 ebenfalls mit Blick auf Bildgebung und Neuroimaging:

> „Vor allem die Frage, unter welchen möglichen Bedingungen Farbigkeit – gerade im medizinischen Kontext – die abgebildete Wirklichkeit neu oder anders strukturiert, fand bisher nur wenig Beachtung. Dies ist umso bemerkenswerter, als der Einsatz von Farbe für wissenschaftliche Illustrationen im 19. Jahrhundert stark umstritten und Gegenstand innerfachlicher Diskurse war" (Groß/Schäfer 2007: 275).

Insbesondere vor dem Hintergrund der sich zunehmend etablierenden Fotografie wurde vehement über die Vor- und Nachteile von farbigen bzw. schwarz-weißen Abbildungen gestritten [*vgl. Kap. 4.3 Bild oder Bild*]. Im Folgenden sollen an den beiden Beispielen der Mikroskopie und Endoskopie die zentralen Argumentationslinien nachgezeichnet werden. Die Radiologie wird hier nicht berücksichtigt, da es in diesem Bereich im Untersuchungszeitraum keine Diskussion zur Farbigkeit gegeben hat.

4.4.1 Mikroskopie

Die Mikroskopie, im 16. Jahrhundert entwickelt und lange Zeit in der „Naturforschung" beheimatet, wurde um die Mitte des 19. Jahrhunderts auch für die Medizin adaptiert. Mikroskopische Untersuchungen, in der Regel in eigenen (klinischen) Laboren durchgeführt, wurden sukzessive zu einem Routineverfahren in der klinischen Diagnostik [*Vgl. Kap. 2.3 Mikroskopie*]. Während der diagnostische Wert des mikroskopischen Verfahrens eigentlich allgemein akzeptiert war, kam es in den 1880er Jahren zu einem öffentlichen Disput um die Aussagekraft der über das Mikroskop erzeugten Bilder, der von besonderer Sprengkraft war, da er insbesondere zwischen zwei herausragenden Persönlichkeiten jener Zeit ausgetragen wurde, dem etablierten Rudolf Virchow und dem aufstrebenden, um Anerkennung kämpfenden Robert Koch. Im Kern ging es dabei, wenn auch unausgesprochen, um Fragen der Evidenz.

Rudolf Virchow (1821–1902), der mit seinem Konzept der Zellularpathologie die vielleicht wichtigste Grundlage der modernen Medizin entwickelt hat, war der wohl bekannteste und einflussreichste Mediziner im Deutschen Kaiserreich. Anders als häufig behauptet, lehnte er keineswegs die Bakteriologie grundsätzlich ab. Die Dinge lagen, darauf verweist Philipp Sarasin in seiner Darstellung der verschiedenen Methoden, mit denen es Koch gelang, seinen mikroskopischen Befunden Evidenzkraft zu verleihen, „komplizierter als dass sie in der simplen Entgegensetzung von ‚Zellen' und ‚Bakterien' aufgehen würden, und auf eine vertrackte Art und Weise schienen sie eine Frage der Sichtbarkeit zu sein" (Sarasin 2004: 252). Etwas despektierlich äußerte Virchow sich immer wieder über den „Bazillenzirkus", etwa im Jahr 1885 in einem führenden Fachblatt der Zeit:

> „Die armen kleinen Zellen! Sie waren in der That eine Zeit lang in Vergessenheit geraten. Mancher, der vermittelst seines Abbe-Zeiss'schen Instruments die Zellen unsichtbar machte, wie wenn sie Tarnkappen angezogen hätten und der schliesslich nur die gefärbten Mikroben erblickte, mochte wirklich glauben, die Zellen seien gar nicht mehr ‚in Betracht zu ziehen'. Aber sie sind doch noch da und sie sind – um es offen zu sagen – immer noch die Hauptsache" (Virchow 1885: 9; zit. nach: Sarasin 2004: 252).

Virchow zielt hier auf die wohl größte Leistung der Labortechnik des 19. Jahrhunderts, die von Robert Koch protegierte Sichtbarmachung des Bakteriums jenseits sprachlicher Umschreibungen oder mehr oder weniger gelungenen Zeichnungen „nach der Natur". Robert Koch hatte seit den 1870er Jahren sein Konzept der Bakteriologie entwickelt, das indes noch nicht allgemein reüssieren konnte. Wurde in der Öffentlichkeit wie auch von manchen Wissenschaftlern das Vorhandensein von Bakterien (und damit ja der Grundlage der gesamten Forschungsrichtung) bezweifelt, hatte Koch (so sahen es die meisten Zeitgenossen) deren *Existenzbeweis* geliefert, indem er die Mikroorganismen auf der fotografischen Platte zum Erscheinen gebracht hatte. Und ein ganz wesentliches Hilfsmittel hierbei war die Färbetechnik. Kochs Assistent Julius Richard Petri (1852–1921) führt dazu aus:

> „Die meisten Bakterien besitzen nämlich in ausgezeichnetem Masse die Fähigkeit Farbstoffe aufzunehmen und sich mehr oder weniger ‚echt' zu färben. Gefärbt wird gewöhnlich mit wässerigen oder ganz schwach alkoholischen Lösungen der Anilinfarbstoffe. (…) In ungefärbten Präparaten sehen wir die Bakterien nur dann, wenn sie das Licht anders brechen als die Substanz, in welcher sie eingebettet sind. Sind die farblosen Bakterien mit anderen farblosen Körperchen vermengt, oder will man sie in ungefärbten Schnitten aufsuchen, so werden ihre Strukturbilder allzu leicht von denen jener anderen kleinen Körperchen verdeckt, wir können sie oft überhaupt nicht auffinden. Zunächst sind durch die intensive Färbung die Bakterien möglichst hervorgehoben" (Petri 1887; zit. nach: Sarasin 2004: 254).

Die zentrale Aufgabe war es, den Mikroorganismus so zu färben, dass er sich deutlich gegen die „Umgebung" abhebt, gegen „störende" Strukturen, die zum „Verschwinden" zu bringen sind. Dann erst wird, so Petri, auf der fotografischen Platte die unverfälsch-te Wirklichkeit sichtbar – vorausgesetzt, der Experimentator belässt die fotografischen Abbilder, wie sie sind:

> „Nur darf der Mikrophotograph um keinen Preis retouchiren. Sein Bild soll den unver-fälschten direkten Einfluss repräsentieren, welche das Objekt auf die lichtempfindliche Platte ausgeübt hat. Aber dieser Umstand verleiht den Mikrophotogrammen einen ganz hervorragenden Werth gegenüber allen andern Reproduktionen von mikroskopisch Ge-sehenem. Es schleicht sich in jedes Bild, auch des besten Zeichners, ein subjektiver Fak-tor ein, der den Verhältnissen der Natur durchaus nicht immer in richtiger Weise Rech-nung trägt. Objektive Bilder sind nur die Photogramme" (Petri 1887; zit. nach: Sarasin 2004: 255) [*Vgl. Kap. 4.3 Bild oder Bild*].

Koch selbst blieb indes zeitlebens der Farbe gegenüber skeptisch eingestellt und be-vorzugte Schwarz-Weiß-Fotografien, da sie ihm mehr „Objektivität" und damit auch „Beweiskraft" zu gewährleisten schienen (Steinmetzer/Groß et al. 2006).

Eine ganz andere Position nahm demgegenüber Paul Ehrlich ein, der auf neue wis-senschaftliche Erkenntnisse eben durch Färbetechniken setzte. Farbe dient ihm als In-dikator, um Nicht-Sichtbares sichtbar zu machen. Allerdings greift es zu kurz, davon auszugehen, dass der Erkenntnisgewinn, der durch die Betrachtung eines so gefärbten Präparates entsteht, allein der epistemischen Kraft der Farbe geschuldet wäre. Ohne theoretische Vorüberlegungen, was eigentlich wie gefärbt und in Kontrast wozu ge-setzt werden soll, entsteht allein eine farbige Welt ohne (wissenschaftlichen) Mehr-wert. Zudem unterscheiden sich die mikroskopischen Färbetechniken ganz funda-mental von solchen Visualisierungsformen, bei denen Farbe aus rein darstellerischen, didaktischen oder ästhetischen Motiven eingesetzt wird. Denn die Wahl der Farbstof-fe (etwa Methylenblau bei Ehrlich) setzt ganz spezifische chemische Reaktionen in Gang mit je unterschiedlichen wissenschaftlichen Resultaten (Fischer/Duncker et al. 2006). Andererseits war, so Axel C. Hüntelmann, „die Sichtbarmachung eine Conditio sine qua non für den epistemischen Prozess." Erst durch die entsprechende Färbung konnten „die Ergebnisse in der wissenschaftlichen Öffentlichkeit diskutiert" werden. Damit einher ging aber auch „die Aneignung besonderer Fähigkeiten des Betrachtens" (etwa der Bedeutung der jeweiligen Farbgebung; der Wirkung bestimmter Farben etc.), die Entwicklung eines „geschulten Blicks" (Hüntelmann 2013: 355) [*vgl. Kap. 1.3 Denkstil und Bildstil*].

4.4.2   Kystoskopie

In der Endoskopie war bis in das ausgehende 19. Jahrhundert die farbige Zeichnung die einzige Form der Visualisierung des mittels der Technik erstmals sichtbar ge-wordenen Körperinneren. Dabei war man auf die visuellen (Sinneseindrücke) wie künstlerischen Fähigkeiten des Observierenden angewiesen [*vgl. Kap. 3.1 Evidenz als Vertrauen*]. In seinem „Lehrbuch der Kystoskopie" aus dem Jahr 1889 konstatierte Maximilian Nitze diesbezüglich, die „kystoskopischen Bilder sind vom Verfasser nach der Natur angefertigt worden", wobei er eine, wenn auch heikle, „farbgetreue" Wiedergabe einbezog (Nitze 1889: 329).

Otto Kneise pries seinen „Handatlas der Cystoskopie" von 1908, der Berühmtheit wegen seiner als künstlerisch besonders gelungenen Abbildungen erlangen sollte, als Sammlung „guter, den natürlichen Verhältnissen auch in ihrer Licht und Farbwirkung entsprechender Bilder" (**Abbildung 21**). Andererseits sprach er von der Schwierigkeit, kystoskopische Bilder „farbig wiederzugeben" (und berief sich dabei auf Nitze). Beide kritisierten, dass die „natürlichen" Farben (der Organe, inneren Strukturen etc.) oft „falsch" wiedergegeben würden.

Hinsichtlich der Problematik von „Farbigkeit" und „Naturtreue" führte Kneise mit kritischem Blick auf andere Autoren aus:

> „Dass auch bezüglich der uns im Bilde erscheinenden Farben und ihrer Beurteilung gewisse Hinweise sonderlich notwendig erscheinen, glaube ich aus den bisher veröffentlichten cystoskopischen Abbildungen und aus einem Teil der Schilderungen unserer Lehrbücher schließen zu müssen. Denn so gut meines Erachtens die Blasenbilder gesehen waren, welche Knorr und Gauz auf dem XII. Gynäkologenkongress in Dresden boten, und so gut zum Teil die Originale sind, welche der Maler Landsberg für Nitze angefertigt hat, so wenig entspricht das meiste andere den Bildern, die man wirklich in der Blase sieht. So haben z. B. Burckhardt, vor allem Dingen aber Zangenmeister durch die ausgiebige Verwendung von reinem Weiß und sonderlich von Schwarz Bilder geschaffen, wie sie niemals gesehen werden können" (Kneise 1908: 20).

Insbesondere wies er darauf hin, dass bei künstlichem Licht Farben ganz anders erscheinen als bei Sonnenlicht, dass die unterschiedlichen Lichtintensitäten oder die Schattenbildung bei der Kystoskopie erheblichen Einfluss auf die Farbwahrnehmung haben.

Während Kneise weiterhin an der farbigen Zeichnung (unter Beachtung gewisser maltechnischer Vorgaben) festhielt, war für Nitze im Laufe der Jahre die Fotografie zur einzig relevanten Repräsentationsform geworden (s. o.): „Ermangeln dieselben auch des Reizes der Farben, so sind sie doch in ihrer Mehrzahl überaus charakteristisch und liefern im Gegensatz zu den Zeichnungen eine objective Wiedergabe der Wirklichkeit" (Nitze 1894a: 8 f.).

Fromme und Ringleb wiederum konstatierten, dass man

> „das Fehlen der Farbenwerte für den geringen didaktischen Wert der Photogramme verantwortlich macht. Auf der anderen Seite befriedigen auch die farbigen Darstellungen von Malern oder in dieser Kunst geübten Ärzten nicht in jeder Beziehung, da manchmal das Bild allzu schematisch ausfiel, oder die Farbenwerte starke Abweichungen von denen der Wirklichkeit aufwiesen" (Fromme/Ringleb 1913: 18).

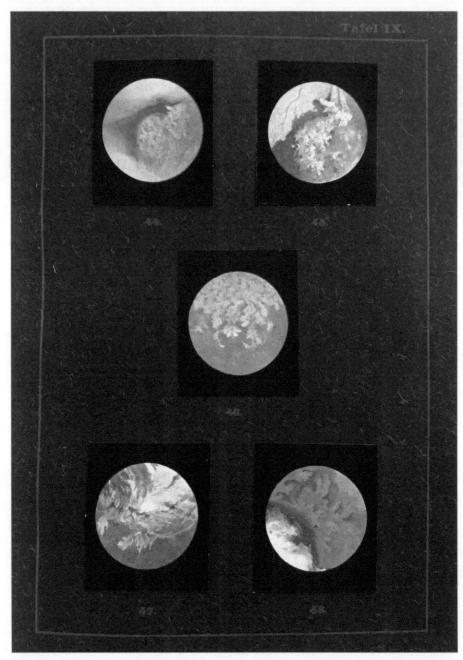

Abbildung 21 Farbige Bilder statt schwarz-weißer Fotografien: Blasengeschwülste, Fig. 44–46: Ansichten eines Papilloms, Fig. 47–48: Ansichten eines Tumors (Kneise 1908: Tafel IX)

Insgesamt sind die Positionen zur Farbigkeit höchst disparat. Während sich allein in der Radiologie eine „Schwarz-Weiß-Kultur" durchgesetzt hat, und in der Mikroskopie unterschiedliche Färbetechniken Voraussetzung für den Visualisierungsprozess waren, blieb die Frage in anderen Bereichen umstritten. Bei aller Unterschiedlichkeit der Wertung und Bedeutung in den jeweiligen Kontroversen scheint das Problem der „Naturtreue" und ihrer Evidenzkraft, wie anhand der Endoskopie gezeigt, der zentrale Punkt gewesen zu sein. Strittig war, ob Farbigkeit oder fotografische Objektivität hier von größerer Bedeutung waren, Evidenzeffekte zu erreichen. Die Vorteile der Farbigkeit wurden relativiert durch Zweifel an ihrer „naturgetreuen" Wiedergabe durch die Subjektivität des künstlerischen Prozesses. Demgegenüber stand die „Objektivität" der Fotografie, die wiederum mit dem Manko der Farblosigkeit behaftet war. Tatsächlich wog offensichtlich Letzteres, das Manko der Farblosigkeit, als schwererer Nachteil, denn fast alle zeitgenössischen Lehrbücher und Atlanten zur Kystoskopie entschieden sich für die farbige Variante.

5.   Schluss: Begründete und vermittelte Evidenzen

Unsere hier vorgestellten Überlegungen gehen auf ein von der Deutschen Forschungs-gemeinschaft (DFG) gefördertes Projekt zurück, das die Evidenz in der urologischen Diagnostik zum Thema hatte. In den folgenden Jahren haben wir uns immer wieder mit unterschiedlichen Aspekten zur „Evidenz der Bilder" beschäftigt. Ausgangspunkt war die Feststellung, dass es etwa ab der Mitte des 19. Jahrhunderts zu einem signifi-kanten Anstieg piktoraler Darstellungsformen in den medizinischen Hand- und Lehr-büchern kam.

Das lag zum einen an der Ablösung der medizinischen Semiotik, jener „Zeichenleh-re", die ganz auf sprachliche Umschreibung setzte, durch ein neues Diagnoseverständ-nis. Während die Semiotiker noch ganz auf die menschlichen Sinne beim Erkennen der „natürlichen Zeichen" bei Krankheiten gesetzt hatten, wurde etwa in der „Ency-klopädie der medicinischen Wissenschaften" aus dem Jahr 1845 in einem eigenen Band zur „medicinischen Diagnostik und Semiotik" die „technische Zeichenerhebung" auf der einen Seite als legitime Ausdehnung der Sinne und auf der anderen Seite als von sich aus evidente und objektive, vom Untersucher in Teilen abgelöste Zeichenproduk-tion verstanden (Moser 1845: 67–70).

Zum anderen – und dieser Begründungszusammenhang deutet sich hier ebenfalls schon an – sorgte die mit dem neuen Diagnoseverständnis einhergehende Technik der Zeichenproduktion für die Einbeziehung bildlicher Formate in die Hand- und Lehrbücher bzw. für das Aufkommen eigener medizinischer Atlanten, also expliziter „Bildwerke". Technische Verfahren im engeren Sinne eines Einsatzes medizinischer Instrumente direkt am Körper waren über Jahrhunderte der Chirurgie und Gynäko-logie vorbehalten. In der Medizin, die sich jenseits der direkten Körperlichkeit den inneren Krankheiten zuwandte, dominierte als Instrument der technischen „Zei-chenerhebung" für lange Zeit vor allem das „Harnglas" zur Begutachtung des Urins. Mit dem Stethoskop, 1815 von Laennec vorgestellt, kam es erstmals zur – wenn auch zunächst zögerlichen – Akzeptanz der Idee einer technischen Verstärkung sinnlicher Wahrnehmung (Martin 2007). Das traditionelle „Abhorchen" wurde zur „Auskul-tation". In den folgenden Jahrzehnten nahm diese Entwicklung massiv Fahrt auf. Technische Verfahren wurden aus anderen Disziplinen wie Physik oder Physiologie adaptiert (die zahllosen „Kurvenschreiber", das Thermometer, später die Röntgen-technik etc.) und eigene Techniken wie die Endoskopie (die ihre Impulse aus der Optik erhielt) wurden entwickelt.

Vor diesem Hintergrund haben wir auch für unsere Reflektionen zur Evidenz einen Untersuchungszeitraum gewählt, in dem die Geschwindigkeit der Innovation und Ausbreitung technischer Verfahren in der Medizinischen Diagnostik forciert wurde. Dieser deckt sich in etwa mit dem Bestehen des Deutschen Kaiserreichs (1871–1914), wobei diese am politischen Rahmen angelehnte Periodisierung nur eine Orientie-rung darstellt. So wurden selbstverständlich auch für das Thema wichtige Entwick-lungen im Vorfeld berücksichtigt. Zentral aber ist, dass sich die „Technisierung der Medizin" erst im letzten Drittel des 19. Jahrhunderts wirkmächtig durchsetzte, mit all ihren Folgen: Technik wurde in Klinik wie medizinischer Praxis allgegenwärtig und es entwickelte sich ein eigener Markt für Medizintechnik, der geprägt war von Inno-vation und Diversifikation. Die neuen Techniken, und insbesondere die neuartigen Bilder, fanden schließlich Aufnahme in die allgemeinen Nachschlagewerken zur Me-dizinischen Diagnostik. Diese Hand- und Lehrbücher zur medizinischen Diagnostik insgesamt, wie auch zu Spezialdisziplinen, bilden daher auch die Quellenbasis für unsere Darstellung.

So völlig unterschiedlich die einzelnen hier vorgestellten Techniken auch waren, sie hatten doch eines gemeinsam: Sie produzierten Bilder, die visualisieren sollten, was ohne die jeweilige Technik dem Auge nicht zugänglich gewesen war. Diese Bilder wurden jetzt massiv eingesetzt, um den neuen (natur-)wissenschaftlichen Anspruch der Medizin zu unterstreichen. Denn Bildern, technisch-wissenschaftlichen Bildern zumal, wurde grundsätzlich Evidenz attestiert: zunächst einmal ganz unspezifisch und im Sinne der klassischen Evidenz „bedingungslos". Doch, und das ist die zentrale Fra-ge, was machte eigentlich die „Evidenz der Bilder" aus? Auf der Suche nach Antworten haben wir die unterschiedlichen Visualisierungsstrategien im Untersuchungszeitraum analysiert. Wir haben den Begriff der „Visualisierung" gewählt, da er nicht bloßes Ab-bilden meint, sondern darüber hinaus den Prozess des Sichtbarmachens und dessen Konstruiertheit betont. In Anlehnung an Dieter Mersch (Mersch 2006) haben wir die-se Strategien in zwei Klassen eingeteilt: Erstens solche Darstellungsformate, die dem „Existenzbeweis", der „Zeugenschaft" dienen und das „Visuelle als Beleg" verwenden, etwa die Mikrofotografien, Röntgenbilder und endoskopischen Bilder. Zweitens sol-che, die Daten ordnen, in „berechenbare Figuren verwandeln" oder auf „abstrakten Tableaus anordnen" (Tabellen, Diagramme, Kurven, etc.).

Theoretisch und methodisch haben wir uns orientiert an einschlägigen Ansätzen zur Bildtheorie (neben Mersch u. a. Boehm, Bredekamp, Krämer, Zittel), zur Objekti-vität (Daston und Galison) und insbesondere an den Schriften des Mikrobiologen und Wissenschaftstheoretikers Ludwik Fleck, der bereits ab den 1930er Jahren die Kon-textualität bzw. Kontextgebundenheit von Bildern in den Wissenschaften betont hat, womit bei ihm ihre soziale wie historisch-kulturelle Bedingtheit im Entstehungs- und

Deutungsprozess gemeint ist. Evidenz, oder was dafür gehalten wird, ist danach immer das Ergebnis von Aushandlungsprozessen. Auch die Evidenz der Bilder stellt sich eben nicht „von selbst" ein, es bedarf zahlreicher Faktoren und Mitspieler, um die Evidenz der Bilder „herzustellen". Abschließend wollen wir hier zentrale Punkte unserer Darstellung und Überlegungen zusammenzufassen.

5.1   Beweiskraft, Objektivität, Naturtreue

Begonnen haben wir unsere Darstellung mit Überlegungen zur medizinischen Diagnostik und der Notwendigkeit, diagnostische Handlungen zu erklären und zu legitimieren. Die Schwierigkeit für Ärzte und Ärztinnen lag und liegt dabei darin, Symptome, die sich z. B. am Körper zeigen, als Krankheitszeichen zu deuten. Die Deutung als intellektueller Akt sowie auch die Beziehung zwischen Symptom und Krankheitszeichen verlangt dabei nach überzeugenden Darstellungen. Zu den Strategien der Überzeugung gehören Bilder. Wissenschaftliche Bilder sind Macht- und Autoritätsträger, ihnen wird Objektivität und Wahrhaftigkeit attestiert. Gerade in der Medizin wurde schnell die **Beweiskraft** der Bilder zu einer zentralen Zweckzuschreibung – und das in ganz unterschiedlichen Zusammenhängen. Nach Robert Koch waren die exakten Mikrofotografien für seine Forschung „wichtiger als der Gegenstand selbst" (Schlich 1995) und für die Bakteriologie waren sie wohl eines der wichtigsten strategischen Mittel zur Etablierung des neuen Forschungsparadigmas, denn den Skeptikern boten sie den Beweis für die Existenz der Bakterien dar. Im Kaiserreich, geprägt von Obrigkeitsdenken, Ordnung und Beamtentum, pries ein Maximilian Nitze seine „Kystophotogramme" als „actenmässige Belege", Röntgenbilder wiederum wurden als „Beweismittel" in Gerichtsverfahren eingeführt. Auch die (wissenschaftliche) Autorität der Produzenten der Bilder wurde in die Waagschale geworfen. Eine solche Rhetorik des (juristischen Beweises) oder einer „evidence" im englischsprachigen Sinn galt aber nur für technisch erzeugte Bilder. Zeichnungen hätte man, aufgrund ihres von Subjektivität und Individualität geprägten Entstehungsprozess, kaum einen solchen Status zugebilligt.

Das an die Beweiskraft gekoppelte Ideal und Argument der **Objektivität** hatte eine eher untergeordnete Bedeutung in der zeitgenössischen Debatte. Objektivität wurde postuliert, obwohl die technische Bilderzeugung und -reproduktion zahllose Fehlerquellen und Möglichkeiten der Manipulation beinhaltete. Objektivität wurde angestrebt bzw. behauptet – paradoxerweise sollten technische Manipulationen durch Untersucher, Techniker und Bildbearbeiter die Objektivität am Ende sichern. Hier zeigt sich eine größere Nähe zu Zeichnungen, als man initial meinen könnte. So überzeugend die technisch produzierten Bilder auch waren, am Ende blieb ihr Evidenzgehalt allerdings u. a. wegen der (für notwendig erachteten) Manipulationen zumindest ebenso diskussionswürdig wie die Überzeugungskraft der verschiedenen Bildstrategien. So kann beispielsweise von Objektivität durch Mechanisierung oder gar einer von menschlichen Interventionen unabhängigen (Re-)Produktion nicht einmal bei diagnostischen Fototechniken die Rede sein. Vielmehr war es vom Aufnahmeprozedere z. B. bei der Endoskopie über das fotografische Negativ bis hin zum Abdruck in Publikationen ein hoch komplexer und diffiziler Weg: Der Patient musste stillhalten, ebenso der Diagnostiker, die fotografischen Abbilder auf kollodiumbeschichtetem Glas mussten von einem Radierer auf stahlbeschichtete Kupferplatten übertragen werden. Erst auf der Basis der Radierung konnten unterschiedliche Drucktechniken (Halbtonverfahren oder aufwendige Photogravüren) umgesetzt werden. Das *Ideal der Selbstaufzeichnung* endet spätestens bei der Reproduktion, für die immer noch künstlerisches Geschick und technisches Wissen unabdingbar waren. Von einer „Nichtintervention" als einem „Herzstück der mechanischen Objektivität", wie sie von Daston und Galison für die Naturwissenschaften als Merkmal herausgestellt wurde (Daston/Galison 2007: 94), war man in der Medizin meilenweit entfernt und sie war auch als Strategie der Evidenzproduktion eher nachrangig.

Vor dem Hintergrund der fehlenden rein mechanischen Aufzeichnung und den vielfältigen Interventionsschritten kann ein Argumentieren für die Objektivität der so erzeugten Bilder nur funktionieren, wenn „Objektivität" nicht als fixierte wissenschaftliche (objektive!) Kategorie gefasst wird, sondern ebenfalls wie die Evidenz als kontextsensibel verhandelbare Konvention. Als Resultat von Aushandlungsprozessen, die in einer bestimmten „scientific community", einem Denkkollektiv, geführt werden, ist sie im Einvernehmen für die einzelne Technik festzulegen. In den Bereichen der Endoskopie wie der Röntgentechnik lassen sich entsprechende Diskussionen nachweisen. Immer ging es um die Frage, wieviel Intervention im Prozess der Bildproduktion nötig und möglich war, um Objektivität und (oder) Naturtreue herzustellen bzw. nicht zu gefährden.

Die Beweiskraft wiederum wurde den Bildern nicht wegen ihres vorgeblich objektiven, interventionsfreien Entstehungsprozesses zugeschrieben, sondern unserer Ansicht nach paradoxer Weise wegen eines grundlegend und durchgehend artifiziellen Charakters. Grundlage und Hauptargument dieser Beweismittel-Rhetorik war die Technik, und gleichzeitig machte die Technik sie angreifbar. Erst mit der Technik, den technisch erzeugten Bildern, wurde das Kriterium der „Beweiskraft" überhaupt relevant und fand Berücksichtigung im „Visualisierungsdiskurs". Sowohl die Produktion beweiskräftiger Bilder als auch deren Beurteilung hingen nicht von einer moralischen Haltung ab, sondern von rationalen Kriterien, von „Verfahrenswissen". Mit der Betonung dieses Wissens, der Autorität technischer Expertise, wurde Evidenz begründet. Daher muss die Forschung weit dezidierter, als dies bisher geschehen ist, die technischen Herstellungsprozesse und Praktiken der unterschiedlichen Visualisierungsstrategien einbeziehen.

Die oben angesprochenen Divergenzen zwischen Zeichnung und Fotografie, genauer gesagt zwischen den Protagonisten der jeweiligen Technik, zeigten sich auch in einem weiteren zentralen Begriff, der „Naturtreue". Die **Naturtreue** war im Untersuchungszeitraum das Paradigma, um das alle anderen Argumente gruppiert wurden bzw. das den Kristallisationspunkt für verschiedene Berufungsinstanzen bildete. Die Medizin scheint hier im Vergleich mit anderen Wissenschaften einen gewissen Sonderweg eingeschlagen zu haben. Daston und Galison etwa kennzeichnen die Ablösung der „Naturtreue" durch die „mechanische Objektivität" im ausgehenden 19. Jahrhundert als paradigmatischen Vorgang für die Herausbildung des modernen Begriffs von wissenschaftlicher Objektivität (Daston/Galison 2007). Während Objektivität in den medizinischen Lehrbüchern nur indirekt verhandelt wurde, hoben die Autoren im Gegenzug stets die „Naturtreue" ihrer Abbildungen hervor. Vertreter der manuellen Abbildung betonten immer wieder, alles sei „nach der Natur" gezeichnet. Die Fotografie wiederum stand für deren Anhänger aufgrund ihres Produktionswegs *per se* als „Abdruck der Natur". Hier teilen wir den Befund von Jutta Schickore, die zur Mikrografie festhielt: „Es war aber ‚Objektivität' nicht dasjenige Ideal, nach dem sich die Beweiskraft jeder Art mikroskopischer Belege bemaß. Wenn es ein übergreifendes Konzept überhaupt gab, dann war es das der Naturtreue" (Schickore 2002). Das galt uneingeschränkt auch für den Bereich der Endoskopie. Im Kontext der vielfachen Manipulationen und Anpassungsvorgänge im Herstellungsprozess der Bilder war der Verweis auf deren Naturtreue weitgehend als Rhetorik zu verstehen, die auf Echtheit und Glaubwürdigkeit des Abgebildeten zielte, die somit über Vertrauen und Autorität Evidenz des Dargestellten und Beweiskraft für eine Diagnose erzeugen sollte.

Anders lagen die Dinge bei Visualisierungstechniken, die keinesfalls „Naturtreue" anstreben (konnten), da sie prinzipiell künstliche (nicht künstlerische) Bilder generierten. Die neuartigen Röntgenbilder etwa schlugen kurz vor der Jahrhundertwende hohe Wellen, wurden euphorisch begrüßt und man unterstellte ihnen bisher für unmöglich gehaltene Erkenntnismöglichkeiten gerade auch hinsichtlich der medizinischen Diagnostik. Das Radiogramm eines Knochenbruchs war derart evident, dass selbst ein Laie den Sachverhalt erkennen konnte. Das änderte sich schnell und grundlegend bei radiologischen Bildern der Weichteile, die nicht nur aufwendig (Einsatz von Kontrastmitteln etc.) hergestellt werden mussten, sondern deren Decodierung in einem langwierigen Prozess erlernt werden musste. Dass diese „Schattenbilder" dennoch bis heute für bestimmte diagnostische Fragestellungen als besonders aussagekräftig gelten, liegt nun allerdings genau darin begründet, dass ihre Bildsprache immer wieder vermittelt wurde und sich so in die diagnostischen Deutungsmöglichkeiten eingeschrieben hat. Die Bilder liefern denen Beweise, die fähig sind, diese zu erkennen; sie sind Grundlage des „Expertenwissens" und über den Umweg des Wissens für Experten evident.

5.2   Denkstil und „geschulter Blick"

Damit ist die zweite grundlegende Ebene für die Herstellung von Evidenz angesprochen. Das eine waren die Bilder, ihre unterschiedlichen Formate und Inhalte sowie die Attribute – wie Beweiskraft und Naturtreue – die man ihnen attestierte. Das sind Voraussetzungen für bildliche Evidenz, aber die Bilder sind damit noch nicht selbst evident. All die disparaten Bildformate sprechen nicht für sich bzw. nur in geringen Maßen: Man sieht eine Kurve steigen, einen Knochenbruch im Röntgenbild, etc.; es bedurfte aber zusätzlich eines „geschulten Blicks", um dem Bild Evidenz zu verleihen.

Ludwik Fleck widerspricht in seiner Konzeption vom **„Denkstil"** jeder Auffassung von sich unmittelbar einstellender Evidenz. Das „voraussetzungslose Beobachten" sei „psychologisch ein Unding, logisch ein Spielzeug." Er unterscheidet demgegenüber das „Beobachten in zwei Typen, mit einer Skala der Übergänge: 1) das unklare anfängliche Sehen und 2) das entwickelte unmittelbare Gestaltsehen" (Fleck 1994: 121). Es ist ja ein Grundgedanke des Konstruktivismus, dass jede Form von Sehen (oder Beobachten) theoriegeladen ist. Wissenschaftler sind keine objektiven, unabhängigen Beobachter, vielmehr üben „beobachtungspräformierende theoretische Konzepte und Erwartungen" einen zentralen Einfluss aus (Egloff 2015: 59). Beim Betrachten und dem folgendem Interpretieren eines Bildes entscheidend ist nach Fleck nicht die subjektive Wahrnehmung eines Individuums, sondern dessen Prägung durch das jeweilige Denkkollektiv. Aus dem Denkkollektiv entwickelt sich eine stilgemäße Wirklichkeit. „Sehen", heißt für Fleck, „im entsprechenden Moment das Bild nachzubilden, das die Denkgemeinschaft geschaffen hat" (Fleck 1994: 82). Zu dem „stilgerichteten Sehen" tragen neben sprachlichen Beschreibungen, Einordnungen etc. auch Instrumente und Apparaturen bei sowie ferner der mit ihnen zusammenhängende gesamte Herstellungsprozess der Bilder und zuletzt das rückverfolgbare Wissen um die einzelnen Schritte der Produktion, oder zumindest der Glauben an ihre Verlässlichkeit. Im Erlernen von Sehstilen und den mit ihnen zusammenhängenden Denkstilen liegt ein grundsätzliches Muster. Die Evidenz der Bilder ist gekoppelt an fachliche Kompetenz. In anderen Worten: Erst durch Fachkompetenz entsteht visuelle Evidenz.

In allen vorgestellten Bereichen, ob Mikroskopie, Radiologie oder Endoskopie – wie auch in zahllosen ihrer Sub-Disziplinen – wurden Strategien zum Erlernen der entsprechenden „Bildsprache" entwickelt. Die zentrale Rolle spielten hier als Referenzwerke die jeweiligen Hand- und Lehrbücher bzw. Fachatlanten, mit deren Hilfe das „richtige Sehen" erlernt werden konnte. Eine der wichtigsten Überzeugungsstrategien bestand darin, eine gewisse „Anschlussfähigkeit" an bisherige Sehgewohnheiten herzustellen. Hierzu dienten etwa sprachliche Erläuterungen, Analogien oder parallele Abdrucke unterschiedlicher Bildformate, indem z. B. Radiogrammen und endoskopischen Fotografien aus dem Körperinnern anatomische Zeichnungen beigegeben wurden.

Claus Zittel hat in diesem Zusammenhang eine entscheidende Frage gestellt, die das Verhältnis von Bild und Denkkollektiv wieder auf den Kopf stellt mit dem gleichen Ergebnis, dass Bilder keine Evidenz aus sich heraus besitzen:

> „Was ist zum Beispiel, wenn Vertreter ganz verschiedener wissenschaftlicher Theorien sich jeweils auf ein und dasselbe Bild stützen und dieses als evident für ihre Position reklamieren? Dann kann die Evidenz offenkundig nicht an der sichtbaren Gestalt des Bildes alleine hängen, sondern wird über zahlreiche weitere Faktoren bestimmt. (…) Ein evidenter Sachverhalt scheint absolut zu sein – tritt jedoch stets relativ zu Kontexten auf" (Zittel 2010).

Und diese Kontexte bieten nach unserer Auffassung eben jene Denkkollektive im Sinne Flecks, die eigene Denk- und damit auch Bildstile entwickeln. Verständigung über die Evidenz von Visualisierungen ist aber am Ende zwischen Kollektiven nur möglich, wenn die Stile in irgendeiner Form aneinander anschlussfähig sind. Die Verständigung ist keineswegs statisch zu sehen. Denkstile zirkulieren, verändern sich, sind kontingent. Die Interaktion, die diese Fluidität vorantreibt, betrifft dabei nicht nur am Denkstil beteiligte Personen, sondern auch die zwischen Personen, Denkstil und eingesetzter Technik: Aus einem bestimmten Denkstil heraus entsteht das Bedürfnis, z. B. die Blase in vivo zu beobachten, es werden entsprechende Zystoskope entwickelt. Die neuen Einblicke und Bilder ermöglichen neue Erkenntnisse, neue Fragestellungen, technische Innovationen, diese bringen wieder veränderte Denkstile hervor. So entsteht ein stetiger Kreislauf.

Der im Denkkollektiv **geschulte Blick** ist zentral für die Evidenz, das Evidenzerlebnis (im Sinne eines Evidenzgefühls nach Richard Koch), das diagnostische Bilder hervorrufen. Seine in unserer Darstellung am historischen Beispiel illustrierte überragende Bedeutung zeigt sich eindrucksvoll auch in aktuellen Entwicklungen. So wird z. B. die Bewertung radiologischer Bilder zunehmend „künstlicher Intelligenz" überantwortet. Mittels „deep learning" werden Algorithmen entwickelt zur „Mustererkennung", etwa von Tumoren in der Onkologie. Bisher liegen Mensch und Maschine etwa gleichauf in der „Trefferquote", aber es scheint nur eine Frage der Zeit zu sein, bis die computergestützte Diagnostik sich durchsetzt. Hinsichtlich der „Ausdauer" bei der Auswertung der Bilder und der zunehmenden Bedeutung von „Big Data" ist sie klar im Vorteil. Der Einsatz von Rechnersystemen setzt die Annahme einer Evidenz der Muster ebenso voraus, wie er im Verlauf der weiteren Nutzung die angenommene Evidenz durch Anpassung der Algorithmen verfestigt.

5.3   Vermittelte Evidenzen

Die im letzten Kapitel unserer Ausführungen problematisierte Nicht-Reduzierbarkeit bildlicher Phänomene auf sprachliche Darstellung wird in der Kunstwissenschaft als „ikonische Differenz" (Boehm 1994) bezeichnet, die vereinfacht als die Differenz zwischen Seherfahrung und möglicher Bildbeschreibung begriffen werden kann. Da Bilder aus visuellen Zeichen bestehen, ermöglicht dies eine Gleichzeitigkeit in der Wahrnehmung. Im „Gegensatz zur Sequenzialität des sprachlichen Verständnisses", bei dem die Zeichen/Informationen hintereinandergeschaltet sind, kann daher bei Bildern, wie Regula Burri betont hat, „in einem Moment eine Vielzahl an Informationen kommuniziert und erkannt werden" (Burri 2008a: 348): bestenfalls „auf einen Blick", aber auch ein zweiter Blick ist ja oftmals lohnenswert. Das Entscheidende ist die Gleichzeitigkeit, die ein wesentlicher Aspekt bildlicher Evidenz ist.

Im Laufe des Jahrhunderts wurde die Idee der „Naturtreue" und der „mechanischen Objektivität" in der Diagnostik vom „interpretierenden Experten" abgelöst. Auch die hier untersuchten medizinischen Autoren führten aus, dass die Komplexität der Bilder einen erfahrenen Wissenschaftler erfordere, um signifikante Ähnlichkeiten und Unterschiede zu identifizieren, die zu evidenten Klassifikationen führen könnten. Das bloße Bild allein, von dem Wissenschaftler einige Jahrzehnte zuvor noch annahmen, es spreche für sich selbst, reichte ihnen dazu nicht mehr aus.

Die **Evidenz** der Bilder aber, so könnte man die zentrale Aussage unserer Darstellung am Ende zusammenfassen, ist immer **vermittelt**. Auch in der medizinischen Diagnostik sprechen die Bilder nicht für sich, es gibt keine „natürliche Evidenz" wissenschaftlicher Bilder. Im Visualisierungsprozess entsteht Evidenz, indem Strukturen und Zusammenhänge sichtbar werden, die der Betrachter zuvor nicht sehen konnte. Gleichzeitig sind diese Bilder aber immer auch durch Mehrdeutigkeit und Unbestimmtheit geprägt. Die Evidenz muss immer in das Bild implementiert werden. Und dies geschah, das sollte gezeigt werden, auf ganz unterschiedlichen Wegen.

Im Untersuchungszeitraum wurden zahllose Visualisierungsstrategien im Bereich der medizinischen Diagnostik entwickelt, die bis heute nachwirken bzw. immer noch, mit gewissen Modifikationen, eingesetzt werden. Die Bilder, und das war das Neue wie auch Gemeinsame an ihnen, wurden alle mittels technischer Verfahren *generiert*. Dabei war die Bandbreite der Techniken groß, deren Anteil an der Bildproduktion höchst unterschiedlich. Die Techniken waren zu verorten etwa zwischen dem Zeichner am Mikroskop, den Diagrammen auf Basis von Messwerten, der Konstruktion von Endoskopen und dem versierten Umgang mit ihnen zur Erzeugung invasiver Bilder aus dem Körperinneren und der physikalisch-chemischen Produktion der Radiogramme. Schon daher ist es unmöglich, *eine* Evidenz medizinischer Bilder zu rekonstruieren. Evidenz unterliegt immer bestimmten Verfahren der Evidenzgewinnung und -zuschreibung. **Evidenzen** sind überaus vielfältig und immer kontextabhängig, daher sollten wir auch besser, so unser Fazit, im Plural von *Evidenzen der Bilder* sprechen.

5.4   Ausblick: Zeitlichkeit und „nützliche Fiktionen"

Zwei zentrale Aspekte im Zusammenhang von Evidenz und Diagnostik haben wir in unserer Darstellung immer wieder angesprochen, ohne sie weiter vertiefen zu können: „Zeitlichkeit" und „nützliche Fiktion". Es scheint aus unserer Sicht eine vielversprechende Perspektive, dezidiert der Frage nachzugehen, welche Bedeutung diesen Konzepten/Begriffen bei der Herausbildung visueller Evidenzen zukommt. Destabilisieren sie etwa Evidenzen, oder befördern sie diese sogar?

Fundamental für den Körper und seine Funktion ist in der Medizin die **Zeitlichkeit**: Von der Geburt bis zum Tod stellen sich stetige Veränderungen ein, Wachstum und Altern, physiologische Veränderungen (Vitalparameter, Leistungsfähigkeit, etc.) und insbesondere als pathologisch wahrgenommene Veränderungen. Eine Diagnose ist – wie auch schon Richard Koch bemerkte – ein Standbild (Koch 1920: 10). Sie schafft Erkenntnis über einen Vorgang, einen veränderlichen Prozess im Moment der Beschreibung. Symptome kommen und gehen, wie auch Krankheiten. Bilden sie auch chronische Formen aus oder sind sie letal, so ändern sie sich trotzdem stetig. Diese Zeitlichkeit ist somit von zentraler Bedeutung in der Diagnostik, was sich einschreibt in fast alle Visualisierungsstrategien im medizinisch-diagnostischen Komplex. Mit der Diagnose werden auf der Grundlage von Bildern aus der Vergangenheit Aussagen über den gegenwärtigen Zustand der Patienten sowie zu potentiellen zukünftigen Entwicklungen gemacht. Und auf dieser Basis werden weitreichende Entscheidungen hinsichtlich der möglichen Therapie getroffen, ja sogar prognostische Aussagen abgeleitet.

Der Philosoph Christoph Asmuth fragt in seiner „Theorie der Bildlichkeit": „Wie kommt es, dass ein Bild nicht nur etwas darstellt, was es selbst nicht ist, sondern darüber hinaus auch in einer Weise, durch die der Zusammenhang des Dargestellten mit der extrapikturalen Wirklichkeit unterbrochen ist?" Ferner konstatiert er, es sei insbesondere zu analysieren, „wie ein Ding ins Bild kommt, nicht aber, wie ein Bild Dinge abbildet" (Asmuth 2011: 16). Frage und Forderung betreffen auch die diagnostisch genutzten Bilder aus dem Körper. Körper und Bild weisen nie die gleiche Zeitlichkeit auf, die Momentaufnahme aus dem Körper, etwa durch das Endoskop oder die radiografische Durchleuchtung, muss bearbeitet werden, kommt immer zu spät, ist Abbild vergangener Zustände. Die zeitliche Differenz mag kurz (z. B. bei der Betrachtung der Röntgenbilder in der Klinik) oder lang (bei aufwendigen Herstellungs- und Reproduktionsverfahren) sein, aber es gilt immer: „Mit der Darstellung entsteht eine vom Patientenkörper abgetrennte eigene Zeitlichkeit des Körpers im Bild" (Sandfort 2017: 411). Der direkte Zusammenhang mit der Wirklichkeit des Moments ist unterbrochen und der Prozess der Visualisierung brachte erst das zu deutende Symptom ins Bild, es drängte nicht von selbst hinein.

Das war den diagnostisch tätigen medizinischen Experten bewusst, wie auch die Tatsache, dass es sich bei den Bildern um **„nützliche Fiktionen"** handelt. Diese Deutung der Diagnose durch Richard Koch haben wir in einem eigenen Kapitel dargestellt [*vgl. Kap. 1.1.4 Diagnostische Erkenntnis und Philosophie des „Als-Ob"*]. Das über ein Zystoskop aufgenommene Bild suggeriert einen Blick, „als ob" man direkt auf die Harnblase schaute, die materiell jedoch nicht anwesend ist. Genauso funktionieren auch heutige Visualisierungen. Kathrin Friedrich verweist diesbezüglich auf den Neuroradiologen James Ambrose, der hinsichtlich der Computer-Tomografie ausgeführt hat, das „Als-ob" („as if") stelle „eine gleichzeitige Distanz und Verbindung her." Es verlängert konzeptionell den Blick bis zu den tatsächlichen inneren Strukturen/Organen im Patientenkörper und „markiert gleichsam die mediale Distanz, die sich zwischen Blick und Körper geschoben hat" (Friedrich 2018: 114). Claus Zittel argumentiert in ähnlicher Richtung: In den wissenschaftlichen Bildern werden „fiktive Entitäten herausmoduliert" die „aufgrund ihrer anschaulichen Evidenz als tatsächliche Objekte erscheinen" (Zittel 2014: 18). Die in den Handbüchern und Atlanten publizierten Bilder führen schließlich dazu, dass die Forscher zu glauben beginnen, etwa ein Blasentumor sehe tatsächlich so aus wie abgebildet. Aus einem mit viel technischem Aufwand erzeugten, bearbeiteten, mitunter manipulierten Bild wird – mit Ludwik Fleck gesprochen – eine „wissenschaftliche Tatsache" für das Denkkollektiv. Gleichzeitig bleibt das Bild eine „nützliche Fiktion", ist es doch nie eine tatsächliche Wiedergabe der Realität. Bilder generieren keine echte Evidenz im philosophischen Wortsinn, wurden eher – avant la lettre – im Sinne der modernen „Evidence Based Medicine" als Basis des ärztlichen Handels, als „Beweismittel" eingesetzt. Damit schließt sich der Kreis, Evidenz bleibt, in letzter Konsequenz, eine Fiktion.

Schriftenverzeichnis

Quellen

Adelon, Nicolas Philibert / Andral, Gabriel / Béclard, Pierre A. (Hrsg.) (1821–1828): Dictionnaire de médecine. Béchet: Paris.

Albers-Schönberg, Heinrich Ernst (1903): Die Röntgentechnik. Lehrbuch für Ärzte und Studierende. Gräfe & Sillem: Hamburg.

Albers-Schönberg, Heinrich Ernst (1906a): Die Röntgentechnik. Lehrbuch für Ärzte und Studierende, 2., umgearbeitete Auflage. Gräfe & Sillem: Hamburg.

Albers-Schönberg, Heinrich Ernst (1906b): Über Fehlerquellen bei der Harnleitersteinuntersuchung. Verhandlungen der Deutschen Röntgengesellschaft 2, S. 46–49.

Assmann, Herbert (1922): Die klinische Röntgendiagnostik der Inneren Erkrankungen. Harnorgane. 2., umgearbeitete und verstärkte Auflage. Vogel: Leipzig.

Auerbach, Felix (1914): Die graphische Darstellung. Eine allgemeinverständliche, durch zahlreiche Beispiele aus allen Gebieten der Wissenschaft und Praxis erläuterte Einführung in den Sinn und den Gebrauch der Methode. Teubner: Leipzig/Berlin.

Auspitz, Heinrich (1879): „Bericht über die Leistungen auf dem Gebiete der Dermatologie und Syphilis. Besprechung von Arbeiten zur Endoskopie", Vierteljahresschrift für Dermatologie und Syphilis 6, S. 407–415.

Baas, Johann Hermann (1877): Medicinische Diagnostik mit besonderer Berücksichtigung der Differentialdiagnostik. Enke: Stuttgart.

Baumgärtner, Karl Heinrich (1839): Kranken-Physiognomik. Nebst einem Atlas von 72 nach der Natur gemalten Krankenbildern Physiognomice pathologica. Rieger: Stuttgart/Leipzig.

Baumgärtner, Karl Heinrich (1929): Kranken-Physiognomik. 2. Aufl. [1842], Neuausg. Madaus: Radeburg.

Beck, Carl (1901): Die Röntgenstrahlen im Dienste der Chirurgie. Seitz & Schauer: München.

Benecke, Berthold (1868): Die Photographie als Hilfsmittel mikroskopischer Forschung. Nach dem Französischen von A. Moitessier. Mit Autorisation des Verfassers deutsch bearbeitet und durch zahlreiche Zusätze erweitert. Vieweg: Braunschweig.

Bock, Carl Ernst (1853): Lehrbuch der pathologischen Anatomie und Diagnostik. 2. Bd.: Lehrbuch der Diagnostik mit Rücksicht auf Pathologie und Therapie. Wigand: Leipzig.

Brinton, Willard C. (1914): Graphic Methods for Presenting Facts. Engineering Magazine Comp.: New York.

Buchwald, Alfred (1883): Uroscopie zum Gebrauch für Ärzte. Enke: Stuttgart.

Buffon, Georges Louis Leclerc (1777): Histoire Naturelle, Générale Et Particulière. Supplément, Tome Quatrième: Servant de suite à l'Histoire Naturelle de l'Homme. Imprimerie Royale: Paris.

Buffon, Georges Louis Leclerc (1840): Büffon's sämmtliche Werke sammt den Supplementen nach der Klassifikation des G. Cuvier. 4. Band: Allgemeine Gegenstände. Düsseldorf: Stahl.

Burchard, Albrecht (1913): Die röntgenologische Nierendiagnostik. Gräfe & Sillem: Hamburg. (Fortschritte auf dem Gebiete der Röntgenstrahlen 20).

Burdach, Karl Friedrich / Leune, Johann Carl Friedrich (1803): Realbibliothek der Heilkunst. Friedrich Gotthold Jakobäer: Leipzig.

Casper, Leopold (1897): „Kystoskopie". In: Eulenburg, Albert (Hrsg.): Real-Enzyclopädie der gesamten Heilkunde, 13. Band. 3., gänzlich umgearbeitete Auflage. Urban & Schwarzenberg: Wien/Leipzig, S. 879–889.

Casper, Leopold (1898): Handbuch der Cystoskopie. Thieme: Leipzig.

Casper, Leopold (1905): Handbuch der Cystoskopie. 2. Auflage. Thieme: Leipzig.

Casper, Leopold (1914): Indikation und Grenzen der Pyelographie. Berliner Klinische Wochenschrift 51, S. 1259–1261.

Casper, Leopold (1930): Lehrbuch der Urologischen Diagnostik. Thieme: Leipzig

Daiber, Albert (1896): Mikroskopie der Harnsedimente. Bergmann: Wiesbaden.

Danz, Ferdinand Georg (1793): Semiotic oder Handbuch der allgemeinen Zeichenlehre zum Gebrauche für angehende Wundärzte. Crusius: Leipzig.

Dippel, Leopold (1882): Handbuch der Allgemeinen Mikroskopie. 2., umgearbeitete Auflage. Vieweg: Braunschweig.

Donné, Alfred / Foucault, Jean Bernars Léon (1845): Atlas du cours de microscopie execute d'aprés nature au microscope daguerreotype. Baillière: Paris.

Dumstrey, Friedrich / Metzner, Hermann (1897/1898): Die Untersuchung mit Röntgenstrahlen. Eine kritische Studie. Fortschritte auf dem Gebiete der Röntgenstrahlen 1, S. 115–129.

Eulenburg, Albert (Hrsg.) (1900): Real-Encyclopädie der gesammten Heilkunde. Medicinisch-Chirurgisches Handwörterbuch für Praktische Aerzte. Abteilung 23 (Spital-Szobráncz). 3., gänzlich umgearbeitete Auflage. Urban & Schwarzenberg: Berlin/Wien.

Fenwick, E. Hurry (1888): The Electric Illumination of the male bladder by means of the new Incandescent-Lamp Cystoscope. British Medical Journal 1, S. 240–242.

Fränckel, August / Ravoth, Friedrich (1850): Uroscopie oder vereinfachtes Verfahren, den Harn in Krankheiten chemisch und mikroskopisch zu untersuchen und semiotisch zu deuten. Hempel: Berlin.

Fraenkel, Carl / Pfeiffer, Richard (1889): Mikrophotographischer Atlas der Bakterienkunde. Hirschwald: Berlin.

Fröhlich, H. (1872): Das zweckmässigste Brustmessungsverfahren. Virchows Archiv für pathologische Anatomie und Physiologie und für klinische Medizin 54 (4), S. 352–375.

Fromme, Friedrich / Ringleb, Otto (1913): Lehrbuch der Kystophotographie. Ihre Geschichte, Theorie und Praxis. Bergmann: Wiesbaden.

Frühauf, H. (1879): Diagnostik der inneren Krankheiten. Mit besonderer Berücksichtigung der microskopischen und chemischen Analyse der Se- und Excrete. Bearbeitet für Kliniker und Aerzte. Denicke: Berlin.

Funke, Otto (1853): Atlas der physiologischen Chemie, zugleich als Supplement zu C. G. Lehmann's Lehrbuch der physiologischen Chemie: fünfzehn Tafeln enthaltend 90 Abbildungen, sämmtlich nach dem Mikroskop gezeichnet und erläutert. Engelmann: Leipzig.

Gerlach, Joseph von (1863): Die Photographie als Hülfsmittel mikroskopischer Forschung. Engelmann: Leipzig.

Gocht, Hermann (1898): Lehrbuch der Röntgen-Untersuchung zum Gebrauche für Mediciner. Enke: Stuttgart.

Grashey, Rudolf (1905a): Atlas typischer Röntgenbilder vom normalen Menschen. Lehmanns: München.

Grashey, Rudolf (1905b): Fehlerquellen und diagnostische Schwierigkeiten beim Röntgenverfahren. Münchener Medizinische Wochenschrift 17, S. 807–810.

Grashey, Rudolf (1908): Atlas chirurgisch-pathologischer Röntgenbilder. Lehmanns: München.

Grashey, Rudolf (1912): Atlas typischer Röntgenbilder vom normalen Menschen. 2., bedeutend erweiterte Auflage. Lehmanns: München.

Grashey, Rudolf (1917): Atlas typischer Röntgenbilder vom normalen Menschen. 3. Auflage. Lehmanns: München.

Gruner, Christian Gottfried (1794): Physiologische und pathologische Zeichenlehre. Zum Gebrauche academischer Vorlesungen. 2., umgearbeitete und vermehrte Ausgabe. Akademische Buchhandlung: Jena.

Grunmach, Emil (1896): Über Röntgenstrahlen zur Diagnostik innerer Erkrankungen. Berliner Klinische Wochenschrift 33, S. 574.

Hessling, Theodor von / Kollmann, Julius (Hrsg.) (1861): Atlas der allgemeinen thierischen Gewebelehre. Nach der Natur photographirt von Jos. Albert, Erste Lieferung mit 11 Tafeln. Engelmann: Leipzig.

Hoefle, Mark-Aurel (1848): Chemie und Mikroskop am Krankenbett. Ein Beitrag zur medizinischen Diagnostik, mit besonderer Berücksichtigung auf das Bedürfnis des praktischen Arztes bearbeitet. Verlag von Ferdinand Enke: Erlangen.

Isenkrahe, Caspar (1917): Zum Problem der Evidenz. Was bedeutet, was leistet sie? Kösel: Kempten.

Jacoby, Samuel (1911): Lehrbuch der Kystoskopie und stereokystophotographischer Atlas. W. Klinkhardt: Leipzig.

Jeserich, Paul (1888): Die Mikrophotographie auf Bromsilbergelatine bei natürlichem und künstlichem Lichte unter ganz besonderer Berücksichtigung des Kalklichtes. Springer: Berlin.

Karg, Carl Hermann / Schmorl, Georg (Hrsg.) (1893): Atlas der pathologischen Gewebelehre in Mikrophotographischer Darstellung. Vogel: Leipzig.

Kirschner, Martin (1937): Die Eingriffe am Harnapparat und an den männlichen Geschlechtsteilen. Springer: Berlin.

Kneise, Otto (1908): Handatlas der Cystskopie. Gebauer-Schwetschke: Halle a. Saale.

Koch, Richard (1920): Die ärztliche Diagnose. Beitrag zur Kenntnis des ärztlichen Denkens. 2., umgearbeitete Auflage. Bergmann: Wiesbaden.

Koch, Richard (1924): Das Als-Ob im ärztlichen Denken. Rösl & Cie: München.

Koch, Robert (1877): Verfahren zur Untersuchung, zum Konservieren und Photographieren der Bakterien. Cohns Beiträge zur Biologie der Pflanzen 2 (3), S. 27–50.

Koch, Robert (1881): Zur Untersuchung von pathogenen Organismen. Mittheilungen aus dem kaiserlichen Gesundheitsamte 1, S. 1–48.

Kollmantl, A. (1906): Nachruf Max Nitze. Jahresbericht über die Leistungen und Fortschritte auf dem Gebiete der Erkrankungen des Urogenitalapparates 1, S. 7–12.

Kratschmer, Florian / Senft, Emanuel (1901): Mikroskopische und mikrochemische Untersuchung der Harnsedimente. Safar: Wien.

Kraus, Oskar (Hrsg.) (1930a): Franz Brentano: Wahrheit und Evidenz. Meiner: Leipzig.

Kraus, Oskar (1930b): Einleitung des Herausgebers. In: Kraus, Oskar (Hrsg.): Franz Brentano: Wahrheit und Evidenz. Meiner: Leipzig, S. VII–XXXI.

Krause, Paul (Hrsg.) (1909): Lehrbuch der klinischen Diagnostik Innerer Krankheiten mit besonderer Berücksichtigung der Untersuchungsmethoden. Fischer: Jena.

Kulenkampff, Diedrich (1925): Über den Wert und die Bedeutung der Als-Ob-Betrachtung im medizinischen Denken. Ein Versuch. Virchows Archiv 255, S. 332–359.

Kutner, Robert (1891): Über Photographie innerer Körperhöhlen, insbesondere der Harnblase und des Magens. Deutsche Medizinische Wochenschrift 48, S. 311–315.

Lewandowski, Rudolf (1892): Das elektrische Licht in der Heilkunde. Urban & Schwarzenberg: Wien/Leipzig.

Lutheritz, Carl Friedrich (1829): Handbuch der medicinischen Diagnostik. Eine Anleitung die Krankheiten des menschlichen Körpers richtig zu erkennen und die ähnlichen von einander zu unterscheiden. Voigt: Ilmenau.

Lutz, Georg / Schugt, Paul (Hrsg.) (1934): Atlas der Mikroskopie der Harnsedimente. 264 mikrophotographische Abbildungen auf 48 Tafeln mit erläuterndem Text. Wiss. Verl.-Ges.: Stuttgart.

Mach, Ernst (2002): Bemerkungen über wissenschaftliche Anwendungen der Photographie [1888]. In: Kümmel, Albert / Löffler, Petra (Hrsg.): Medientheorie 1888–1933. Suhrkamp: Frankfurt a. M., S. 21–24.

Marey, Etienne Jules (1878): La méthode graphique dans les sciences expérimentales: et particulièrement en physiologie et en médecine. G. Masson: Paris 1878.

Macintyre, J. (1896): Roentgen rays. Photography of renal calculus. Description of an adjustable modification in the focus tube. Lancet 74, S. 118.

Makkas (1912): Rezension zu: Casper, Leopold: Handbuch der Cystoskopie, dritte Auflage, Leipzig 1911. Langenbecks Archiv 113, S. 607.

Meissner, Friedrich Ludwig (Hrsg.) (1830–1834): Encyclopädie der medicinischen Wissenschaften. Nach dem Dictionnaire de Médecine frei bearb. und mit nöthigen Zusätzen versehen. Fest: Leipzig.

Moser, Adolf (1845): Die medicinische Diagnostik und Semiotik, oder die Lehre v. der Erforschung u. der Bedeutung d. Krankheitserscheinungen bei den innern Krankheiten des Menschen. Brockhaus: Leipzig.

Neubauer, Carl Theodor Ludwig / Vogel, Julius (1858): Anleitung zur qualitativen und quantitativen Analyse des Harns, sowie zur Beurtheilung der Veränderungen dieses Secrets mit besonderer Berücksichtigung auf die Zwecke des practischen Arztes. 3., sehr vermehrte und verbesserte Auflage. Kreidel & Niedner: Wiesbaden.

Neuhauss, Richard (1890): Lehrbuch der Mikrophotographie. Bruhn: Braunschweig.

Nitze, Max (1879a): Eine neue Beobachtungs- und Untersuchungsmethode für Harnröhre, Harnblase und Rectum. Wiener Medizinische Wochenschrift 29, S. 780–782; S. 806–810.

Nitze, Max (1879b): Über eine neue Beleuchtungsmethode der Höhlen des menschlichen Körpers. Wiener medizinische Presse 26, S. 851–858.

Nitze, Max (1887): Veränderungen an meinem elektro-endoskopischen Instrument zur Untersuchung der männlichen Harnblase. Illustrierte Monatsschrift für Ärztliche Polytechnik 9, S. 59.

Nitze, Max (1888): A new incandescent lamp cystoscope. British Medical Journal 1, S. 763.

Nitze, Max (1889): Lehrbuch der Kystoskopie. Ihre Technik und klinische Bedeutung. Bergmann: Wiesbaden.

Nitze, Max (1894a): Kystophotographischer Atlas. Bergmann: Wiesbaden.

Nitze, Max (1894b): Zur Photographie der menschlichen Harnblase. Verhandlungen der Berliner medicinischen Gesellschaft 24, S. 138–156.

Nitze, Max (1907): Lehrbuch der Kystoskopie. Ihre Technik und klinische Bedeutung. 2. Auflage. Bergmann: Wiesbaden.

Oberländer, Felix Martin (1879): Die Nitze-Leiter'schen urethro- und cystoscopischen Instrumente und ihre Anwendungsweise. Berliner Klinische Wochenschrift 16, S. 709–713.

Oberst, M. (1897/1898): Über die Grenzen der Leistungsfähigkeit des Röntgenverfahrens in der Chirurgie. Fortschritte auf dem Gebiete der Röntgenstrahlen 1, S. 65.

Petri, Richard Julius (1887): Ueber die Methoden der modernen Bakterienforschung. Richter: Hamburg.

Peyer, Alexander (1887): Atlas der Mikroskopie am Krankenbette. Enke: Stuttgart.

Piorry, Pierre A. (1846): Diagnostik und Semiotik mit vorzüglicher Berücksichtigung der neuesten mechanisch-nosognostischen Hülfsmittel. Aus dem Französischen von Gustav Krupp. Neue Ausgabe. Fischer: Leipzig.

Rieder, Hermann (1898): Atlas der klinischen Mikroskopie des Harnes. Vogel: Leipzig.

Rietti, Fernando (1924): Das Als Ob in der Medizin. Annalen der Philosophie und philosophischen Kritik 4 (1), S. 385–416.

Ringleb, Otto (1910): Das Kystoskop. Eine Studie seiner optischen und mechanischen Einrichtung und seiner Geschichte. Lehrbuch für Aerzte und Studierende. Klinkhardt: Leipzig.

Ringleb, Otto (1927): Lehrbuch der Kystoskopie. Einschliesslich der nach M. Nitzes Tod erzielten Fortschritte. Bergmann: München.

Rohr, Max von (1916): Das Kystoskop. Die Naturwissenschaften 4, S. 249–253.

Rothschild, Alfred (1911): Lehrbuch der Urologie und der Krankheiten der männlichen Sexualorgane. Klinkhardt: Leipzig.

Rumpel, Oskar (1903): Die Diagnose des Nierensteins mit Hilfe der neueren Untersuchungsmethoden. Gräfe & Sillem: Hamburg (Fortschritte auf dem Gebiete der Röntgenstrahlen. Ergänzungsband 10: Archiv und Atlas der normalen und pathologischen Anatomie in typischen Röntgenbildern).

Sahli, Hermann (1905): Lehrbuch der Klinischen Untersuchungs-Methoden für Studierende und Praktische Ärzte. 4., umgearbeitete und ergänzte Auflage. Deuticke: Leipzig/Wien.

Schmalz, Carl Gustav (1825): Versuch einer medizinisch-chirurgischen Diagnostik in Tabellen oder Erkenntniß und Unterscheidung der innern und äußern Krankheiten mittels Nebeneinanderstellung der ähnlichen Formen. Arnold: Leipzig.

Schuchardt, Karl (1900): Über das Studium und die Reproduktion von Röntgenphotografien. Fortschritte auf dem Gebiete der Röntgenstrahlen 4, S. 171–174.

Schugt, Paul (1931): Atlas der Mikroskopie der Harndesimente. Pharmazeutische Zeitung 76 (83), S. 1172.

Sebastian, Jacob Friedrich Christian (1819): Grundriss der allgemeinen pathologischen Zeichenlehre für angehende Ärzte und Wundärzte. Zum Gebrauch bey seinen Vorlesungen entworfen von F. J. Chr. Sebastian. Heyer & Leske: Darmstadt.

Siegel, H. (1896): Demonstration von Photogrammen von Gallen- und Blasensteinen. Wiener Klinische Wochenschrift 9 (6), S. 102.

Sobotta, Johannes (1902): Atlas und Grundriss der Histologie und mikroskopischen Anatomie. Lehmann: München.

Sommer, Ernst (1909): Stereoskopische Röntgenbilder als anatomisches Unterrichtsmaterial. In: Röntgentaschenbuch 2, S. 146–155.

Sprengel, Kurt (1801): Kurt Sprengels Handbuch der Semiotik. Gebauer: Halle.

Stein, Sigmund Theodor (1877): Das Licht im Dienste der wissenschaftlichen Forschung. Spamer: Leipzig.

Stöhr, Philipp (1910): Lehrbuch der Histologie und der mikroskopischen Anatomie des Menschen mit Einschluss der mikroskopischen Technik. 14., verbesserte Auflage. Fischer: Jena.

Talbot, William Henry Fox (1839): Brief an den Herausgeber der Literary Gazette vom 30. Januar 1839.

Talbot, William Henry Fox (1981): Der Zeichenstift der Natur. In: Wiegand, Wilfried: Die Wahrheit der Photographie. Klassische Bekenntnisse zu einer neuen Kunst. Fischer: Frankfurt a. M., S. 45–89.

Ultzmann, Robret / Hofmann, Karl Berthold (1871): Atlas der physiologischen und pathologischen Harnsedimente. Braumüller: Wien.

Vaihinger, Hans (1911): Die Philosophie des Als-Ob. System der theoretischen, praktischen und religiösen Fiktionen der Menschheit auf Grund eines idealistischen Positivismus. Mit einem Anhang über Kant und Nietzsche. Reuther & Reichard: Berlin.

Vaihinger, Hans (1922): Die Philosophie des Als-Ob. System der theoretischen, praktischen und religiösen Fiktionen der Menschheit auf Grund eines idealistischen Positivismus. Mit einem Anhang über Kant und Nietzsche. 7. Auflage. Meiner: Leipzig.

Vaihinger, Hans (1924): Die Philosophie des Als-Ob. Volksausgabe. 2. Auflage. Meiner: Leipzig.

Valentine, Ferdinand C. (1899): An improved urethroscope. Medical News 74, S. 588.

Vierordt, Oswald (1897): Diagnostik der Inneren Krankheiten auf Grund der heutigen Untersuchungsmethoden. Ein Lehrbuch für Studirende und Aerzte. 5., verbesserte und vermehrte Auflage. Vogel: Leipzig.

Virchow, Rudolf (1885): Der Kampf der Zellen und der Bakterien. Archiv für pathologische Anatomie und Physiologie und für klinische Medicin 101, S. 1–13.

Virchow, Rudolf (1861): Rezension zu: Hessling, Theodor von / Kollmann, Julius (Hrsg.) (1861): Atlas der allgemeinen thierischen Gewebelehre. Archiv für pathologische Anatomie und Physiologie und für klinische Medizin 20, S. 407–408.

Wesener, Felix (1892): Medizinisch-klinische Diagnostik. Lehrbuch der Untersuchungsmethoden innerer Krankheiten für Studierende und Ärzte. Springer: Berlin.

Wichmann, Johann Ernst (1794): Ideen zur Diagnostik. Beobachtenden Aerzten mitgetheilet. Helwing: Hannover.

Wossidlo, Erich (1924): Kystoskopischer Atlas. Ein Grundriß für Studierende und Ärzte. 3. Auflage. Engelmann: Leipzig.

Wundt, Wilhelm (1880): Logik. Eine Untersuchung der Prinzipien der Erkenntnis und der Methoden wissenschaftlicher Forschung. Bd. 1: Erkenntnislehre. Enke: Stuttgart.

Ziegler, Adolf (1865): Die Uroscopie am Krankenbette. Zum Gebrauch für Aerzte. 2., revidierte Auflage. Enke: Erlangen.

Forschungsliteratur

Albers, Irene (2002): „Der Photograph der Erscheinungen". Emil Zolas Experimentalroman. In: Geimer, Peter (Hrsg.): Ordnungen der Sichtbarkeit. Fotografie in Wissenschaft, Kunst und Technologie. Suhrkamp: Frankfurt a. M., S. 211–251.

Althof, Sabine / Kindler, Joachim (2005): Das Harnsediment. Atlas – Untersuchungstechnik – Beurteilung. Begründet von Robert Heintz. 7., durchgesehene Auflage. Thieme: Stuttgart/ New York.

Anderson, Michael / Meyer, Bernd / Olivier, Patrick (Hrsg.) (2002): Diagrammatic Representation and Reasoning. Springer: Berlin.

Asmuth, Christoph (2011): Bilder über Bilder, Bilder ohne Bilder. Eine neue Theorie der Bildlichkeit. WBG: Darmstadt.

Barnett, Richard (2014): The Sick Rose or: Disease and the Art of Medical Illustration. Thames & Hudson: London.

Barthes, Roland (1989): Die helle Kammer. Bemerkung zur Photographie [frz. La chambre claire. Paris 1980]. Suhrkamp: Frankfurt a. M.

Bauer, Julian (2014): „Gerichtetes Wahrnehmen", „Stimmung", „soziale Verstärkung". Zur historischen Semantik einiger Grundbegriffe der Lehre vom Denkstil und Denkkollektiv. NTM. Zeitschrift für Geschichte der Wissenschaften, Technik und Medizin 22, S. 87–109.

Bauer, Matthias / Ernst, Christoph (2010): Diagrammatik. Einführung in ein kultur- und medienwissenschaftliches Forschungsfeld. transcript: Bielefeld.

Beck, Martin / Wöpking, Jan (2014): Diagrammatik – Graphen – Modelle. In: Günzel, Stephan / Mersch, Dieter (Hrsg.): Bild. Ein interdisziplinäres Handbuch. Metzler: Stuttgart, S. 346–353.

Bender, John / Marrinan, Michael (2014): Kultur des Diagramms. Akademie: Berlin.

Berger, Silvia (2009): Bakterien in Krieg und Frieden. Eine Geschichte der medizinischen Bakteriologie in Deutschland 1890–1933. Wallstein: Göttingen.

BildEvidenz, Kolleg-Forschergruppe der Freien Universität Berlin: http://bildevidenz.de [12.05.2020]

Bluma, Lars / Nikolow, Sybilla (2009): Die Zirkulation der Bilder zwischen Wissenschaft und Öffentlichkeit. Ein historischer Essay. In: Hüppauf, Bernd / Weingart, Peter (Hrsg.): Frosch und Frankenstein. Bilder als Medium der Popularisierung von Wissenschaft. transcript: Bielefeld, S. 45–78.

Boehm, Gottfried (1994): Die Wiederkehr der Bilder. In Boehm, Gottfried (Hrsg.): Was ist ein Bild? Fink: München 1994, S. 11–38.

Boehm, Gottfried (2007): Unbestimmtheit. Zur Logik des Bildes. Wie Bilder Sinn erzeugen. In: Boehm, Gottfried (Hrsg): Die Macht des Zeigens. Berlin University Press: Berlin, S. 199–212.

Bogen, Steffen (2011): Zwischen innen und außen. Für eine Pragmatik des Diagrammatischen. In: Heinrich, Richard / Nemeth, Elisabeth / Pichler, Wolfram / Wagner, David (Hrsg.): Image and imaging in philosophy, science, and the arts. Proceedings of the 33rd International Wittgenstein Symposium. Ontos-Verlag: Frankfurt et al., S. 229–248.

Bogen, Steffen / Thürlemann, Felix (2003): Jenseits der Opposition von Text und Bild. Überlegungen zu einer Theorie des Diagramms und des Diagrammatischen. In: Patschovsky, Alexander (Hrsg.): Die Bildwelt der Diagramme Joachims von Fiore. Zur Medialität religiös-politischer Programme im Mittelalter. Thorbecke: Ostfildern, S. 1–22.

Bolt, Timo / Huisman, Frank (2018): EBM in der Krise? Ein Kommentar zur Notwendigkeit zeithistorischer medizinischer Analysen der evidence-based medicine. Medizinhistorisches Journal 53 (1), S. 59–70.

Bonhoff, Ulrike Maria (1993): Das Diagramm. Kunsthistorische Betrachtung über seine vielfältige Anwendung von der Antike bis zur Neuzeit. (Diss. Phil.) Münster.

Borck, Cornelius (1997): Herzstrom. Zur Dechiffrierung der elektrischen Sprache des menschlichen Herzens und ihrer Übersetzung in klinischer Praxis. In: Hess, Volker (Hrsg.): Die Normierung von Gesundheit. Messende Verfahren in der Medizin als kulturelle Praktik um 1900. Matthiesen: Husum. (Abhandlungen zur Geschichte der Medizin und Naturwissenschaften, Bd. 82), S. 65–85.

Borck, Cornelius (2005): Hirnströme. Eine Kulturgeschichte der Elektroenzephalographie. Wallstein: Göttingen.

Borck, Cornelius (2006): Das Maschinenbild als Auge des Geistes. Visualisierung in den Neurowissenschaften. Weibel, Peter (Hrsg.): Das Bild in der Gesellschaft. Neue Formen des Bildgebrauchs. Ein interdisziplinäres Symposium. ZKM: Karlsruhe, S. 15–16.

Borck, Cornelius (2008): Recording the Brain at Work: The Visible, the Readable, and the Invisible in Electroencephalography. Journal of the History of the Neurosciences 17, S. 367–379.

Borck, Cornelius (2009): Bild der Wissenschaft. Neuere Sammelbände zum Thema Visualisierung und Öffentlichkeit, NTM. Zeitschrift für Geschichte der Wissenschaften, Technik und Medizin 17, S. 317–327.

Borck, Cornelius (2010): Sinnesmontagen. Die Sehprothese zwischen Ersatzapparat und Technovision. In: Flach, Sabine / Vöhringer, Margarete (Hrsg.): Ultravision. Zum Wissenschaftsverständnis der Avantgarde. Fink: München, S. 149–164.

Borck, Cornelius (2011): Ikonen des Geistes und Voodoo mit Wissenschaft. Zur Bilddynamik in der Hirnforschung. In: Stoellger, Philipp (Hrsg.): Präsenz und Entzug. Zur ikonischen Performanz. Mohr Siebeck: Tübingen, S. 437–464.

Brain, Robert M. (2007): Representation on the line. Grafische Aufzeichnungsinstrumente und wissenschaftlicher Modernismus. In: Stahnisch, Frank / Bauer, Heijko (Hrsg.): Bild und Gestalt. Wie formen Medienpraktiken das Wissen in Medizin und Humanwissenschaften? Lit: Hamburg et al., S. 125–148.

Brain, Robert M. / Wise, M. Norton (1994): Muscles and Engines: Indicator Diagrams and Helmholtz's Graphical Method. In: Krüger, Lorenz (Hrsg.): Universalgenie Helmholtz. Rückblick nach 100 Jahren. Akademie: Berlin, S. 124–145.

Bredekamp, Horst (2014): Das Diagramm als Prozess, Vorwort. In: Bender, John / Marrinan, Michael (Hrsg.): Kultur des Diagramms. Akademie: Berlin, S. VII–XI.

Bredekamp, Horst / Bruhn, Matthias / Werner, Gabriele (Hrsg.) (2005): Bildwelten des Wissens. Kunsthistorisches Jahrbuch für Bildkritik Bd. 3,1 „Diagramme und bildtextile Ordnungen". De Gruyter: Berlin.

Bredekamp, Horst / Schneider, Birgit / Dünkel, Vera (Hrsg.) (2008): Das Technische Bild. Kompendium zu einer Stilgeschichte wissenschaftlicher Bilder. Akademie: Berlin.

Breidbach, Olaf (2002): „Representation of the Microcosm – The Claim of Objectivity in 19th Century Scientific Microphotography". Journal for the History of Biology 35, S. 221–250.

Brendecke, Arndt (2015): Informationen in tabellarischer Disposition. In: Grunert, Frank / Syndikus, Anette (Hrsg.): Wissensspeicher der Frühen Neuzeit. Formen und Funktionen. De Gruyter: Berlin/Boston, S. 43–59.

Brons, Franziska (2004): Das Versprechen der Retina. Zur Mikrofotografie Robert Kochs. In: Bredekamp, Horst / Bruhn, Matthias / Werner, Gabriele (Hrsg.): Bildwelten des Wissens. Kunsthistorisches Jahrbuch für Bildkritik, Bd. 2,2: „Instrumente des Sehens". Akademie: Berlin, S. 19–28.

Brorson, Stig / Andersen, Hanne (2001): Stabilizing and Changing Phenomenal Worlds. Ludwik Fleck and Thomas Kuhn on Scientific Literature. Journal for General Philosophy of Science 32, S. 109–129.

Bucher, Sebastian (2008): Das Diagramm in den Bildwissenschaften. In: Reichle, Ingeborg / Siegel, Steffen / Spelten, Achim (Hrsg.): Verwandte Bilder. Die Fragen der Bildwissenschaft. 2., durchgesehene Auflage. Kadmos: Berlin, S. 113–129.

Büttner, Johannes (1990): Leitgedanken in der Geschichte der Klinischen Chemie. Medizinhistorisches Journal 25, S. 268–285.

Büttner, Johannes (1997): Die Herausbildung des Normalwert-Konzeptes im Zusammenhang mit quantitativen diagnostischen Untersuchungen in der Medizin. In: Hess, Volker (Hrsg.):

Normierung der Gesundheit. Messende Verfahren der Medizin als kulturelle Praktik um 1900. Matthiesen: Husum, S. 17–32.

Burri, Regula Valérie (2008a): Bilder als soziale Praxis: Grundlegungen einer Soziologie des Visuellen. Zeitschrift für Soziologie 37, S. 348–352.

Burri, Regula Valérie (2008b): Doing Images. Zur Praxis medizinischer Bilder. transcript: Bielefeld.

Buschhaus, Markus (2005): Über den Körper im Bilde sein. Eine Medienarchäologie anatomischen Wissens. transcript: Bielefeld.

Campe, Rüdiger (2006): Epoche der Evidenz. Knoten in einem terminologischen Netzwerk zwischen Descartes und Kant. In: Peters, Sibylle / Schäfer, Martin Jörg (Hrsg.): „Intellektuelle Anschauung". Figurationen von Evidenz zwischen Kunst und Wissen. transcript: Bielefeld, S. 25–43.

Canguilhem, Georges (1977): Das Normale und das Pathologische. Ullstein: Frankfurt a. M./ Berlin/Wien.

Cartwright, Lisa (1995): Screening the body. Tracing medicine's visual culture. University of Minnesota Press: Minneapolis.

Chadarevian, Soraya de (1993):Die „Methode der Kurven" in der Physiologie zwischen 1850 und 1900. In: Rheinberger, Hans-Jörg / Hagner, Michael (Hrsg.): Die Experimentalisierung des Lebens, Experimentalsysteme in den biologischen Wissenschaften 1850/1950. Akademie: Berlin, S. 28–49.

Crary, Jonathan (1996): Techniken des Betrachters. Sehen und Moderne im 19. Jahrhundert. Verlag der Kunst: Dresden.

Crosby, Ranice W. / Cody, John (1991): Max Brödel. The Man Who Put Art Into Medicine. Springer: New York/Berlin.

Cuntz, Michael / Nitsche, Barbara / Otto, Isabell / Spaniol, Marc (2006): Die Listen der Evidenz. Einleitende Überlegungen. In: Cuntz, Michael / Nitsche, Barbara / Otto, Isabell / Spaniol, Marc (Hrsg.): Die Listen der Evidenz. DuMont: Köln, S. 9–36.

Curtis, Scott (2012): Photography and Medical Observation. In: Anderson, Nancy / Dietrich, Michael R. (Hrsg.): The Educated Eye. Visual Culture and Pedagogy in the Life Sciences. Dartmouth College Press: Hannover, S. 68–93.

Daston, Lorraine (2001): Die Kultur der wissenschaftlichen Objektivität. In: Hagner, Michael (Hrsg.): Ansichten der Wissenschaftsgeschichte. Fischer: Frankfurt a. M., S. 137–163.

Daston, Lorraine / Galison, Peter (2002): Das Bild der Objektivität. In: Geimer, Peter (Hrsg.): Ordnungen der Sichtbarkeit. Fotografie in Wissenschaft, Kunst und Technologie. Suhrkamp: Frankfurt a. M., S. 29–99.

Daston, Lorraine / Galison, Peter (2007): Objektivität. Suhrkamp: Frankfurt a. M.

Ditzen, Stefan (2006): Der Satyr auf dem Larvenrücken. In: Heßler, Martina (Hrsg.): Konstruierte Sichtbarkeiten. Wissenschafts- und Technikbilder seit der Frühen Neuzeit. Fink: München, S. 41–56.

Ditzen, Stefan (2008): Zeichnen mit der Camera lucida. Von instrumenteller Wahrhaftigkeit und riesenhaften Bleistiften. In: Bredekamp, Horst / Schneider, Birgit / Dünkel, Vera (Hrsg.): Das Technische Bild. Kompendium zu einer Stilgeschichte wissenschaftlicher Bilder. Akademie: Berlin, S. 168–177.

Dommann, Monika (1999): Das Röntgen-Sehen muss im Schweisse der Beobachtung gelernt werden. Zur Semiotik von Schattenbildern. Traverse. Zeitschrift für Geschichte 6, S. 114–130.

Dommann, Monika (2003): Durchsicht, Einsicht, Vorsicht. Eine Geschichte der Röntgenstrahlen 1896–1963. Chronos: Zürich.

Dommann, Monika (2004): Vom Bild zum Wissen. Eine Bestandsaufnahme wissenschaftshistorischer Bildforschung. Gesnerus 61, S. 77–89.

Dünkel, Vera (Hrsg.) (2006): Bildwelten des Wissens. Kunsthistorisches Jahrbuch für Bildkritik. Bd. 4,1: „Farbstrategien" De Gruyter: Berlin.

Dünkel, Vera (2010): Vergleichendes Röntgensehen. Lenkungen und Schulungen des Blicks angesichts einer neuen Art von Bildern. In: Bader, Lena / Gaier, Matin / Wolf, Falk (Hrsg.): Vergleichendes Sehen. Fink: München, S. 361–383.

Dünkel, Vera (2016): Röntgenblick und Schattenbild. Genese und Ästhetik einer neuen Art von Bildern. Gebr. Mann Verlag: Berlin.

Eckart, Wolfgang U. (1996): „Und setzet eure Worte nicht auf Schrauben". Medizinische Semiotik vom Ende des 18. bis zum Beginn des 20. Jahrhunderts – Gegenstand und Forschung. Berichte zur Wissenschaftsgeschichte 19 (1), S. 1–18.

Eder, Franz X. / Kühschelm, Oliver / Linsboth, Christina (Hrsg.) (2014): Bilder in historischen Diskursen. Springer: Wiesbaden.

Egloff, Rainer (2015): Evolution des Erkennens. In: Pörksen, Bernhard (Hrsg.): Schlüsselwerke des Konstruktivismus. 2. Auflage. Springer VS: Wiesbaden, S. 49–66.

Eich, Wolfgang (1986): Medizinische Semiotik (1750–1850). Hans Ferdinand Schulz Verlag: Freiburg.

Eisler, Rudolf (1904): Wörterbuch der philosophischen Begriffe. 2. völlig neu bearbeitete Auflage. Mittler: Berlin.

Evidence-Based Medicine Working Group (1992): Evidence-based medicine. A new approach to teaching the practice of medicine. JAMA 268 (17), S. 2420–2425.

Fagan, Melinda B. (2009): Fleck and the Social Constitution of Scientific Objectivity. Studies in History and Philosophy of Biological and Biomedical Sciences 40, S. 272–285.

Fangerau, Heiner / Imhof, Christiane (2015): Medizinische Spezialisierung. Wege der Urologie in beiden deutschen Staaten und die Gründung der Deutschen Gesellschaft für Urologie in der DDR. In: Halling, Thorsten / Moll, Friedrich / Fangerau, Heiner (Hrsg.): Urologie 1945–1990. Entwicklung und Vernetzung der Medizin in beiden deutschen Staaten. Springer: Berlin/Heidelberg, S. 21–34.

Fangerau, Heiner / Martin, Michael (2015): Medizinische Diagnostik und das Problem der Darstellung: Methoden der Evidenzerzeugung. Angewandte Philosophie. Eine internationale Zeitschrift 2 (1) (Themenheft Medizinische Erkenntnistheorie), S. 38–68.

Fangerau, Heiner / Müller, Irmgard (Hrsg.) (2012): Faszinosum des Verborgenen. Der Harnstein und die (Re-)Präsentation des Unsichtbaren in der Urologie. Steiner: Stuttgart.

Fiorentini, Erna (2004): Subjective Objective: The Camera Lucida and Protomodern Observers. In: Bredekamp, Horst / Fischel, Angela (Hrsg.): Instrumente des Sehens. Akademie: Berlin, S. 58–66.

Fiorentini, Erna (2005): Instrument des Urteils. Zeichnen mit der Camera Lucida als Komposit. Max-Planck-Institut für Wissenschaftsgeschichte, Preprint 295. Berlin.

Fiorentini, Erna (2006): Camera Obscura vs. Camera Lucida. Distinguishing Early Nineteenth Century Modes of Seeing. Max-Planck-Institut für Wissenschaftsgeschichte, Preprint 307. Berlin.

Fischer, Tobias / Duncker, Tobias Heinrich / Steinmetzer, Jan (2006): Erkenntnis durch „Schönfärberei"? Über Farbe als Indikator des Unsichtbaren und Übersetzer von Zellfunktionen am Beispiel von Paul Ehrlich. In: Groß, Dominik / Duncker, Tobias Heinrich (Hrsg.): Farbe – Erkenntnis – Wissenschaft. Zur epistemischen Bedeutung von Farbe in der Medizin. Lit: Berlin/Münster, S. 63–76. (Anthropina Bd. 1).

Fitsch, Hannah (2014): … dem Gehirn beim Denken zusehen? Sicht- und Sagbarkeiten in der funktionellen Magnetresonanztomographie. transcript: Bielefeld.

Fleck, Ludwik (1935): Zur Frage der Grundlagen medizinischer Erkenntnis. Klinische Wochenschrift 14, S. 1255–1259.

Fleck, Ludwik (1983): Schauen, sehen, wissen [1947]. In: Schäfer, Lothar / Schnelle, Thomas (Hrsg.): Fleck, Ludwik. Erfahrung und Tatsache. Gesammelte Aufsätze mit einer Einleitung. Suhrkamp: Frankfurt a. M., S.147–174.

Fleck, Ludwik (1994): Entstehung und Entwicklung einer wissenschaftlichen Tatsache [1935]. 3. Auflage. Suhrkamp: Frankfurt a. M.

Fleck, Ludwik (2011): Das Problem einer Theorie des Erkennens [1936]. In: Werner, Sylwia / Zittel, Claus (Hrsg.): Ludwik Fleck. Denkstile und Tatsachen. Gesammelte Schriften und Zeugnisse. Suhrkamp: Berlin, S. 260–309.

Foucault, Michel (1973): Die Geburt Der Klinik. Eine Archäologie des ärztlichen Blicks. Hanser: München.

Frank, Robert G. (1988): The Telltale Heart. Physiological Instruments, Graphic Methods and Clinical Hopes, 1854–1914. In: Coleman, William / Holmes, Frederic L. (Hrsg.): The Investigative Enterprise: Experimental Physiology in Nineteenth-Century Medicine. University of California Press: Berkeley, S.211–290.

Friedrich, Kathrin (2012): ‚Sehkollektiv'– Sight Styles in Diagnostic Computed Tomography. In: Fangerau, Heiner / Chhem, Rethy K. / Müller, Irmgard / Wang, Shih-chang (Hrsg.): Medical Imaging and Philosophy. Challenges, Reflections and Actions. Steiner: Stuttgart, S. 163–179.

Friedrich, Kathrin (2018): Medienbefunde. Digitale Bildgebung und diagnostische Radiologie. De Gruyter: Berlin/Boston.

Fröhlich, Günter (2000): Ein neuer Psychologismus? Edmund Husserls Kritik am Relativismus und die Erkenntnistheorie des Radikalen Konstruktivismus von Humberto R. Maturana und Gerhard Roth. Königshausen und Neumann: Würzburg.

Funkhouser, H. Gray (1937): Historical Development of the Graphical Representation of Statistical Data. Osiris 3, S. 269–404.

Gadebusch-Bondio, Mariacarla / Lehmann, Emilia / Wenninger, Andreas / Bruni, Tommaso (2019): De- und Re-Kontextualisieren: Die ‚reale Evidenz' von Patient_innen und Citizen Scientists. In: Zachmann, Karin / Ehlers, Sarah (Hrsg.): Wissen und Begründen. Evidenz als umkämpfte Ressource in der Wissensgesellschaft. Nomos: Baden-Baden, S. 59–82.

Geimer, Peter (2002): Einleitung. In: Geimer, Peter (Hrsg.): Ordnungen der Sichtbarkeit. Fotografie in Wissenschaft, Kunst und Technologie. Suhrkamp: Frankfurt a. M., S. 7–25.

Geimer, Peter (2009): Theorien der Fotografie zur Einführung. Junius: Hamburg.

Geimer, Peter (2015): Vom Schein, der übrig bleibt. Bild-Evidenz und ihre Kritik. In: Lethem, Helmut / Jäger, Ludwig / Koschorke, Albrecht (Hrsg.): Auf die Wirklichkeit zeigen. Zum Problem der Evidenz in den Kulturwissenschaften. Ein Reader. Campus: Frankfurt a. M., S.181–218.

Geimer, Peter / Stiegler, Bernd (2015): Roland Barthes. Auge in Auge. Kleine Schriften zur Photographie. Suhrkamp: Berlin.

Ginev, Dimitri (2015): Ways and Dynamics of Reception of Ludwik Fleck's Work in the Social Sciences. Social Science Information 54, S. 192–210.

Görgen, Arno / Moll, Friedrich / Engel, Rainer / Fangerau, Heiner (2010): William P. Didusch. Vorreiter moderner wissenschaftlicher Illustrationen zur Visualisierung in der Urologie. Urologe 49, S. 755–764.

Golan, Tal (1998): The Authority of Shadows. The Legal Embrace of the X-Ray. Historical Reflections 24, S. 437–458.

Golan, Tal (2004): The Emergence of the Silent Witness. The Legal and Medical Reception of X-rays in the USA. Social Studies of Science 34, S. 469–499.

Gormans, Andreas (2000): Imaginationen des Unsichtbaren. Zur Gattungstheorie des wissenschaftlichen Diagramms. In: Holländer, Hans (Hrsg.): Erkenntnis, Erfindung, Konstruktion. Studien zur Bildgeschichte von Naturwissenschaften und Technik vom 16. bis zum 19. Jahrhundert. Gebr. Mann: Berlin, S. 51–72.

Gradmann, Christoph (1996): Bazillen, Krankheit und Krieg. Bakteriologie und politische Sprache im deutschen Kaiserreich. Berichte zur Wissenschaftsgeschichte 19, S. 81–94.

Gradmann, Christoph (2005): Krankheit im Labor. Robert Koch und die medizinische Bakteriologie, Wallstein: Göttingen.

Groß, Dominik / Duncker, Tobias Heinrich (Hrsg.) (2006): Farbe – Erkenntnis – Wissenschaft. Zur epistemischen Bedeutung von Farbe in der Medizin. Lit: Berlin/Münster.

Groß, Dominik / Schäfer, Gereon (2007): Das Gehirn in bunten Bildern. Farbstrategien und Farbsemantiken in den Neurowissenschaften. Ein Forschungsaufriss. In: Groß, Dominik / Westermann, Stefanie (Hrsg.): Vom Bild zur Erkenntnis? Visualisierungskonzepte in den Wissenschaften. Kassel Univ. Press: Kassel, S. 271–282.

Günther, Norbert (1970): Ernst Abbe. In: Gillispie, Charles C. (Hrsg.): Dictionary of Scientific Biography. Vol. 1. Scribners: New York, S. 6–9.

Gugerli, David (1999): Soziotechnische Evidenzen. Der «Pictorial Turn» als Chance für die Geschichtswissenschaft. Traverse 3, S. 131–159.

Gugerli, David / Orland, Barbara (Hrsg.) (2002a): Ganz normale Bilder. Historische Beiträge zur visuellen Herstellung von Selbstverständlichkeit. Chronos: Zürich.

Gugerli, David / Orland, Barbara (2002b): Einführung. In: Gugerli, David / Orland, Barbara (Hrsg.): Ganz normale Bilder. Historische Beiträge zur visuellen Herstellung von Selbstverständlichkeit. Chronos: Zürich, S. 9–16.

Hagner, Michael (2007): Der Geist bei der Arbeit. Historische Untersuchungen zur Hirnforschung. Wallstein: Göttingen.

Hagner, Michael (2008): Das Hirnbild als Marke. In: Bredekamp, Horst / Bruhn, Matthias / Werner, Gabriele (Hrsg.): Bildwelten des Wissens. Kunsthistorisches Jahrbuch für Bildkritik, Bd. 6. 1: „Ikonografie des Gehirns". Akademie: Berlin, S. 43–51.

Hagner, Michael (2010): Sehen, Gestalt und Erkenntnis im Zeitalter der Extreme. Zur historischen Epistemologie von Ludwik Fleck und Michael Polanyi. In: Bader, Lena / Gaier, Matin / Wolf, Falk (Hrsg.): Vergleichendes Sehen. Fink: München, S. 575–596.

Hahn, Susanne (2002): Erfolge des Verlages. Atlanten und Medizinische Fachliteratur 1890–1945. In: Stöckel, Sigrid (Hrsg.): Die „rechte Nation" und ihr Verleger. Politik und Popularisierung im J. F. Lehmanns Verlag 1890–1979. Lehmanns Media: Köln, S. 31–46.

Halbfass, Wilhelm / Held, Klaus (1972): Evidenz. In: Ritter, Joachim (Hrsg.): Historisches Wörterbuch der Philosophie. Schwabe: Basel, S. 829–834.

Hankins, Thomas L. (1995): Science since Babel. Graphs, Automatic Recording Devices, and the Universal Language of Instruments. In: Hankins, Thomas L. / Silverman, Robert J. (Hrsg.): Instruments and the Imagination. Princeton Univ. Press: Princeton, S. 113–147.

Hankins, Thomas L. (1999): Blood, Dirt and Nomogramms: A Particular History of Graphs. Isis 90, S. 50–80.

Harrasser, Karin / Lethen, Helmut / Timm, Elisabeth (Hrsg.) (2009): Sehnsucht nach Evidenz. transcript: Bielefeld. (Zeitschrift für Kulturwissenschaften 1).

Hasler, Felix (2012): Neuromythologie. Eine Streitschrift gegen die Deutungsmacht der Hirnforschung. transcript: Bielefeld.

Hauri, Dieter (2005): Ein Blick in die Blase – der Mensch dahinter. Der Urologe 44, S. 401–407.

Heidtmann, Frank (1989): Bibliographie der Photographie. Deutschsprachige Publikationen der Jahre 1839–1984. Technik – Theorie – Bild. 2. verbesserte und erweiterte Ausgabe. 2 Bde. Saur: München/London/New York/Paris.

Heintz, Bettina / Huber, Jörg (Hrsg.) (2001a): Mit dem Auge denken. Strategien der Sichtbarmachung in wissenschaftlichen und virtuellen Welten. Springer: Wien/New York.

Heintz, Bettina / Huber, Jörg (2001b): Der verführerische Blick. Formen und Folgen wissenschaftlicher Visualisierungsstrategien. In: Heintz, Bettina / Huber, Jörg (Hrsg.): Mit dem Auge denken. Strategien der Sichtbarmachung in wissenschaftlichen und virtuellen Welten. Springer: Wien/New York, S. 9–37.

Hentschel, Klaus (2010): Die Funktion von Analogien in den Naturwissenschaften, auch in Abgrenzung zu Metaphern und Modellen. In: Hentschel, Klaus (Hrsg.): Analogien in Naturwissenschaft, Medizin und Technik. Wiss. Verl.-Ges.: Stuttgart. (Acta Historica Leopoldina 56), S. 13–66.

Hentschel, Klaus (2011): Bildpraxis in Historischer Perspektive. Neue Bücher zur wissenschaftlichen Bilderzeugung, -bearbeitung und -verwendung. NTM Zeitschrift für Geschichte der Wissenschaften, Technik und Medizin 19, S. 413–424.

Herr, Harry W. (2006): Max Nitze, the Cystoscope and Urology. The Journal of Urology 176, S. 1313–1316.

Hess, Volker (1993): Von der semiotischen zur diagnostischen Medizin. Die Entstehung der klinischen Methode zwischen 1750 und 1850. Matthiesen: Husum. (Abhandlungen zur Geschichte der Medizin und der Naturwissenschaften 66).

Hess, Volker (2000): Der wohltemperierte Mensch. Wissenschaft und Alltag des Fiebermessens (1850–1900). Campus: Frankfurt a. M./New York.

Hess, Volker (2002): Die Bildtechnik der Fieberkurve. Klinische Thermometrie im 19. Jahrhundert. In: Gugerli, David / Orland, Barbara (Hrsg.): Ganz normale Bilder. Historische Beiträge zur visuellen Herstellung von Selbstverständlichkeit. Chronos: Zürich, S. 159–182.

Heßler, Martina (2005): Bilder zwischen Kunst und Wissenschaft. Neue Herausforderungen für die Forschung. Geschichte und Gesellschaft 31, S. 266–292.

Heßler, Martina (Hrsg.) (2006): Konstruierte Sichtbarkeiten. Wissenschafts- und Technikbilder seit der frühen Neuzeit. Fink: München.

Heßler, Martina (2007): Die „Mona Lisa der modernen Wissenschaften". Zur Doppelhelixstruktur als einer kulturellen Ikone. In: Gall, Alexander (Hrsg.): Konstruieren, kommunizieren, präsentieren. Bilder von Wissenschaft und Technik. Wallstein: Göttingen, S. 291–315.

Heßler, Martina (2009): BilderWissen. In: Adelmann, Ralf / Frercks, Jan / Heßler, Martina / Henning, Jochen (Hrsg.): Datenbilder. Zur digitalen Bildpraxis in den Naturwissenschaften. transcript: Bielefeld, S. 133–161.

Heßler, Martina / Mersch, Dieter (Hrsg.) (2009a): Logik des Bildlichen. Zur Kritik der ikonischen Vernunft. transcript: Bielefeld.

Heßler, Martina / Mersch, Dieter (2009b): Bildlogik oder was heißt visuelles Denken? In: Heßler, Martina / Mersch, Dieter (Hrsg.): Logik des Bildlichen. Zur Kritik der ikonischen Vernunft. transcript: Bielefeld, S. 8–62.

Hilgers, Phillip von / Khaled, Sandrina (2004): Formation in Zeilen und Spalten: Die Tabelle. In: Schneider, Pablo / Wedell, Moritz (Hrsg.): Grenzfälle. Transformationen von Bild, Schrift und Zahl. VDG: Weimar, S. 167–189.

Hinterwaldner, Inge / Buschhaus, Markus (Hrsg.) (2006): The Picture's Image. Wissenschaftliche Visualisierung als Komposit. Fink: Paderborn.

Hoff, Hebbel E. / Geddes, Leslie A. (1962): The Beginnings of Graphic Recording. Isis 53, S. 287–310.

Holmes, Dave / Murray, Stuart J. / Perron, Amelie / Rail, Genevieve (2006): Deconstructing the Evidence-Based Discourse in Health Sciences. Truth, Power and Fascism. International Journal of evidence-based healthcare 4 (3), S. 180–186.

Holmes, Frederic L. / Olseko, Kathryn (1995): The Images of Precision: Helmholtz and Graphical methods in Physiology. In: Wise, M. Norton (Hrsg.): The values of Precision. Princeton Univ. Press: Princeton, S. 198–221.

Holtzmann-Kevles, Bettyann (1997): Naked to the Bone: Medical Imaging in the Twentieth Century. Rutgers Univ. Press.: New Brunswick, NJ.

Huber, Lara (2009): Operationalisierung – Standardisierung – Normalisierung. Die Produktion und Visualisierung von Daten in der kognitiven Neurowissenschaft. In: Dumbadze, Devi / Geffers, Johannes / Haut, Jan / Klöpper, Arne / Lux, Vanessa / Pimminger, Irene (Hrsg.): Erkenntnis und Kritik. Zeitgenössische Positionen. transcript: Bielefeld, S. 167–192.

Hüntelmann, Axel C. (2013): „Ehrlich färbt am längsten". Sichtbarmachung bei Paul Ehrlich. Berichte zur Wissenschaftsgeschichte 36, S. 354–380.

Hüppauf, Bernd / Weingart, Peter (Hrsg.) (2008): Science. Images and Popular Images of the Sciences. Routledge: New York/London.

Hüppauf, Bernd / Weingart, Peter (Hrsg.) (2009): Frosch und Frankenstein – Bilder als Medium der Popularisierung von Wissenschaft. transcript: Bielefeld.

Jäger, Siegfried (2012): Kritische Diskursanalyse. Eine Einführung. 6., vollständig überarbeitete Auflage. Unrast-Verlag: Münster. (Edition DISS Bd. 3).

Jay, Martin (1993): Downcast Eyes. The Denigration of Vision in Twentieth-Century French Thought. Univ. of California Press: Berkeley/Los Angeles/London.

Jonas, Hans (1997): Der Adel des Sehens. Eine Untersuchung zur Phänomenologie der Sinne [1954]. In: Konersmann, Ralf (Hrsg.): Kritik des Sehens. Reclam: Leipzig, S. 247–271.

Jordanova, Ludmilla (1990): Medicine and visual culture. Social History of Medicine 3, S. 89–99.

Kamecke, Gernot (2009): Spiele mit den Worten, aber wisse, was richtig ist! Zum Problem der Evidenz in der Sprachphilosophie. In: Harrasser, Karin (Hrsg.): Sehnsucht nach Evidenz. transcript: Bielefeld, S. 11–26. (Zeitschrift für Kulturwissenschaften 1).

King, Lester S. (1982): Medical Thinking. A Historical Preface. Princeton Univ. Press: Princeton, NJ.

Kist, Andreas / Ruch, Martin (2001): Carl Sandhaas (1801–1859) als medizinischer Illustrator der „Krankenphysiognomik" des Freiburger Professors Baumgärtner. Die Ortenau: Zeitschrift des Historischen Vereins für Mittelbaden 81, S. 331–358.

Klein, Ursula (2005): Visualität, Ikonizität, Manipulierbarkeit. Chemische Formeln als „Paper Tools". In: Grube, Gernot (Hrsg.): Schrift. Kulturtechnik zwischen Auge, Hand und Maschine. Fink: Paderborn/München, S. 237–251.

Krämer, Sybille (2005): Operationsraum Schrift. In: Grube, Gernot (Hrsg.): Schrift. Kulturtechnik zwischen Auge, Hand und Maschine. Fink: München/Paderborn, S. 23–60.

Krämer, Sybille (2006): Die Schrift als Hybrid aus Sprache und Bild. Thesen über die Schriftbildlichkeit unter Berücksichtigung von Diagrammatik und Kartographie. In: Hoffmann, Thorsten / Rippl, Gabriele (Hrsg.): Bilder. Ein (neues) Leitmedium? Wallstein Verlag: Göttingen, S. 79–92.

Krämer, Sybille (2009): Operative Bildlichkeit. Von der ‚Grammatologie' zu einer ‚Diagrammatologie'?. Reflexionen über erkennendes ‚Sehen'. In: Heßler, Martina / Mersch, Dieter (Hrsg.): Logik des Bildlichen. Zur Kritik der ikonischen Vernunft. transcript: Bielefeld, S. 94–122.

Krämer, Sybille (2010): Notationen, Schemata, Diagramme: Über ‚Räumlichkeit' als Darstellungsprinzip. Sechs kommentierte Thesen. In: Brandstetter, Gabriele / Hofmann, Franck / Maar, Kirsten (Hrsg.): Notationen und choreographisches Denken. Rombach Verlag: Freiburg im Breisgau, S. 27–45.

Krämer, Sybille (2012): Punkt, Strich, Fläche. Von der Schriftbildlichkeit zur Diagrammatik. In: Krämer, Sybille / Cancik-Kirschbaum, Eva / Totzke, Rainer (Hrsg.): Schriftbildlichkeit. Über Wahrnehmbarkeit, Materialität und Operativität von Notationen. Akademie: Berlin, S. 79–101.

Krämer, Sybille (2014): Schriftbildlichkeit. In: Günzel, Stephan / Mersch, Dieter (Hrsg.): Bild. Ein interdisziplinäres Handbuch. Metzler: Stuttgart, S. 354–360.

Krämer, Sybille / Kogge, Werner / Grube, Gernot (Hrsg.) (2007): Spur: Spurenlesen als Orientierungstechnik und Wissenskunst. Suhrkamp: Frankfurt a. M.

Lachmund, Jens (1997): Der abgehorchte Körper. Zur historischen Soziologie der medizinischen Untersuchung. Westdeutscher Verlag: Opladen.

Larink, Wibke (2011): Bilder vom Gehirn: Bildwissenschaftliche Zugänge zum Gehirn als Seelenorgan. Akademie: Berlin.

Lethen, Helmut (2015): Vorwort. In: Lethen, Helmut / Jäger, Ludwig / Koschorke, Albrecht (Hrsg.) (2015): Auf die Wirklichkeit zeigen: Zum Problem der Evidenz in den Kulturwissenschaften. Ein Reader. Campus: Frankfurt a. M./New York, S. 9–12.

Lethen, Helmut / Jäger, Ludwig / Koschorke, Albrecht (Hrsg.) (2015): Auf die Wirklichkeit zeigen: Zum Problem der Evidenz in den Kulturwissenschaften. Ein Reader. Campus: Frankfurt a. M./New York.

Liebsch, Dimitri (2012): „Uneigentliche" Bilder. Zur (historischen) Bildsemantik und -metaphorik. In: Liebsch, Dimitri / Mößner, Nicola (Hrsg.): Visualisierung und Erkenntnis. Bildverstehen und Bildverwenden in Natur- und Geisteswissenschaften. Von Halem: Köln, S. 58–80.

Link, Jürgen (1997): Versuch über den Normalismus. Wie Normalität produziert wird. 2. erweiterte Auflage. Westdeutscher Verlag: Opladen.

Link, Jürgen (2002): Das „normalistische Subjekt" und seine Kurven. Zur symbolischen Visualisierung orientierender Daten. In: Gugerli, David / Orland, Barbara (Hrsg.): Ganz normale Bilder. Historische Beiträge zur visuellen Herstellung von Selbstverständlichkeit. Chronos: Zürich, S. 107–128.

Löwy, Ilana (2008): Ways of Seeing. Ludwik Fleck and Polish Debates on the Perception of Reality, 1890–1947. Studies in History and Philosophy of Science 39, S. 375–383.

Lüthy, Christoph / Smets, Alexis (2009): Words, Lines, Diagramms, Images: Towards a History of Scientific Imagery. Early Science and Medicine 14, S. 398–439.

Maasen, Sabine / Mayerhauser, Torsten / Renggli, Cornelia (Hrsg.) (2006): Bilder als Diskurse – Bilddiskurse. Weilerswist: Velbrück.

Martin, Michael (1997): Bedeutung und Funktion des medizinischen Messens in geschlossenen Patienten-Kollektiven. Das Beispiel der Lungensanatorien. In: Hess, Volker (Hrsg.): Normierung der Gesundheit. Messende Verfahren der Medizin als kulturelle Praktik um 1900. Matthiesen: Husum, S.145–164.

Martin, Michael (2007): Basilisken der Medizintechnik. Zur schwierigen Durchsetzung technischer Verfahren in der medizinischen Diagnostik vor 1900. Technikgeschichte 74 (3), S. 1–24.

Martin, Michael (2012): Die Evidenz des endoskopischen Bildes. In: Fangerau, Heiner / Müller, Irmgard (Hrsg.): Faszinosum des Verborgenen. Der Harnstein und die (Re-)Präsentation des Unsichtbaren in der Urologie. Steiner: Stuttgart, S. 47–64.

Martin, Michael (2014): Spuren der Arbeit. Zur Beweiskraft des Röntgenbildes bei der Anerkennung der Silikose als Berufskrankheit. Westfälische Forschungen 64, S. 1–20.

Martin, Michael / Fangerau, Heiner (2007): Listening to the Heart's Power. Designing Blood Pressure Measurement. Icon. Journal of the International Committee for the History of Technology 13, S. 86–104.

Martin, Michael / Fangerau, Heiner (2009): Technisierung der Sinne – von der Harnschau zur Urinanalyse. Das Beispiel der Harnzuckerbestimmung. Der Urologe 48, S. 535–541.

Martin, Michael / Fangerau, Heiner (2011a): Einblicke nehmen – die Sichtbarmachung des Unsichtbaren in der Urologie. Zur Geschichte der Technik und Evidenz in der urologischen Endoskopie. Der Urologe 50, S. 1–8.

Martin, Michael / Fangerau, Heiner (2011b): Töne sehen? Zur Visualisierung akustischer Phänomene in der Herzdiagnostik. NTM Zeitschrift für Geschichte der Wissenschaften, Technik und Medizin 19 (3), S. 299–327.

Martin, Michael / Fangerau, Heiner (2012a): Durchsichtbarkeitsregime. Zur Semiotik radiographischer Bilder in der urologischen Diagnostik. Der Urologe 51, S. 1450–1458.

Martin, Michael / Fangerau, Heiner (2012b): Seeing Sounds? The Visualization of Acoustic Phenomena in Cardiac Diagnostics around 1900. Icon. Journal of the International Committee for the History of Technology 18, S. 45–62.

Martin, Michael / Fangerau, Heiner (2019): Images and Self-Evidence. In: Görgen, Arno / Nunez, German Alfonso / Fangerau, Heiner (Hrsg.): Handbook of Popular Culture and Biomedicine Knowledge in the Life Sciences as Cultural Artefact. Springer International Publishing: Cham, S. 95–113.

McCabe, Aland D. Castel (2008): Seeing is Believing. The Effect of Brain Images on the Judgment of Scientific Reasoning. Cognition 107, S. 343–352.

Meinel, Christoph (2008): Kugeln und Stäbchen. Vom kulturellen Ursprung chemischer Modelle. In: Knobloch, Eberhard / Dirks, Ulrich (Hrsg.): Modelle. Lang: Frankfurt a. M.

Mersch, Dieter (2006): Visuelle Argumente. Zur Rolle der Bilder in den Naturwissenschaften. In: Maasen, Sabine (Hrsg.): Bilder als Diskurse – Bilddiskurse. Weilerswist: Velbrück, S. 95–116.

Mersch, Dieter (2009): Wissen in Bildern. Zur visuellen Epistemik in Naturwissenschaft und Mathematik. In: Hüppauf, Bernd / Weingart, Peter (Hrsg.): Frosch und Frankenstein – Bilder als Medium der Popularisierung von Wissenschaft. transcript: Bielefeld, S. 107–134.

Mersch, Dieter (2012): Schrift/Bild – Zeichnung/Graph – Linie/Markierung. Bildepisteme und Strukturen des ikonischen ‚Als‘. In: Cancik-Kirschbaum, Eva / Krämer, Sybille / Totzke, Rainer (Hrsg.): Schriftbildlichkeit. Wahrnehmbarkeit, Materialität und Operativität von Notationen. Akademie: Berlin, S. 27–49.

Meskin, Aaron / Cohen, Jonathan (2008): Photographs as Evidence. In: Walden, Scott (Hrsg.): Photography and Philosophy. Essays on the Pencil of Nature. Malden, S. 70–90.

Mittelstraß, Jürgen (2004): Evidenz. In: Mittelstraß, Jürgen (Hrsg.): Enzyklopädie Philosophie und Wissenschaftstheorie. Metzler: Mannheim, S. 609–610.

Mnookin, Jennifer (1997/1998): The Image of Truth. Photographic Evidence and the Power of Analogy. Yale Journal of Law and the Humanities 10, S. 1–74.

Mößner, Nicola (2013): Photographic Evidence and the Problem of Theory-Ladenness. Journal for General Philosophy of Science 44, S. 111–125.

Mößner, Nicola (2016): Scientific Images as Circulating Ideas. An Application of Ludwik Fleck's Theory of Thought Styles. Journal for General Philosophy of Science 47, S. 307–329.

Moll, Friedrich / Rathert, Peter (2004): Entwicklung der bildgebenden Diagnostik in der Urologie. In: Konert, Jürgen / Dietrich, Holger Georg (Hrsg.): Illustrierte Geschichte der Urologie. Springer: Berlin/Heidelberg/New York, S. 195–212.

Müller, Irmgard (2020): Die „Wirklichkeit" der Bilder vom Ungeborenen und die Evidenz für den Status des Embryo aus medizinhistorischer Sicht. In: Hornuff, Daniel / Fangerau, Heiner (Hrsg.): Visualisierung des Ungeborenen. Interdisziplinäre Perspektiven. Fink: Paderborn, S. 13–50.

Müller, Irmgard / Fangerau, Heiner (2012): Die Repräsentation des Unsichtbaren. Darstellung als Problem und Promotor in der Entstehung von Wissen. In: Fangerau, Heiner / Müller, Irmgard (Hrsg.): Faszinosum des Verborgenen. Der Harnstein und die (Re-)Präsentation des Unsichtbaren in der Urologie. Franz Steiner Verlag: Stuttgart, S. 11–29.

Müller, Sabine / Groß, Dominik (2006): Farben als Werkzeug der Erkenntnis. Falschfarbendarstellung in der Gehirnforschung und in der Astronomie. In: Groß, Dominik / Duncker, Tobias Heinrich (Hrsg.): Farbe – Erkenntnis – Wissenschaft. Zur epistemischen Bedeutung von Farbe in der Medizin. Lit: Berlin/Münster, S. 93–116.

Nikolow, Sybilla (2001): Der statistische Blick auf Krankheit und Gesundheit. „Kurvenlandschaften" in Gesundheitsausstellungen am Beginn des 20. Jahrhunderts in Deutschland. In: Gerhard, Ute / Link, Jürgen / Schulte-Holtey, Ernst (Hrsg.): Infografiken, Medien, Normalisierung. Zur Kartografie politisch-sozialer Landschaften. Synchron: Heidelberg, S. 223–241.

Nohr, Rolf F. (2004): Evidenz – das sieht man doch! Lit: Münster.

Nohr, Rolf F. (2014): Nützliche Bilder. Bild, Diskurs, Evidenz. Lit: Münster. (Medien Welten 20).

Oxford Dictionaries Online: http://www.oxforddictionaries.com/definition/evidence?view=uk, (12.05.2020).

Pang, Alex Soojung-Kim (2002): Technologie und Ästhetik der Astrofotografie. In: Geimer, Peter (Hrsg.): Ordnungen der Sichtbarkeit. Fotografie in Wissenschaft, Kunst und Technologie. Suhrkamp: Frankfurt a. M., S. 101–141.

Parsons, Talcott (1958): Struktur und Funktion der modernen Medizin. Eine soziologische Analyse. Kölner Zeitschrift für Soziologie und Sozialpsychologie Sonderheft 3, S. 10–56.

Peine, Alexander (2006): Innovation und Paradigma – Epistemische Stile in Innovationsprozessen. transcript: Bielefeld.

Peine, Alexander (2011): Challenging Incommensurability. What We Can Learn from Ludwik Fleck for the Analysis of Configurational Innovation. Minerva 49, S. 489–508.

Perrotta, Manuela (2012): The Study of Technoscientific Imaging in STS. Technoscienza. Italian Journal of Science & Technology Studies 3, S. 163–175.

Peters, Sibylle / Schäfer, Martin Jörg (2006): Intellektuelle Anschauungen – Unmögliche Evidenz. In: Peters, Sibylle / Schäfer, Martin Jörg (Hrsg.): „Intellektuelle Anschauungen". Figurationen von Evidenz zwischen Kunst und Wissen. transcript: Bielefeld, S. 9–21.

Pfotenhauer, Helmut / Riedel, Wolfgang / Schneider, Sabine (Hrsg.) (2005): Poetik der Evidenz. Die Herausforderung der Bilder in der Literatur um 1900. Königshausen und Neumann: Würzburg.

Pörksen, Uwe (1997): Weltmarkt der Bilder. Eine Philosophie der Visiotype. Klett-Cotta: Stuttgart.

Preiser, Gert (Hrsg.) (1988): Richard Koch und die ärztliche Diagnose. Olms Weidmann: Hildesheim.

Rabinbach, Anson (2001): Motor Mensch. Kraft, Ermüdung und die Ursprünge der Moderne. Turia und Kant: Wien.

Ragan, Mark A. (2009): Trees and Networks Before and After Darwin. In: Biology direct, Open Access, 16. November 2009, doi:10.1186/1745-6150-4-43.

Raspe, Heiner (2018): Eine kurze Geschichte der Evidenz-basierten Medizin in Deutschland. Medizinhistorisches Journal 53 (1), S. 71–82.

Recht, Roland (1999): „Daguerres Meisterwerke". Alexander von Humboldt und die Photographie. In: Kunst- und Ausstellungshalle der Bundesrepublik Deutschland (Hrsg.): Alexander von Humboldt. Netzwerke des Wissens, Ausstellungskatalog. Cantz: Berlin, S. 159–160.

Reiser, Stanley Joel (1978): Medicine and the Reign of Technology. Cambridge University Press: Cambridge.

Reiser, Stanley Joel (1993): The Science of Diagnosis. Diagnostic Technology. In: Bynum, William F. / Porter, Roy (Hrsg.): Companion Encyclopedia of the History of Medicine. Routledge: London, S. 824–851.

Reuter, Matthias (1998): Geschichte der Endoskopie. Handbuch und Atlas. Band 1–4. Krämer: Stuttgart/Zürich.

Reuter, Matthias (2000): The Historical Development of Endophotography. World Journal of Urology 18, S. 299–302.

Reuter, Matthias (2006a): Maximilian Nitze (1848–1906). Geburtshelfer der Urologie. Der Urologe 45, S.1076–1083.

Reuter, Matthias (2006b): Phillip Bozzini (1773–1809). Der endoskopische Idealist. Der Urologe 45, S. 1084–1091.

Reuter, Matthias (2007): Die Entwicklung spezieller Techniken in der Urologie. In: Arbeitskreis Geschichte der Urologie (Hrsg.): Urologie in Deutschland. Bilanz und Perspektiven. Springer: Heidelberg, S. 161–197.

Rheinberger, Hans-Jörg (2005): Alles, was überhaupt zu einer Inskription führen kann. In: Rheinberger, Hans-Jörg: Iterationen. Merve: Berlin, S. 9–29.

Riechmann, Joachim (2004): Der Einfluß der Entdeckung der Röntgenstrahlen auf die Diagnostik und Therapie in der Urologie – Die erste Epoche von den Anfängen bis zur retrograden Harntraktdarstellung. (Diss. med.) Medizinische Hochschule Hannover.

Rieger, Stefan (2006): Die Gestalt der Kurve. Sichtbarkeiten in Blech und Draht. In: Strätling, Susanne / Witte, Georg (Hrsg.): Die Sichtbarkeit der Schrift. Fink: München, S. 119–138.

Rieger, Stefan (2009): Schall und Rauch. Eine Mediengeschichte der Kurve. Suhrkamp: Frankfurt a. M.

Risse, Günter B. (1987): A Shift in Medical Epistemology. Clinical Diagnosis, 1770–1828. In: Kawakita, Yosio (Hrsg.): History of Diagnostics. Proceedings of the 9th International Symposium on the Comparative History of Medicine – East and West. Taniguchi Foundation: Osaka, S. 115–147.

Roß, Stefan R. (1996): „Chemie und Mikroskop am Krankenbett". Mark Aurel Hoefle (1818–1855) und die frühe Entwicklung der Klinischen Chemie in Heidelberg. Medizinhistorisches Journal 31, S. 121–146.

Rothschuh, Karl Eduard (1978): Konzepte der Medizin in Vergangenheit und Gegenwart. Hippokrates: Stuttgart.

Rudolph, Gerhard (1978): Diagnostik und Semiotik in der französischen Medizin des 18. und frühen 19. Jahrhunderts. In: Habrich, Christa / Marguth, Frank / Wolf, Jörn-Henning (Hrsg.): Medizinische Diagnostik in Geschichte und Gegenwart. Festschrift für Heinz Goerke zum sechzigsten Geburtstag. Fritsch: München, S. 269–282.

Sachs-Hombach, Klaus / Rehkämper, Klaus (1998): Bild – Bildwahrnehmung – Bildverarbeitung. Interdisziplinäre Beiträge zur Bildwissenschaft. DUV: Wiesbaden.

Sandfort, Sarah (2017): Körper – Bild – Zeit. Medizinische Bildgebung aus bildwissenschaftlicher Perspektive. Visual Past. A Journal for the Study of Past Visual Cultures 4, S. 391–415.

Sandfort, Sarah (2019): Bilder ohne Bildlichkeit? Zur Produktion und Rezeption radiologischer Bilder. transcript: Bielefeld.

Sarasin, Philipp (2004): Die Visualisierung des Feindes. Über metaphorische Technologien der frühen Bakteriologie. Geschichte und Gesellschaft 30, S. 250–276.

Schäffner, Wolfgang (2003): Mechanische Schreiber. Jules Etienne Mareys Aufzeichnungssysteme. In: Pias, Claus / Vogel, Joseph (Hrsg.): Europa: Kultur der Sekretäre. Diaphanes: Zürich/Berlin, S. 221–234.

Schaffer, Simon (1992): Self Evidence. Critical Inquiry 18, S. 327–362.

Schickore, Jutta (2002): Fixierung mikroskopischer Betrachtungen: Zeichnung, Dauerpräparat, Mikrografie. In: Geimer, Peter (Hrsg.): Ordnungen der Sichtbarkeit. Fotografie in Wissenschaft, Technologie und Kunst. Suhrkamp: Frankfurt a. M., S. 285–312.

Schickore, Jutta (2007): The Microscope and the Eye. A History of Reflections, 1740–1870. University of Chicago Press: Chicago/London.

Schinzel, Britta (2006): Wie Erkennbarkeit und visuelle Evidenz für medizintechnische Bildgebung naturwissenschaftliche Objektivität unterminieren. In: Hüppauf, Bernd / Wulf, Christoph (Hrsg.): Bild und Einbildungskraft. Fink: München/Paderborn, S. 354–370.

Schinzel, Britta (2014): „Medizin/Radiologie". In: Günzel, Stephan / Mersch, Dieter (Hrsg.): Bild. Ein interdisziplinäres Handbuch. Metzler: Stuttgart, S. 414–421.

Schlich, Thomas (1995): „Wichtiger als der Gegenstand selbst": Die Bedeutung des fotografischen Bildes in der Begründung der bakteriologischen Krankheitsauffassung durch Robert Koch. In: Dinges, Martin / Schlich, Thomas (Hrsg.): Neue Wege in der Seuchengeschichte. Steiner: Stuttgart, S. 143–174.

Schmidgen, Henning (2009): Die Helmholtz Kurven. Auf der Spur der verlorenen Zeit. Merve: Berlin.

Schnalke, Thomas (1995): Diseases in Wax. Quintessenz: Berlin

Scholz, Sebastian (2010): „Bildwelten, welche im Kleinsten wohnen". Vom Medien-Werden der Mikrofotografie zwischen Sichtbarem und Unsichtbarem. In: Schulz, Susanne / Griem, Julika (Hrsg.): Medialisierungen des Unsichtbaren um 1900. Fink: München, S. 61–78.

Schultheiss, Dirk / Engel, Rainer M. / Crosby, Ranice W. / Lees, Gary P. / Truss, Michael C. / Jonas, Udo (2000): Max Brödel (1870–1941) and Medical Illustration in Urology. Journal of Urology 164 (4), S. 1137–1142.

Schulze, Elke (2005): Zeichnung und Fotografie – Statusfragen. Universitäres Zeichnen und naturwissenschaftliche Bildfindung. Berichte zur Wissenschaftsgeschichte 28, S. 151–159.

Selke, Stefan (2014): Lifelogging: Wie die digitale Selbstvermessung unsere Gesellschaft verändert. Econ: Berlin.

Shah, Jyoti (2002): Endoscopy through the ages. BJU International 89 (7), S. 645–652.

Siegel, Steffen (2004): „Wissen, das auf Bäumen wächst". Das Baumdiagramm als epistemologisches Dingsymbol im 16. Jahrhundert. Frühneuzeit-Info 15, S. 42–55.

Siegel, Steffen (2009): Tabula. Figuren der Ordnung um 1600. Akademie: Berlin.

Siegel, Steffen (Hrsg.) (2014): Neues Licht. Texte zur Veröffentlichung und Verbreitung der Fotografie im Jahr 1839. Fink: Paderborn.

Slaby, Jan (2013): Die Objektivitätsmaschine. Der MRT-Scanner als magisches Objekt. In: Mertens, Karl / Günzler, Ingo (Hrsg.): Wahrnehmen, Fühlen, Handeln. Phänomenologie im Wettstreit der Methoden. mentis: Münster, S. 473–497.

Sontag, Susan (1995): Über Fotografie [engl.: On Photography. New York 1973]. Fischer: Frankfurt a. M.

Speck, Ulrich (1994): Das unsichtbare Licht gefangen – Entwicklung der Kontrastmittel. In: Rosenbusch, Gerd / Oudkerk, Matthijs / Ammann, Ernst (Hrsg.): Radiologie in der medizinischen Diagnostik. Evolution der Röntgenstrahlenanwendung 1895–1995. Blackwell-Wiss.-Verl.: Berlin/Oxford, S. 128–138.

Stahnisch, Frank (2005): „Die Photographie als Hülfsmittel mikroskopischer Forschung"? – Joseph von Gerlach (1820–1896) und die frühen anatomischen Mikrophotographen. Berichte zur Wissenschaftsgeschichte 28, S. 135–150.

Stahnisch, Frank (2007): Mind the Gap: Synapsen oder keine Synapsen? – Bildkontrolle, Wortwechsel und Glaubenssätze im Diskurs der morphologischen Hirnforschung. In: Stahnisch, Frank / Bauer, Heijko (Hrsg.): Bild und Gestalt. Wie formen Medienpraktiken das Wissen in Medizin und Humanwissenschaften? Lit: Hamburg et al. S. 101–124.

Stahnisch, Frank / Bauer, Heijko (Hrsg.) (2007a): Bild und Gestalt. Wie formen Medienpraktiken das Wissen in Medizin und Humanwissenschaften?. Lit: Hamburg et al.

Stahnisch, Frank / Bauer, Heijko (2007b): Methodische Einleitung. In: Stahnisch, Frank / Bauer, Heijko (Hrsg.): Bild und Gestalt. Wie formen Medienpraktiken das Wissen in Medizin und Humanwissenschaften? Lit: Hamburg et al., S. 3–18.

Stegmüller, Wolfgang (1969): Metaphysik, Skepsis, Wissenschaft. Springer: Berlin.

Steinmetzer, Jan / Groß, Dominik / Fischer, Tobias (2006): Farbigkeit versus Naturtreue? Der Einsatz von Farbe bei Robert Koch und deren epistemische Bedeutung. In: Groß, Dominik / Duncker, Tobias Heinrich (Hrsg.): Farbe – Erkenntnis – Wissenschaft. Zur epistemischen Bedeutung von Farbe in der Medizin. Lit: Berlin/Münster, S. 41–62.

Stiegler, Bernd (2006a): Retina, künstliche. In: Stiegler, Bernd: Bilder der Photographie. Ein Album photographischer Metaphern. Suhrkamp: Frankfurt a. M., S. 181–183.

Stiegler, Bernd (2006b): Theoriegeschichte der Photografie. Fink: Paderborn.

Stolberg, Michael (2009): Die Harnschau. Eine Kultur- und Alltagsgeschichte. Böhlau: Köln/Weimar/Wien.

Tanner, Jakob (2002): Wirtschaftskurven. Zur Visualisierung des anonymen Marktes. In: Gugerli, David / Orland, Barbara (Hrsg.): Ganz normale Bilder. Historische Beiträge zur visuellen Herstellung von Selbstverständlichkeit. Chronos: Zürich, S. 129–157.

Tilling, Laura (1975): Early Experimental Graphics. The British Journal for the History of Science 8, S. 193–213.

Toccafondi, Fiorenza (2003): Aufnahme, Lesarten und Deutungen der Gestaltpsychologie. Gestalt Theory 25, S. 139–157.

Van Eikels, Kai (2006): Meisterschaft – Von den Wissenshandlungen zu den Evidenztechniken und weg vom Geliebten. In: Peters, Sibylle / Schäfer, Martin Jörg (Hrsg.): „Intellektuelle Anschauung". Figurationen von Evidenz zwischen Kunst und Wissen. transcript: Bielefeld, S. 325–351.

Verboon, Annemieke R. (2008): Einen alten Baum verpflanzt man nicht. Die Metapher des Porphyrianischen Baums im Mittelalter. In: Reichle, Ingeborg / Siegel, Steffen / Spelten, Achim (Hrsg.): Visuelle Modelle. Fink: München, S. 251–268.

Vismann, Cornelia (2000): Akten: Medientechnik und Recht. Fischer: Frankfurt a. M.

Vögtli, Alexander / Ernst, Beat (2007): Wissenschaftliche Bilder. Eine kritische Betrachtung. Schwabe: Basel.

Wels, Volkhard (2006): Die logische Form des Dramas im 17. Jahrhundert. In: Schramm, Helmar / Schwarte, Ludger / Lazardzig, Jan (Hrsg.): Spektakuläre Experimente. Praktiken der Evidenzproduktion im 17. Jahrhundert. De Gruyter: Berlin/New York, S. 131–153.

Werner, Sylwia / Kleeberg, Bernhard (Hrsg.) (2014): Gestalt-Ritus-Kollektiv. Ludwik Fleck im Kontext der zeitgenössischen Gestaltpsychologie, Ethnologie und Soziologie. Springer: Basel 2014. (Sonderheft der NTM – Zeitschrift für Geschichte der Wissenschaften, Technik und Medizin 22 (1–2)).

Werner, Sylwia / Zittel, Claus (Hrsg.) (2011): Fleck, Ludwig. Denkstile und Tatsachen. Gesammelte Schriften und Zeugnisse. Suhrkamp: Berlin.

Weßling, Heinrich Wilhelm Albert (2011): Theorie der klinischen Evidenz. Versuch einer Kritik der evidenzbasierten Medizin. Lit: Wien/Münster et al.

Wieland, Wolfgang (1975): Diagnose. Überlegungen zur Medizintheorie. De Gruyter: Berlin/

New York.

Wieland, Wolfgang (1983): Systematische Bemerkungen zum Diagnosebegriff. In: Toellner, Richard / Sadegh-Zadeh, Kazem (Hrsg.): Anamnese, Diagnose und Therapie. Burgverlag: Tecklenburg, S. 17–34.

Wiesing, Lambert (2000): Phänomene im Bild. Fink: München.

Wimböck, Gabriele / Leonhard, Karin / Friedrich, Markus (2007): Evidentia. Reichweiten visueller Wahrnehmung in der Frühen Neuzeit. Lit: Münster/Berlin.

Wolf, Herta (2010): „Es werden Sammlungen jeder Art entstehen". Zeichnen und Aufzeichnen als Konzeptualisierungen der fotografischen Medialität. Zeitschrift für Medienwissenschaft 3 (2), S. 27–41.

Wöpking, Jan (2016): Raum und Wissen: Elemente einer Theorie epistemischen Diagrammgebrauchs. De Gruyter: Berlin.

Zamann, Andreas Paul / Zajaczkowski, Thaddaeus (2002): Julius Bruck (1840–1902). Sein Beitrag zur Weiterentwicklung der Endoskopie. Der Urologe 42, S. 35–39.

Zimmermann, Anja (2009): Was kann eine Stilgeschichte der Objektivität (sein)? Eine Einleitung. In: Zimmermann, Anja (Hrsg.): Ästhetik der Objektivität. Genese und Funktion eines wissenschaftlichen und künstlerischen Stils im 19. Jahrhundert. transcript: Bielefeld, S. 1–25.

Zittel, Claus (2005): Trügerische Evidenzen. Bild-Lektüren in wissenschaftlichen Texten der Frühen Neuzeit. In: Dettmar, Ute / Migge, Bettina / Pieper, Irene / Lotz, Stefanie (Hrsg.): Grenz-Bereiche des Lesens. [s. n.]: Frankfurt a. M., S. 6–32.

Zittel, Claus (2010): Bildwissenschaft als Herausforderung für die Philosophie? Hindernisse und mögliche Brücken. Kritische Berichte. Zeitschrift für Kunst- und Kulturwissenschaften 38 (3), S. 6–17.

Zittel, Claus (2011): Ludwik Fleck und der Stilbegriff in den Naturwissenschaften. Stil als wissenschaftshistorische, epistemologische und ästhetische Kategorie. In: Bredekamp, Horst / Krois, John Michael (Hrsg.): Sehen und Handeln. Akademie: Berlin, S. 171–206.

Zittel, Claus (2012): Ludwik Fleck and the Concept of Style in the Natural Sciences. Studies in East European Thought 64, S. 53–79.

Zittel, Claus (2014): Ludwik Flecks Gestaltbegriff und sein Blick auf die Gestaltpsychologie seiner Zeit. NTM. Zeitschrift für Geschichte der Wissenschaften, Technik und Medizin 22, S. 9–29.

Abbildungsverzeichnis

Personenregister

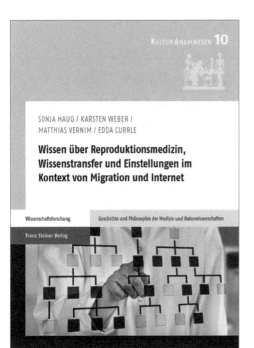

Sonja Haug / Karsten Weber /
Matthias Vernim / Edda Currle

Wissen über Reproduktionsmedizin, Wissenstransfer und Einstellungen im Kontext von Migration und Internet

KULTURANAMNESEN – BAND 10
279 Seiten mit 116 s/w-Abbildungen
und 72 Tabellen
978-3-515-12012-8 KARTONIERT
978-3-515-12016-6 E-BOOK

Was wissen Frauen, insbesondere solche mit Migrationshintergrund, über die Angebote der Reproduktionsmedizin? Wie hoch ist die Bereitschaft, reproduktionsmedizinische Maßnahmen tatsächlich zu nutzen? Auf der Grundlage umfangreicher empirischer Studien können die Autorinnen und Autoren erstmals Antworten auf diese Fragen geben. Ihre Ergebnisse lassen Aussagen zu über Informationswege und die Rolle des Internets beim Wissenstransfer sowie über die Akzeptanz assistierter Reproduktion und die Inanspruchnahme von Beratungs- und Behandlungsangeboten.

Die Studie verknüpft auf der Grundlage einer einzigartigen Methodenvielfalt medizinsoziologische Fragestellungen mit solchen der empirischen Familien-, Gesundheits- und Mediennutzungsforschung. In Teilstudien wurden Frauen mit und ohne Migrationshintergrund in einem Telefonsurvey befragt, aber auch ärztliches Personal sowie Expertinnen und Experten aus reproduktionsmedizinischen Zentren. Darüber hinaus wurde eine qualitative Analyse eines Internetforums durchgeführt und eine umfangreiche Literaturauswertung vorgenommen.

AUS DEM INHALT

Vorwort | Einleitung | Forschungsstand | Perspektive von Frauen mit und ohne Migrationshintergrund | Perspektive der Expertinnen und Experten | Perspektive von Frauen in reproduktionsmedizinischer Behandlung | Zusammenfassung und Schlussfolgerungen | Literaturverzeichnis

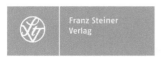
Franz Steiner
Verlag

Hier bestellen:
service@steiner-verlag.de

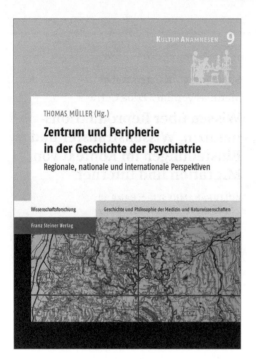

Thomas Müller (Hg.)

Zentrum und Peripherie in der Geschichte der Psychiatrie

Regionale, nationale und internationale Perspektiven

KULTURANAMNESEN – BAND 9
243 Seiten mit 4 s/w–Fotos, 1 s/w–Abbildung,
2 s/w–Grafiken und 1 Tabelle
978-3-515-10833-1 KARTONIERT
978-3-515-11854-5 E-BOOK

Verschiedene Perspektiven der Psychiatriegeschichte zusammenzuführen – dieses Ziel haben sich die Autorinnen und Autoren dieses Bandes zur Aufgabe gemacht. In ihren Beiträgen thematisieren sie die regionale Ebene ebenso wie die nationale oder die globale, immer mit dem Blick auf die multipolaren Dynamiken zwischen Zentren und Peripherien. Hierzu gehören unter anderem die Beziehungen zwischen den Wissenszentren der Psychiatrie sowie transnationale Netzwerke der Akteure und deren wissenschaftliche Konzepte mit ihren medizinischen und therapeutischen Funktionen. Das Spannungsfeld zwischen globalen und lokalen psychiatrischen Praktiken findet in den einzelnen Beiträgen ebenso Beachtung wie ein Vergleich akademischer und nicht-akademischer Psychiatrie oder die Frage nach den Konsequenzen staatlicher oder privater Verantwortlichkeit für einschlägige Institutionen. Nicht zuletzt wird auch der Einfluss medizinischer Laien auf psychiatrische Lebenswelten untersucht.

Die thematische Vielfalt der Beiträge findet ihre Entsprechung in den verschiedenen disziplinären Perspektiven, die dieser Band versammelt – von der Allgemeingeschichte, der Medizin- und Wissenschaftsgeschichte, der Empirischen Kulturwissenschaft, den Medienwissenschaften und der Museologie bis hin zur Kunstgeschichte, Architektur und Anthropologie.

MIT BEITRÄGEN VON

Julia Grauer, Uta Kanis-Seyfried, Livia Prüll, Sebastian Kessler, Heiner Fangerau, Monika Ankele, Stefan Wulf, Waltraud Ernst, Akira Hashimoto, Akihito Suzuki, Celia Di Pauli & Lisa Noggler & Eric Sidoroff, Thomas Müller

DER HERAUSGEBER

Thomas Müller, Arzt und (Medizin-) Historiker. Habilitation im Fach Geschichte und Ethik der Medizin, Charité Berlin, 2014. Leiter des Württembergischen Psychiatriemuseums sowie des Verlags Psychiatrie und Geschichte.

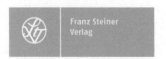
Franz Steiner Verlag

Hier bestellen:
service@steiner-verlag.de